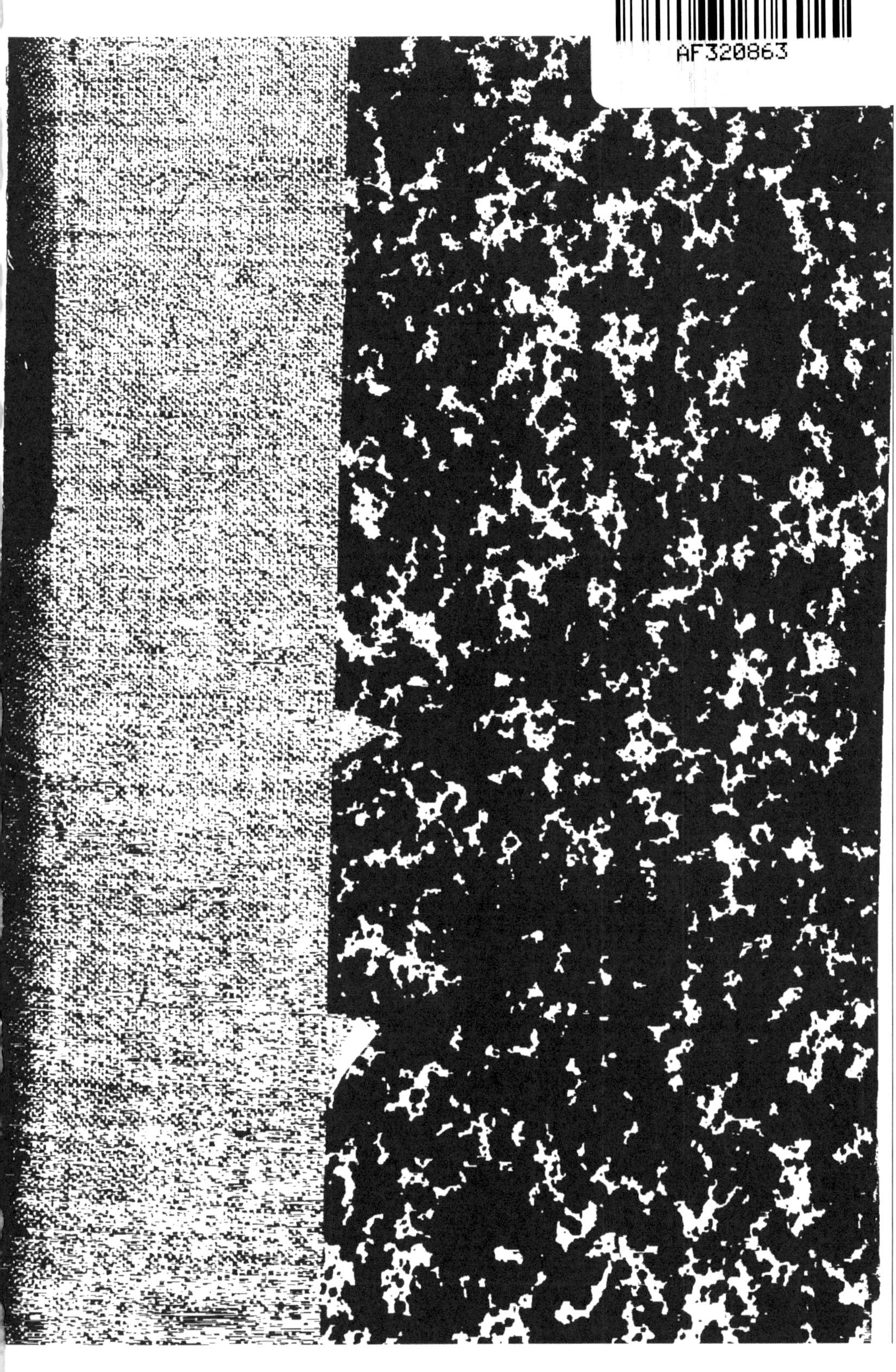

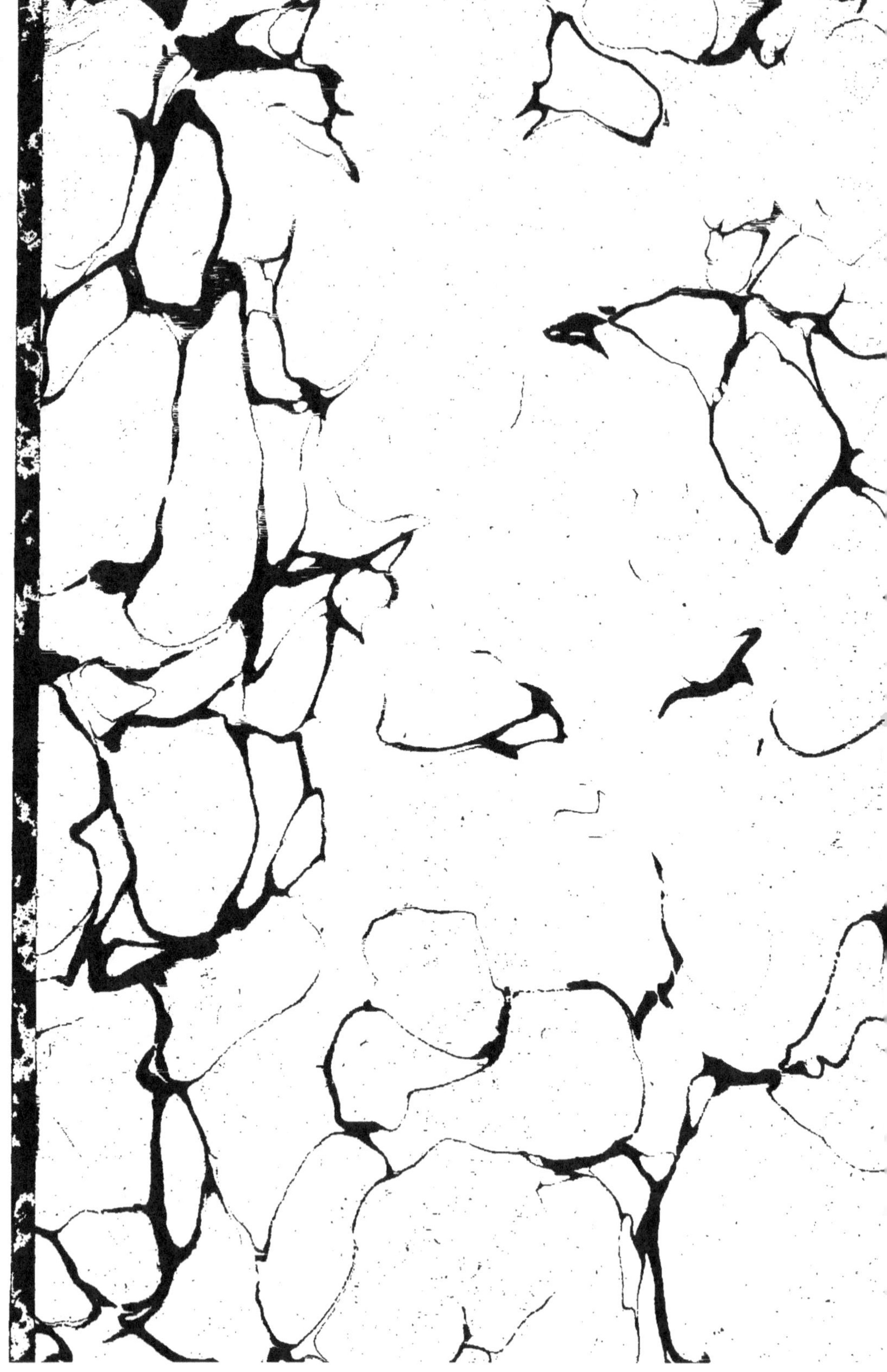

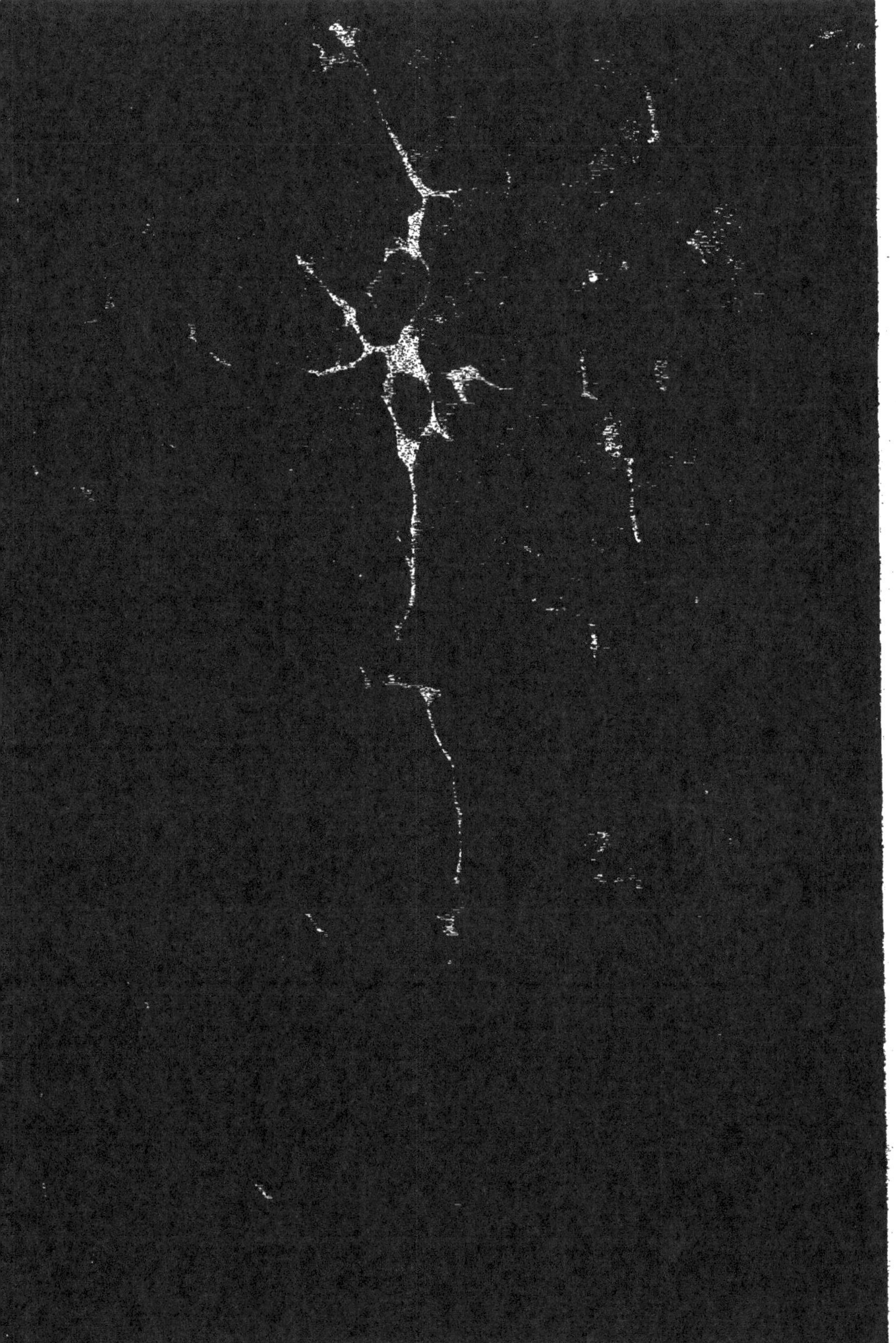

TRAVAIL DU LABORATOIRE DE PHYSIOLOGIE
DE LA FACULTÉ DE MÉDECINE DE PARIS

LA CONTRACTION MUSCULAIRE

ET

LES TRANSFORMATIONS DE L'ÉNERGIE

PAR

M. POMPILIAN

PARIS

G. STEINHEIL, ÉDITEUR

2, RUE CASIMIR-DELAVIGNE, 2

1897

LA CONTRACTION MUSCULAIRE

ET

LES TRANSFORMATIONS DE L'ÉNERGIE

A LA MÉMOIRE DE MA MÈRE

A MON PÈRE

A MA TANTE

MARIE C. TROTEANU

A M. LE PROFESSEUR CHARLES RICHET

TRAVAIL DU LABORATOIRE DE PHYSIOLOGIE
DE LA FACULTÉ DE MÉDECINE DE PARIS

LA CONTRACTION MUSCULAIRE

ET

LES TRANSFORMATIONS DE L'ÉNERGIE

PAR

M. POMPILIAN

PARIS

G. STEINHEIL. ÉDITEUR

2, RUE CASIMIR-DELAVIGNE, 2

1897

LA CONTRACTION MUSCULAIRE

ET

LES TRANSFORMATIONS DE L'ÉNERGIE

AVANT-PROPOS

Il y a bien des lacunes dans ce travail, qui n'est, pour ainsi dire, que l'effleurement d'un des points les plus importants de la physiologie, celui des transformations que subit l'énergie dans le tissu musculaire. On y trouvera, d'une part, quelques notions générales de physique, d'autre part, des faits, résultats d'expériences physiologiques, mis face à face pour s'accorder et se pénétrer mutuellement. Ils ne suffisent pas, à eux seuls, pour faire un tout, un ensemble logique et harmonieux; il faudrait, pour y arriver, bien plus de matériaux, bien plus d'expériences et de connaissances que nous n'en possédons. Il eût été donc bien téméraire, en entreprenant ce travail, de nous donner un tel but et avoir l'espoir d'y réussir à brève échéance.

Pourtant, nous aurions désiré, pour notre début dans l'étude de la physiologie, un travail meilleur, plus conforme à la sollicitude bien grande que notre maître, M. Richet, nous a toujours témoignée, et de lui en faire un plus digne hommage. Tel qu'il est, il nous fait l'honneur de l'accepter, parce qu'il sait que l'hommage est en raison de la bonne volonté, non pas du talent. C'est là un encouragement, et nous lui en sommes très reconnaissante, car, parmi les causes qui modifient l'énergie du travail intellectuel, l'encouragement occupe une des premières places. C'est aussi par le travail, que nous croyons acquitter mieux notre dette de reconnaissance; c'est aussi ce qu'il préfère en fait de remerciements. Dans ce but, qu'il veuille bien nous permettre de continuer à être son élève, comme d'ailleurs nous le sommes de longue date, et non seulement depuis qu'il nous a fait l'honneur de nous recevoir dans son laboratoire. La *Revue Scientifique*, une de nos premières lectures, nous a donné un premier maître.

Une thèse, c'est plutôt une occasion d'exprimer sa reconnaissance aux uns, faire ses adieux aux autres, que de faire un bon travail. A vrai dire, elle impliquerait deux devoirs : celui du travail et celui de la reconnaissance.

Si le premier a été mal rempli, ce n'est pas par manque de désir et de bonne volonté, mais parce qu'il était difficile; il n'en sera pas de même du second, car il est si facile et si bon de remercier et d'être reconnaissant! Donc, nous remercions M. le professeur Gariel qui, par le bienveillant accueil qu'il nous a fait dans son laboratoire, s'est acquis un droit à notre reconnaissance.

M. A. Broca, par les conseils qu'il nous a donnés, nous a été, en maintes circonstances, un guide précieux et sûr; nous ne saurions l'en remercier trop.

Au laboratoire de physiologie, nous avons trouvé près de M. Langlois un chef de laboratoire des plus attachés à ses élèves-amis, et près de MM. Athanasiu et Carvallo, Mlle Joteyko et M. Vidal, un excellent exemple qui nous a été des plus favorables, car le travail est contagieux. Qu'ils veuillent bien accepter nos meilleurs remerciements.

Nous exprimons notre vive gratitude à M. Marey, membre de l'Institut, et à M. le professeur agrégé Charrin, pour leurs conseils et leur bienveillance à notre égard.

Que M. le professeur Potain veuille bien agréer l'hommage

de notre respectueuse reconnaissance, pour son enseignement clinique, car il n'y en a pas de meilleur, de plus solide et en même temps de plus simple.

Que M. le professeur agrégé Letulle nous permette de le remercier beaucoup, de notre mieux, pour son excellent enseignement clinique et anatomo-pathologique reçu soit à l'hôpital, soit à l'amphithéâtre et au laboratoire, enseignement qu'il ne ménage à personne, de même que ses conseils et sa bonté.

Nous remercions MM. Bouchard, François-Franck et Gley, dont nous avons été l'élève pendant longtemps, de leurs savantes leçons, et de l'influence heureuse qu'ils ont eue sur notre instruction scientifique.

A nos camarades d'étude nous adressons un salut amical.

INTRODUCTION

Parmi les fonctions de l'organisme, *le mouvement*, c'est-à-dire la fonction du système musculaire, de par son rôle d'une extrême importance, a attiré de tout temps l'attention des physiologistes. On pourrait dire qu'il constitue, avec la fonction du système nerveux, la caractéristique des êtres vivants. Toutes les autres fonctions sont au service de celles-ci, soit pour leur fournir les matériaux nécessaires à leur fonctionnement, soit pour en détruire les produits de déchet qui leur seraient nuisibles.

La fibre musculaire et la cellule nerveuse, sièges de ces deux fonctions, ne sont que des appareils destructeurs de compositions chimiques ; dans leur intimité, l'*énergie* contenue dans ces compositions, à l'état de tension, d'énergie *potentielle*, est transformée en énergie *cinétique*. Aucune composition chimique, utile au fonctionnement d'autres éléments cellulaires de l'organisme, n'en résulte. Leur produit, leur rendement utile et immatériel, c'est de l'*énergie*.

Entre la fonction de la cellule nerveuse et celle de la fibre musculaire, il existe un enchaînement, non pas pareil à celui qui unit les autres fonctions de l'organisme, mais d'un tout autre ordre. La fibre musculaire n'est que l'instrument de la cellule nerveuse. Son rôle, quoique inférieur, n'en est pas moins essentiellement indispensable, car le mouvement est le seul moyen de relation qui existe entre les êtres, et avec le monde extérieur. Quelle influence pourrait avoir une idée qui n'aboutirait pas à un mouvement ? Une pensée, fût-elle de génie, tant qu'elle n'aura pas mis en jeu l'activité de certains muscles pour faire mouvoir la main d'une certaine façon, tant qu'elle n'aura pas mis en mouvement les cordes vocales, la langue, les lèvres, est comme si elle n'existait pas.

On peut dire avec Cl. Bernard (1) que :

« Le mouvement musculaire constitue la principale fonction animale, et par suite, le système musculaire est le centre des phénomènes manifestés par les êtres vivants. »

A part ce rôle que nous venons de voir, il semble qu'on pourrait accorder au muscle, encore un autre dans la physiologie générale.

La fibre musculaire est formée d'une substance protoplasmique de structure particulière, qui est, par rapport au protoplasma des autres cellules de l'organisme, ce qu'une substance cristalline est à un corps amorphe. Comme les propriétés des molécules se montrent le mieux dans les corps cristallins, il semble probable, qu'il doit en être de même pour les molécules du protoplasma vivant. Ainsi, de tous les problèmes de la nature organique, celui qui recevra le premier une solution complète, c'est, probablement, le problème de la fonction du muscle : *la contraction*.

Jusqu'à présent, un point est bien acquis en ce qui concerne le mécanisme de ce fonctionnement, c'est celui de l'existence d'une réaction chimique à sa base.

On sait, de par ce que nous enseigne la mécanique chimique, qu'à toute transformation chimique, composition ou décomposition, se rattachent des changements de l'état physique du milieu. Ce changement physique est des plus manifestes dans le muscle, c'est à lui qu'est dû le changement brusque de forme, c'est-à-dire la contraction musculaire.

Il est probable que, dans les autres milieux organiques, protoplasma nerveux ou glandulaire, où des transformations chimiques ont lieu, les changements d'état physique ne manquent pas, mais seulement ils sont difficiles à déceler.

MM. Richet et Broca, par leurs élégantes expériences sur le le cerveau, sont arrivés à des résultats qui semblent mon-

(1) Cl. Bernard. *Leçons sur les propriétés des tissus vivants*, p. 157.

trer l'existence d'un tel phénomène dans les cellules nerveuses.

La fibre musculaire est formée d'une série de disques élastiques superposés, dont la déformation accompagne, ou suit immédiatement, le processus chimique transformateur d'énergie potentielle en énergie cinétique.

Pour opérer cette transformation, il ne faut pas un grand effort, comme il n'en faut pas non plus pour couper le fil, qui comprime un ressort, pour que la détente du ressort s'ensuive, comme il suffit d'un dérangement infiniment petit, d'un pendule arrêté au haut de sa course, pour que la descente du pendule s'effectue. Comme dans le pendule, le mouvement constitue le travail et la mesure de la force d'attraction ; comme dans le cas du ressort, le poids qu'il soulève pendant sa détente constitue son travail et la mesure de l'énergie potentielle devenue cinétique (active) ; de même, le mouvement des particules matérielles du protoplasma, ou la déformation musculaire, constitue le travail et la mesure de l'énergie potentielle devenue cinétique. C'est un travail intérieur, tandis que dans les exemples cités plus haut, il était extérieur, visible, facilement mesurable par le poids mis en mouvement et par la longueur du parcours sur laquelle se fait ce mouvement.

Examinant à nouveau le cas du pendule, nous voyons qu'on a la possibilité, à l'aide d'un dispositif quelconque, d'employer un travail à la production d'un autre travail. Attachons, à l'aide d'un fil passant sur une poulie, un poids au pendule. Quand le pendule effectuera son mouvement de descente, le poids se soulèvera. Il s'y produit un travail de second ordre, dépendant et fonction du premier. Si le pendule continue à osciller, dans son va-et-vient il fera alternativement du travail positif et du travail négatif, et, en plus, il exécutera un autre travail, de même, positif et négatif, en faisant monter et descendre le poids.

Il en est de même du muscle ; si l'on attache un poids à son extrémité, il produira un second travail, visible, facilement mesurable : c'est du travail extérieur. Si le muscle se déforme plusieurs fois de suite, c'est-à-dire s'il se raccourcit et se relâche alternativement, le travail extérieur sera alternativement positif et négatif. Mais ce travail est aléatoire, c'est un épiphénomène qui vient s'intercaler dans le cours du premier, la déformation, qui est le vrai travail directement dépendant de la transformation d'énergie, qui n'en existe pas moins, quand le muscle n'effectue pas du travail extérieur, comme le mouvement du pendule persiste, quand on coupe le fil auquel le poids était attaché. Dans bien des phénomènes on rencontre un enchevêtrement, une succession de travaux, qu'on a de la peine à démêler au premier abord ; mais, une analyse un tant soit peu approfondie y arrive tout de même.

On peut avoir l'inscription graphique de la déformation, et l'étudier dans tous ses détails ; il suffit pour cela d'avoir une plume attachée par un fil à l'extrémité du muscle, pour avoir la représentation des variations d'un phénomène, telle que la conçut le génie de Descartes.

La déformation ne constitue pas la seule manifestation du travail musculaire, nous trouvons à côté, la précédant, l'accompagnant ou en résultant, de la chaleur et de l'électricité. Chacune, de ces formes de l'énergie, a un rôle dans l'économie du fonctionnement général de l'organisme. La déformation produit le travail extérieur, met l'être en relation avec le monde extérieur ; la chaleur entretient la chaleur animale ; quant à l'électricité, on ne sait quel est son rôle ; elle doit en avoir un, c'est sûr, car rien n'est superflu dans la machine animale, moteur des plus économiques, ayant le rendement le plus élevé.

Mais, à la suite de la dépense de l'énergie potentielle, ne résulte-t-il que ces deux formes d'énergie cinétique ? n'en existe-t-il pas d'autres ? ou bien ne se forme-t-il pas des combinaisons ou décompositions chimiques, des changements d'état physique, qui absorbent une partie de l'énergie cinétique, de sorte que, celle qui se manifeste sous forme d'énergie calorifique et d'énergie électrique, ne représente pas la totalité de l'énergie potentielle ?

Faut-il se représenter ΔU la variation de l'énergie le long du cycle considéré, comme étant de la forme :

$$(1) \qquad \Delta U = \mathcal{C} + q + el + x$$

$\mathcal{C}$ étant le travail produit ; q la chaleur dégagée ; *el* l'électricité, et x les phénomènes physico-chimiques inconnus ?

En pratique, on n'a retenu des différents facteurs du second membre que le travail et la chaleur :

$$(2) \qquad \Delta U = \mathcal{C} + q$$

C'est-à-dire :

« La variation de l'énergie le long du cycle considéré, est égale à la somme du travail produit et de la chaleur dégagée. »

C'est la formule de la thermodynamique qui est appliquée au muscle par la *thermodynamique musculaire*.

L'équation (2) a été à son tour simplifiée. Considérant que, dans certaines conditions, on peut annuler le travail, en le faisant entrer dans l'équation, avec les signes plus et moins, on a :

$$(3) \qquad \Delta U = q$$

C'est-à-dire :

« La variation de l'énergie se mesure par la chaleur dégagée. »

C'est la formule qu'on emploie en thermochimie. Elle nous donne la variation de l'énergie d'une réation chimique, se passant in vitro, quand les corps, sur lesquels on opère, sont sous le même état, ou quand ils ont été ramenés au même état, s'ils ne l'étaient pas.

Dans ces conditions, on voit combien de desiderata implique son exacte application. Aux expériences de vérifier si, dans l'étude de la contraction, son application est exacte, et si l'on est autorisé à créer une *thermochimie musculaire*.

En attendant la solution d'un tel problème, il s'agit de bien connaître le muscle et ses fonctions : déformation et chaleur, qui ont attiré le plus l'attention, de par leur facile constatation, et leur grande importance dans l'économie animale, avant de rechercher les autres termes de l'équation (1).

Comme c'est par la connaissance de ses variations, qu'on arrive à la connaissance d'un phénomène, il faut donc aussi, pour connaître les fonctions du muscle, rechercher les variations qu'elles peuvent subir.

Les fonctions du muscle résultent d'une réaction chimique, ayant lieu dans un milieu élastique. La modification de ces deux éléments du fonctionnement entraînera des variations de ses manifestations : déformation et chaleur.

La réaction chimique dépend de la grandeur de l'excitation qui la fait commencer, et de la température à laquelle elle a lieu.

Le milieu élastique variera avec la tension que lui fait subir le poids, et avec la température.

« *Ce sont les changements que subissent la forme de la contraction et la quantité de chaleur dégagée sous l'influence des trois causes modificatrices : poids, température et excitation, qui feront l'objet de notre étude.* » Nous l'avons fait précéder par l'exposition de quelques *notions élémentaires de physique*, bien connues de tous, mais que nous ne croyons pas déplacées dans une étude physiologique, car elles se rapportent aux éléments mêmes de la question : Travail et Énergie.

C'est un devoir pour nous de reconnaître, la grande influence qu'ont eue sur nous les travaux de M. Chauveau. Notre travail est en grande partie le fruit des méditations de son œuvre, car ces travaux en constituent une, des plus grandes et des plus importantes de la physiologie.

PREMIÈRE PARTIE

NOTIONS PRÉLIMINAIRES

CHAPITRE PREMIER

La force et la masse.

§ 1. — De l'effort comme base des notions de force et de masse.

L'homme, dès son entrée dans la vie, est obligé d'entrer en lutte avec la nature, c'est-à-dire à vaincre les résistances que la nature lui oppose. Soit qu'il ait à déplacer son propre corps, soit qu'il ait à attirer, à repousser, à transporter d'un lieu dans un autre les corps qui l'environnent, l'homme sent que c'est aux dépens de quelque chose qu'il a en lui-même, qu'il peut accomplir ces actes, faire ce qui s'appelle vulgairement : travailler. En face d'un corps qu'il se propose de soulever pour le transporter, il se sent ou non la force de remplir ce but; si, se croyant la force nécessaire, il essaye de le faire et il ne réussit pas, malgré des efforts répétés et prolongés, il en conclura qu'il s'est trompé, que sa force n'est pas assez grande, qu'il n'est pas assez fort. Qu'un autre homme survienne et que, essayant de faire la même chose, il réussisse, il en déduira que celui-ci a pu le faire parce qu'il est plus fort que lui, donc, que sa force est plus grande que la sienne.

Considérons deux hommes en face d'une même résistance à vaincre, d'un corps quelconque à soulever; si l'un ne peut effectuer ce soulèvement qu'une seule fois, tandis que l'autre peut le faire deux ou trois fois, on conclura que ce dernier est deux ou trois fois plus fort que le premier.

Si, au lieu de vaincre les résistances des corps extérieurs, d'entrer en lutte avec la matière inanimée, l'homme entre en lutte avec un individu de son espèce, et tâchant de le renverser, il réussit, il aura vaincu la résistance que ce dernier lui opposait. Or, comme celle-ci provient d'un être semblable à lui, il sait qu'elle est due à une force. Donc, de cette lutte il aura acquis la connaissance que : résistance veut dire existence d'une force extérieure à la sienne. Appliquant cette connaissance à tous les corps, il induira que leur résistance ne peut être attribuée à une autre cause et qu'il doit exister dans la nature une force ou plusieurs forces qui, agissant sur les corps, les font résister à une autre force qui leur serait appliquée.

Un corps, débarrassé de tout obstacle, soustrait à l'influence de toute force, suspendu dans le vide à l'extrémité d'un fil très délié, se déplacerait au moindre effort que nous lui appliquerions, car la mobilité parfaite, absolue, est la propriété fondamentale des corps. C'est par la mobilité que l'homme entre en relation avec le monde extérieur, c'est par elle qu'il pénètre dans son intimité, qu'il fait sa connaissance. Que pourrait-on induire d'un corps qui résisterait à toute tentative de mouvement?

C'est aussi par la mobilité des corps que l'homme arrive à se connaître, à s'évaluer comme force ; car si tous les corps sont mobiles, c'est-à-dire qu'ils cèdent aux efforts, ils ne le sont pas également. D'une part, à volume inégal, ils exigent pour prendre le même mouvement des efforts inégaux ; par exemple, un décimètre cube de plomb n'exige pas le même effort qu'un centimètre cube du même corps ; d'autre part, à volume égal, un décimètre cube de plomb exige plus d'effort qu'un décimètre cube de bois, parce que, dirait-on vulgairement, ils ne sont pas de même nature.

C'est une propriété fondamentale des corps, que, selon leur nature, ils exigent pour acquérir un mouvement déterminé un certain effort, et c'est cette propriété qu'on désigne du mot *masse*.

Jusqu'ici nous avons toujours considéré, entre le corps et la force, l'*effort*, pour apprécier la grandeur de la force. Mais l'effort n'est pas autre chose qu'une sensation, un sentiment, quelque chose comme la conscience de ce que l'homme est forcé de dépenser pour vaincre une résistance. Il est subjectif, personnel, il ne peut pas être une mesure absolue de l'énergie dépensée, mais *un rapport entre la dépense effective et notre puissance à produire du travail*.

Cherchons donc à faire abstraction de l'effort et considérons la force en soi.

Nous avons vu comment l'homme avait acquis la notion de l'*universalité de la force* dans la nature. De plus, voyant un système de corps, qu'il fût animé ou non, qu'il fût cheval, bœuf, eau, vapeur, aimant, accomplir des travaux analogues aux siens, c'est-à-dire arrivant à vaincre des résistances, il induisait que ce système de corps possédait de la force.

Les *forces*, devenues assimilables quant à leur nature, peuvent différer d'intensité, qui se *mesure* par le *mouvement* qu'elles impriment aux corps.

Mais le mouvement ne dépend pas seulement de l'intensité de la force, il dépend aussi du temps pendant lequel agit la force, car il est clair que, à mesure que le temps se prolonge, l'effet produit ou le mouvement considéré est plus considérable. Ainsi *la durée* est un des éléments de l'activité d'une force. Il est donc sous-entendu, quand on compare des forces, qu'elles agissent pendant le même temps. Peu importe d'ailleurs la grandeur intrinsèque de ce temps ; il suffit qu'elle soit la même dans toutes les expériences.

Dans ces conditions, on peut évaluer la valeur des masses en faisant la comparaison des forces qui leur communiquent un mouvement convenu. Il reste à choisir l'unité de force, qui peut être choisie arbitrairement dans la nature.

Le mouvement commun aux masses essayées, ou la grandeur de la vitesse communiquée, peut également être choisi à volonté.

Ces unités étant arrêtées, *l'unité de masse* en dérive; ce sera *le corps qui, pendant l'unité de temps, prend une vitesse égale à l'unité de longueur*.

Parmi les diverses forces : pression des gaz ou des vapeurs portés à une certaine température, détente d'un ressort, force électrique, etc..., les physiciens ont choisi pour *unité de force : l'effort capable de maintenir soulevé un décimètre cube d'eau pendant une seconde astronomique*.

Comme *unité de longueur* on a choisi le *mètre*.

L'unité de masse se trouve être représentée par une *quantité d'eau peu inférieure à 10 décimètres cubes*, soit 9 litres, 8088..., c'est-à-dire, c'est là la quantité d'eau, qui peut être soulevée, pendant une seconde, à un mètre de hauteur.

Le nombre 9,8088 est habituellement désigné par la lettre g qui est donc l'unité de masse. Les masses, des autres corps seront exprimées par un certain nombre de fois cette unité.

La grandeur d'une masse est partout identique, elle est aussi *indépendante de toutes les circonstances susceptibles d'influer sur l'état du corps*. C'est cela qui assigne à la masse une place tout à fait éminente.

Elle est indépendante de la température, des conditions électriques du corps, de sa cohésion, de toutes les autres propriétés du corps et même de la pesanteur, quoique l'unité de force qui entre dans la définition de la masse, ait été empruntée aux phénomènes de la pesanteur, et varie dès lors avec le lieu du globe. L'expérience, répétée sur divers points du globe, montre que la masse n'est pas affectée par la latitude, c'est-à-dire par l'inégalité d'attraction du globe terrestre; et comme celle-ci est un cas particulier de l'attraction universelle, il s'ensuit que la masse est soustraite à cette condition générale de la matière. La masse demeurerait intacte dans le bouleversement immense qui suivrait une modification d'intensité ou la disparition de la gravité. Dans le bouleversement général qui résulterait d'une telle éventualité, quand tous les phénomènes seraient modifiés, la détente d'un même ressort appliqué à un même corps (si l'on avait pu les préserver de la désorganisation générale) continuerait à lui imprimer la même vitesse, c'est-à-dire, la masse de ce corps n'aura pas changé.

La masse exprime *un rapport* entre une impulsion donnée et un corps déterminé ; rapport dont *la raison* nous est inconnue, comme nous est d'ailleurs inconnue, la raison du rapport qui existe entre une certaine quantité de chaleur et une certaine quantité de mouvement, etc... *La raison, le pourquoi* de ces choses nous sera sans doute toujours caché. Nous ne pouvons que les constater et enregistrer les coefficients.

On pourrait, vu l'indestructibilité de la masse, la faire entrer dans *la définition de la matière* et dire :

« *Tout ce qui a de la masse, ou tout ce qui exige de la force pour acquérir du mouvement est matière.* »

Nous sommes arrivés à *la notion de force* et à celle de *masse*, partant de l'effort personnel ; mais à son tour la masse nous renseigne sur *l'intensité de nos efforts*, dont nous ne prenons conscience qu'en déplaçant successivement divers corps. Du même coup nous acquérons la notion de *la masse*, qui est la manière d'être différente des corps par rapport à notre capacité de les mouvoir. *Les deux notions sont inséparables.* Chacune d'elles, isolée, est incomplète. Chacune appelle impérieusement l'autre, comme l'action appelle la réaction, comme la chaleur appelle la température.

§ 2. — De la durée comme élément des effets d'une force.

Nous sommes portés à croire que les effets d'une puissance, d'une force, s'accumulent pendant la durée de son action, et que le résultat final représente le total numérique. Si donc la puissance est constante en intensité, le résultat, en tout moment, nous semble devoir être proportionnel au temps écoulé.

Or, il s'en faut que les choses se passent toujours ainsi dans la nature. Dans la production des vitesses, seulement, l'accumulation des effets s'y poursuit indéfiniment, et la vitesse procurée à un corps par une force constante, augmente toujours en proportion de la durée. C'est la conséquence même de la loi de Galilée. Les mouvements étant indépendants les uns des autres, la vitesse imprimée pendant l'unité de temps, à une phase quelconque, sera la même que si le corps partait du repos. Elle s'ajoute à la vitesse déjà acquise, pendant les unités de temps précédentes, quand elle suit la même direction.

Mais dans bien des cas, la force étant constante, l'effet observé n'augmente pas uniformément avec la durée ; la progression se ralentit, par degrés, et finit même par s'arrêter tout à fait, comme si le résultat déjà acquis constituait un obstacle à un progrès nouveau.

Quand on expose un corps à l'influence d'une source thermique invariable, la chaleur qu'il emmagasine n'est pas en raison directe du temps ; elle croît de plus en plus lentement à mesure que l'opération se prolonge. La charge d'une batterie électrique ne peut être accrue indéfiniment, malgré une production continuelle d'électricité à la source. Un cristal qui se forme au sein d'une liqueur saturée n'augmente pas incessamment de grosseur, même si la liqueur est entretenue au point de saturation voulue.

Sans doute, ces faits s'expliquent par des causes accessoires, qui viennent contredire l'action de la puissance. Mais, quand on analyse un phénomène, on n'est jamais sûr de tout connaître et, par conséquent, on ne peut pas affirmer à l'avance que, les causes dites accessoires étant écartées, la proportionnalité du résultat au temps se vérifierait exactement. *Il semble qu'il existe des limites que*, pour une raison ou pour une autre, *la nature se refuse à dépasser.*

Combien nombreuses sont ces limites, quand il s'agit des phénomènes de la vie!

§ 3. — Du problème dynamique.

Le problème dynamique, dans sa généralité, consiste à *passer de la connaissance des forces et des masses à celle du mouvement*. Ainsi posé il a reçu le nom de *direct*.

Ou bien :

Les masses et leurs mouvements étant connus, déduire les forces. Ainsi posé, le problème dynamique est *l'inverse* du précédent.

Les mêmes lois expérimentales serviront à résoudre les deux, mais ils offrent une différence fondamentale, dont l'importance philosophique ne saurait échapper.

Le problème dynamique direct est essentiellement *déterminé* ; il ne comporte *qu'une solution*. La masse d'un corps étant donnée, ainsi que les forces qui agissent sur lui, le mouvement en résulte nécessairement. On ne comprendrait pas que l'effet à produire demeurât dans l'indécision et que la même cause, dans les mêmes conditions, s'exerçât de façons multiples. Certes, le problème pourra se compliquer, et il se complique en effet par suite de ce que l'on considère une force variable en grandeur et en direction, ou même plusieurs forces agissant à la fois sur un corps, ou enfin, des forces agissant sur plusieurs corps reliés entre eux de diverses façons. Mais au fond, la question n'est pas changée.

Dans le domaine des arts et de l'industrie, nous avons à résoudre habituellement la question directe. Nous disposons de forces : chute d'eau, vapeur, électricité, etc... et nous calculons les mouvements que nous pourrons obtenir au moyen de leur emploi. Le *problème dynamique direct* est, pour ainsi parler, du *domaine de la pratique*.

Le second problème est, au contraire, *indéterminé*. Il est du *domaine de la théorie.* C'est lui qui se pose dans l'étude des phénomènes de l'univers. Quand nous promenons nos regards autour de nous, nous apercevons de la matière en mouvement. Nous ignorons, le plus souvent, les forces qui la meuvent.

Dans la découverte de la gravitation universelle, Newton avait devant lui les mouvements des planètes et des satellites, et de ces mouvements il déduisait la force qui les dirigeait.

Quand Galilée étudiait la chute des corps, quand Cavendish voulait mesurer l'attraction de la terre, ils avaient sous leurs yeux certains mouvements.

Un problème identique se pose au physiologiste, qui étudie les lois des mouvements des êtres vivants.

Dans ces conditions, on conçoit facilement que le problème dynamique inverse soit indéterminé, qu'il comporte un grand nombre et même une infinité de solutions, et, qu'il n'aboutisse pas, la plupart du temps, à des réalités certaines, mais à des causes plus ou moins hypothétiques. Sa solution est plutôt *subjective* qu'*objective.*

Nous assistons à des mouvements, sans pouvoir en assigner leurs causes véritables. Nous imaginons des forces analogues à nos efforts personnels et qui seraient susceptibles de produire ces mêmes mouvements. Nous tenons le problème pour résolu, quand nous sommes parvenus à chiffrer ces forces fictives, par comparaison avec l'unité qui nous est familière, et à en fixer la direction.

Le problème dynamique inverse a donc, ordinairement, pour but, non d'assigner les forces véritables, mais d'*évaluer les forces fictives* ou théoriques, qui pourraient engendrer les mouvements observés. Une foule de systèmes de forces peut répondre à la question. Par exemple, plusieurs forces appliquées sur un point matériel ont une résultante, et celle-ci est capable de produire le même effet que l'ensemble des forces données; mais, de plus, autour de cette résultante on peut concevoir autant de systèmes de composantes qu'on voudra, tous également capables de communiquer le même mouvement. Ainsi, dans le choix des forces, ou de la force, cause d'un mouvement, nous serions condamnés à une perpétuelle incertitude si, par suite d'une disposition spéciale de notre esprit, nous ne poursuivions, en toute occurrence, la solution la plus simple possible. Là où une seule force pourrait suffire, nous n'en imaginons volontiers pas deux ; là où deux forces suffiraient, nous n'en imaginons pas trois. Dès lors, en présence d'un mouvement, nous commençons toujours par examiner si une ou plusieurs forces sont déjà imposées par la nature de la question, si leur existence est certaine en dehors de notre propre manière de voir ; cette constatation faite, nous tâchons de découvrir le système de forces le plus simple qui, combiné avec les forces imposées, suffirait à donner le mouvement observé. C'est pourtant là une détermination relative. Elle peut ne pas répondre à la réalité des faits.

Une telle marche, dans la solution du problème, s'impose aussi dans l'étude des phénomènes de la vie.

CHAPITRE II

Le travail.

§ 1. — **Notions générales.**

Un travail est produit quand une résistance est vaincue.

L'homme, quelle que soit la forme de son activité, ayant toujours à vaincre des résistances, il s'ensuit qu'il travaille continuellement.

Dans le langage ordinaire, le mot *travail* veut dire *travail utile.* Ainsi, on dit d'un homme qui aura transporté un fardeau, scié du bois, ou fait n'importe quelle chose de son métier, qu'il a travaillé. La marche d'un homme dont le métier est de faire des courses, de marcher, est considérée comme un travail, tandis que celle d'un homme qui se promène, ne l'est pas ; il n'y a pourtant aucune différence matérielle entre ces deux cas, à part l'utilité ; du travail, au sens large du mot, a été fait dans les deux cas.

Le mot travail du langage ordinaire, étroit par un de ses côtés, parce qu'il laisse échapper des manifestations de la vie qui sont du travail, est large par un autre de ses côtés, parce qu'il embrasse d'autres manifestations que celles de l'activité musculaire, celles de l'intelligence. Ainsi on dit d'un penseur, d'un écrivain, d'un artiste, qu'ils travaillent.

Pour *évaluer* le travail produit par une force quelconque, il faut posséder *une unité de mesure.*

Considérons un homme dont le métier consiste à soulever des fardeaux. Cet homme aura travaillé d'autant plus, que les fardeaux qu'il a soulevés, étaient plus lourds, et que la hauteur à laquelle il les a soulevés était plus grande. Soit, par exemple, le cas d'un homme qui puise de l'eau ; la grandeur de son travail dépend, de la quantité d'eau puisée et de la profondeur du puits. Donc :

La quantité de travail accompli est mesurée par le produit de la force de résistance à vaincre par la distance sur laquelle cette force est vaincue.

Ainsi, considérons comme force de résistance la pesanteur agissant sur *un poids d'un kilogramme* P. ; quand on élève ce poids à *un mètre de hauteur h*, on effectue une certaine quantité de travail *T* égale à P. *h*. Comme dans ce cas P est 1 et *h* de même, *T* est aussi égal à l'*unité*. C'est là l'*unité de travail* désignée par les mécaniciens sous le nom de : *kilogrammètre*.

On effectue aussi du travail quand l'on sépare deux aimants qui s'attirent l'un l'autre, quand on tend une corde élastique, quand on comprime l'air, et en général quand on applique une force à quelque chose qui se déplace dans la direction de la force.

Nous avons considéré jusqu'ici que la force s'appliquait sur un corps en repos, et qu'alors son effet, son travail, était de le mettre en *mouvement*.

Si l'on applique une force à un corps déjà en mouvement, l'effet, le travail de la force, sera un *changement de vitesse* du corps. Nous allons nous arrêter sur cette manifestation du travail, elle nous conduira à établir quelques formules de *la mécanique* et de *la cinématique*, c'est-à-dire *de la science du mouvement*, dont une partie, *la mécanique*, dynamique ou statique, tient compte de la masse du corps, c'est-à-dire des phénomènes d'équilibre ; tandis que l'autre partie, *la cinématique*, ne considère que le mouvement et fait abstraction de la masse des corps.

Supposons qu'un corps dont la masse, égale à Σm (c'est-à-dire la *somme des masses de ses points matériels*), se meuve dans une certaine direction avec une vitesse que nous désignerons par v. Supposons en outre qu'une force F, vienne agir sur le corps dans la direction de son mouvement, pendant un temps très petit t, durant lequel le corps se déplacera de la longueur s, et à la fin duquel sa vitesse est devenue v'.

Le moment, au commencement du temps t, était Σmv, et à la fin de ce temps, il est devenu $\Sigma mv'$, de sorte que le moment produit par la force F, agissant pendant ce temps, est égal à la différence des deux moments. On a donc :

$$(1) \qquad Ft = \Sigma mv' - \Sigma mv$$

d'où

$$(2) \qquad Ft = \Sigma m\,(v' - v)$$

Nous avons ainsi l'*impulsion de la force* qui est égale au moment que produit la force. C'est une des formes de l'équation fondamentale de la mécanique.

Pendant le temps t, le corps a parcouru l'espace s. Si la vitesse était uniforme, l'espace s serait égal au produit du temps par la vitesse. Quand la vitesse n'est pas uniforme, pour avoir l'espace, il faut multiplier le temps par la vitesse moyenne.

Dans le cas actuel, supposons la durée t très petite, le changement de vitesse est également très faible, et la vitesse moyenne peut être ainsi prise égale à la moyenne arithmétique des vitesses initiales et finales, c'est-à-dire à $1/2\,(v + v')$. Donc, pour l'espace s on a :

$$(3) \qquad s = 1/2\,(v + v')\,t$$

Formule de cinématique, puisqu'elle ne dépend que de la nature du mouvement, et non de la nature des corps en mouvement.

En multipliant membre à membre les équations (2) et (3) on a :

$$(4) \qquad Fts = 1/2\,\Sigma m\,(v'^2 - v^2)\,t$$

et si nous divisons par t

$$(5) \qquad Fs = 1/2\,\Sigma mv'^2 - 1/2\,\Sigma mv^2$$

Fs est *le travail effectué* par la force F, agissant sur le corps pendant que celui-ci parcourt l'espace s. Σmv^2 et $\Sigma mv'^2$ sont *les forces vives* du corps au commencement et à la fin du temps t et de l'espace s. Donc :

Le travail est égal à la variation de la force vive.

§ 2. — Changement de forme d'un corps. Travail effectué dans une déformation.

Pour exprimer d'une manière générale une modification quelconque de la forme d'un corps, on emploie le mot *déformation*.

Parmi les nombreuses modifications de forme que peuvent subir les corps, considérons les cas dans lesquels toutes les parties du corps subissent des changements semblables.

Supposons qu'un corps s'allonge ou se comprime dans une direction seulement, de telle sorte que si deux points du corps sont sur une droite parallèle à cette direction, leur distance sera augmentée ou diminuée dans un certain rapport ; et, si la ligne qui joint les deux points est normale à cette direction, la distance des deux points ne sera pas modifiée. C'est ce qu'on appelle un *allongement* ou une *compression longitudinale*, ou plus généralement, une *déformation longitudinale*. Cette déformation se mesure, par le rapport de l'allongement ou de la compression d'une ligne longitudinale quelconque, à la longueur primitive de cette ligne.

Une modification analogue de la forme du corps peut se produire, simultanément ou successivement, suivant trois directions à angle droit les unes sur les autres. Dans les traités sur la déformation des corps continus, on montre que ce système de trois déformations longitudinales, constitue le type le plus général de la déformation qu'un corps peut subir.

Quand *les déformations dans les trois directions* sont toutes égales, la forme du corps reste semblable à elle-même et le corps se dilate ou se contracte également dans toutes les directions, comme le font la plupart des solides quand ils sont chauffés. De ce que chacune de ces trois déformations longitudinales, dont se compose la déformation totale, entraîne une augmentation de volume d'une fraction de lui-même égale à la valeur de la déformation longitudinale, il s'ensuit que, lorsque chacune des déformations est une fraction très faible des dimensions du corps, *l'augmentation totale de volume est égale au volume primitif, multiplié par la somme algébrique des trois déformations.*

Le rapport de l'augmentation de volume au volume primitif est appelé *l'expansion* du volume, quand il est positif, ou *contraction* du volume, quand il est négatif.

Il résulte de ce que nous avons dit que, quand les déformations sont petites, *l'expansion du volume est égale à la somme des extensions longitudinales,* ou quand celles-ci sont égales, à *trois fois l'extension longitudinale.*

Il existe des cas dans lesquels, *sans que le volume soit modifié, le corps est déformé.* Ce cas particulier se présente quand les dimensions d'un corps s'accroissent dans une direction dans le rapport de z à 1, et se contracte dans une direction perpendiculaire dans le rapport de 1 à z.

Quelle que soit la forme de *la déformation* subie par un corps, elle est due *au travail d'une force* qui vient à s'appliquer sur ce corps. Dans la manière d'être de la force agissante, il y a à distinguer deux cas :

1° Pendant toute la durée de la déformation, la force reste constante ; et

2° Pendant la durée de la déformation, la force subit des variations.

Mais nous pouvons faire rentrer ce cas dans le premier, en divisant la durée de toute l'opération en périodes, pendant chacune desquelles nous admettrions que la force est constante. Nous déterminerions pour chacune de ces périodes le travail de la force, comme dans le premier cas ; en additionnant tous ces travaux partiels nous aurions le travail total.

En règle générale, quand la force et la déformation sont

dans la même direction, le *travail accompli*, par unité de volume, pendant une déformation quelconque, *est le produit de la valeur de la déformation par la valeur moyenne de la force.*

Quand la force agit dans une *direction normale* à la déformation, *aucun travail n'est accompli.*

Ainsi, si la direction de la force est longitudinale, nous devons multiplier sa valeur moyenne par la déformation longitudinale éprouvée dans la même direction, et le résultat n'est pas affecté par la grandeur des déformations longitudinales normales à la direction de la force.

Dans le cas d'une pression hydrostatique, nous devons multiplier la valeur moyenne de cette pression, par la compression en volume, afin d'obtenir le travail effectué sur le corps par unité de volume, et le résultat ne dépend pas d'une déformation de torsion, qui ne change pas le volume du corps.

Le travail effectué par des forces extérieures sur un fluide, est donc égal, quand il y a diminution de volume, *au produit de la pression moyenne par la diminution de volume;* et quand le fluide se dilate et surmonte la résistance des forces extérieures, *le travail effectué par le fluide est mesuré par le produit de l'accroissement de volume par la pression moyenne pendant ce changement de volume.*

§ 3. — Travail intérieur et travail extérieur.

Dans ce qui précède nous avons fait abstraction de la provenance de la force qui effectue la déformation.

Il peut se faire que la force déformante ait son siège à l'intérieur du corps déformé même; dans ce cas, le travail de déformation est un *travail intérieur.* C'est ce qui se présente pour la fibre musculaire.

Si l'on met le corps déformé, par exemple la fibre musculaire,

P

en rapport avec une résistance à vaincre, par exemple en attachant par un fil un poids, le travail intérieur est employé à produire un autre travail : du *travail extérieur*.

Quand l'énergie d'un système de corps est employée à vaincre les résistances, que ses parties matérielles opposent au déplacement, elle fait du *travail intérieur*, car les résistances vaincues étaient intérieures.

Quand toute l'énergie, ou une partie de l'énergie est employée à vaincre des résistances extérieures, elle fait du *travail extérieur*.

§ 4. — **Diagramme indicateur. Travail positif et travail négatif.**

Il existe un moyen de *représenter graphiquement le travail* d'un fluide dans une machine à vapeur, ce moyen est dû à James Watt. Depuis, la construction de l'*appareil* qui permet de réaliser ce but a été graduellement perfectionnée et il

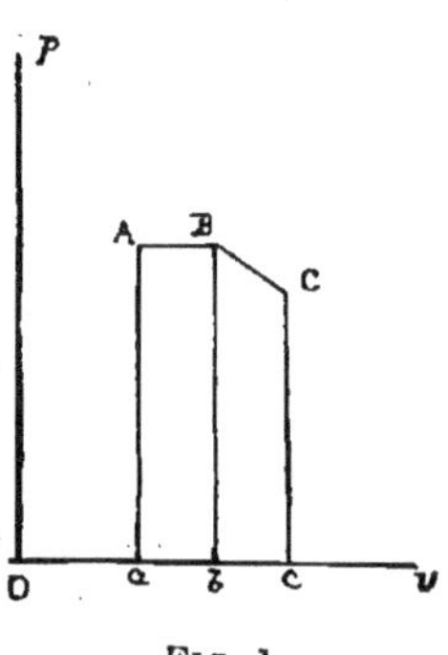

FIG. 1.

peut tracer maintenant tous les détails de l'action de la vapeur dans les machines dont le mouvement est le plus rapide. Le tracé obtenu s'appelle *le diagramme indicateur du travail*, dont l'usage a été introduit dans la science par Clapeyron et a été grandement développé par Rankine.

Analysons le diagramme indicateur du travail d'un fluide.

Soit Ov un axe horizontal sur lequel nous prendrons les mesures des volumes du fluide à différents moments.

Soit Op un axe vertical sur lequel nous prendrons les mesures des *pressions* du fluide à différents moments.

Si Oa, Ob, Oc pris sur l'axe des volumes représentent les valeurs des volumes occupés par le fluide à différents moments, Aa, Bb, Cc, pris sur l'axe des pressions ou sur des parallèles à cet axe, représenteront les pressions du fluide correspondant aux mêmes moments que les volumes considérés.

Quant à l'échelle employée pour représenter ces différentes grandeurs, nous pouvons supposer, par exemple, qu'un centimètre mesuré horizontalement, représente un volume égal à un mètre cube,, et qu'un centimètre mesuré verticalement, représente une pression d'un kilogramme.

Mais ce n'est là qu'une convention, nous aurions pu prendre tout aussi bien un centimètre cube et un centigramme, etc.

Ceci dit, revenons à notre diagramme.

Supposons que le volume étant Oa au début de l'expérience, il augmente et devienne Ob, tandis que la pression reste constante, de telle sorte que $aA = bB$. L'augmentation de volume du fluide est mesurée par ab, et la pression surmontée pendant sa dilatation est mesurée par aA ou bB. Le travail effectué par le fluide est égal, comme nous le savons, au produit de l'accroissement de volume ab par la pression moyenne pendant ce changement de volume, $\frac{1}{2} bB$; donc il est égal à la surface du rectangle $AabB$.

Si le volume de ob devient oc, c'est-à-dire, si le volume s'accroît de bc et pendant ce temps la pression varie aussi et de bB devient cC, nous pouvons admettre, que cette variation de pression se fait uniformément quand bc, l'accroissement du volume, est suffisamment petit ; dans ce cas, pour avoir le travail effectué, on peut prendre pour mesure de la valeur moyenne de la pression, la moyenne arithmétique des deux pressions extrêmes bB et cC. En multipliant cette valeur par l'accroissement de volume bc, nous aurons la mesure du travail effectué : $T = \frac{1}{2} (Bb + Cc)\, bc$ qui se trouve être justement l'aire du trapèze $BCcb$, la ligne Bc étant une ligne droite.

Par conséquent, *le travail effectué par le fluide est égal à la surface limitée par la ligne Bc, les deux verticales menées par ses extrémites et la droite horizontale Ov.*

Nous venons de voir comment on arrive à représenter un *travail* par une *surface*.

En général, quelle que soit la forme de la ligne ABC, c'est-à-dire quelle que soit la manière dont on fait varier les éléments du travail : volume et pression, le travail est toujours mesuré par la surface comprise entre cette ligne, les verticales menées par ses extrémités et la droite horizontale Ov.

Si les changements de volume du fluide vont toujours dans le même sens, toujours en augmentant vers la droite, le travail est effectué par le fluide contre les forces extérieures résistantes, *le travail est positif.*

Par contre, si la direction des changements de volume change de sens et se fait vers la gauche, c'est-à-dire si les volumes diminuent, le fluide subit les influences des forces extérieures ; la surface qui représente le travail se trouve aussi à gauche, et elle représente le *travail négatif* du fluide (qui n'est donc autre chose que le travail exercé par les forces extérieures sur lui).

Généralisant ce qui vient d'être dit, à tous les travaux que les corps, qu'un système de corps est capable de donner, nous aurons :

A un *travail positif* d'un système de corps *correspond* un *travail négatif* d'un système de corps avec lequel il est en relation, et *vice-versa.*

L'exemple de l'homme puisant de l'eau, qui nous a déjà servi pour faire comprendre l'appréciation de la grandeur du travail, pourra aussi nous servir heureusement pour *illustrer*, pour ainsi dire, cette assertion.

Quand l'homme soulève une certaine quantité d'eau qu'il a puisée au fond du puits, il accomplit *un travail positif*, le poids de l'eau *suit* la direction de la force qui lui est appliquée ; en même temps ce travail positif par rapport à la force de l'homme, est du *travail négatif* par rapport à la force d'attraction de la terre, car le poids ne suit pas la direction de cette force, mais, au contraire, une direction opposée, qui lui est imprimée par une autre force extérieure par rapport au système terre-poids.

Si une fois la quantité d'eau soulevée, l'homme la laisse choir, cessant de la soutenir, c'est-à-dire de lui appliquer une force, ou si cette force diminue beaucoup, de manière qu'elle ne puisse plus faire équilibre au poids de l'eau, par la descente de l'eau il en résultera un travail négatif par rapport à l'homme, positif par rapport à la force d'attraction, car il se fait suivant sa direction.

Nous voyons ainsi que désignant par $\mathfrak{C}$ le travail accompli dans un sens ou dans un autre, cette quantité sera strictement la même, quel que soit le sens suivant lequel le travail est effectué, car dans son expression il n'entre que le poids et la hauteur, qui sont les mêmes dans les deux cas. Seulement, dans un cas elle sera affectée du signe $+$, dans l'autre du signe $-$.

§ 5. — Description d'un appareil donnant le diagramme indicateur du travail.

Voyons comment on a pu réaliser pratiquement un appareil donnant le graphique du travail.

Un petit cylindre contenant un piston est mis en communication avec de la vapeur ou tout autre fluide. Quand le fluide presse contre le piston et le force à s'élever, le piston presse à son tour contre un ressort à boudin construit de telle façon que la longueur dont il se comprime soit proportionnelle à la pression du fluide sur le piston. Par suite, la hauteur de soulèvement du piston mesure à chaque moment la pression du fluide. Pour avoir l'inscription de cette pression, il suffit donc d'avoir l'inscription du mouvement du piston ; dans ce but, le piston porte un crayon, dont la pointe presse légèrement contre une feuille de papier enroulée sur un cylindre vertical, mobile autour de son axe.

Si le mouvement de ce cylindre était indépendant du mouvement de la machine à laquelle on adapte le piston indicateur, nous n'aurions que la marche des variations de pression en fonction du temps, c'est-à-dire, nous n'aurions qu'un des éléments du travail.

Pour avoir l'expression du travail, il faut avoir aussi les variations du volume.

Dans ce but il faut trouver un dispositif quelconque pour les représenter sur le même graphique. On réalise ce but, en faisant dépendre le mouvement de rotation du cylindre inscripteur, du mouvement de la machine même dont on veut apprécier le travail. Pour cela, on relie le cylindre au piston moteur de la machine, ou à quelque autre partie qui se meut avec ce piston ; par conséquent, l'angle dont tourne le cylindre est proportionnel à la distance que le piston moteur a parcourue ; or, comme celle-ci dépend du volume de la vapeur qui y passe, le mouvement du cylindre se trouve être proportionnel aux variations du volume de la vapeur.

On obtient ainsi des tracés, analogues à celui analysé plus haut, et qui donnent l'expression du travail mécanique de la machine.

Si l'indicateur n'est pas mis en communication avec le tuyau de vapeur, le cylindre inscripteur tournera sous la pointe du crayon, qui tracera une ligne horizontale sur le papier. Cette ligne qui correspond à Ov s'appelle ligne des pressions nulles.

Si l'on admet la vapeur sous le piston, le crayon se déplacera vers le haut ou le bas, tandis que le papier prendra un mouvement horizontal, et de la combinaison des deux mouvements résultera le tracé d'une ligne, ce que nous avons appelé : *diagramme indicateur*.

Si l'indicateur avait été adapté à une pompe, dans laquelle les forces extérieures effectuent du travail sur le fluide, la surface du diagramme indiquerait toujours le travail effectué à chaque coup de piston, mais le crayon se serait déplacé dans une direction opposée. La surface du travail représente le *travail négatif* du fluide; tandis que, dans le cas examiné plus haut, elle représentait le *travail positif* du fluide.

CHAPITRE III

L'Énergie.

§ 1. — Notions générales.

Tout travail, mécanique ou autre, suppose l'existence d'une *source de travail*. Y-a-t-il *une source* ou *des sources ?* L'*analyse* de quelques exemples dans lesquels il y a production de travail nous renseignera.

1) Considérons un pendule placé au haut de sa course et maintenu là au repos ; naturellement que dans cet état il ne produit pas de travail ; mais si on le dérange infiniment peu, il commencera à descendre sous l'influence de la pesanteur ; le mouvement qu'il aura acquis, on pourra l'utiliser par un dispositif quelconque à produire du travail, par exemple à soulever un poids ou à vaincre toute autre résistance. Dans ce but, on n'aurait qu'à attacher au pendule un fil, que, à l'aide d'une poulie, nous pourrons employer à faire agir le mouvement du pendule, dans n'importe quelle direction, et l'appliquer à n'importe quelle résistance. Dans cet exemple nous avons : *a) du travail :* la descente du poids, qui a pour origine, pour source la *force d'attraction ; b)* la possibilité d'employer *la vitesse* de descente du pendule à produire *un travail.*

2) Supposons un ressort comprimé et maintenu par un fil, qui ait strictement la résistance voulue pour pouvoir remplir cet office. Rompons le fil, ce qui par hypothèse n'exige qu'un effort infiniment petit ; le ressort se mettra en mouvement en se détendant, et il le fera avec une certaine vitesse. Par sa détente il pourra vaincre des résistances qu'on lui opposerait, produire ainsi *un*

travail, lequel a comme source *la force de tension* du ressort et *la vitesse* avec laquelle se fait la détente. Suivant les différentes détentes du ressort, nous aurons divers travaux, et, naturellement, le maximum de travail possible d'obtenir, se produira quand le ressort sera complètement détendu. Ce *travail utile maximum* mesure *l'énergie*, que possédait le ressort, dans l'état de tension où on l'avait maintenu.

Et par extension, en généralisant ce que nous avons vu dans cet exemple, à toute source de travail, nous dirons :

« *On appelle énergie d'une source quelconque de travail, le travail utile maximum qu'elle peut fournir.* » Donc l'énergie comme le travail peut être représentée par un nombre essentiellement positif de kilogrammètres.

Dans le premier exemple, il y a deux sources de travail : premièrement, *la pesanteur* qui provoque la descente du poids, et secondairement, *le mouvement* du poids. Les *énergies* de ces deux sources ont la même définition, elles peuvent de même être mesurées en kilogrammètres ; mais, l'énergie de la première source, qui est alimentée par *une force*, est qualifiée de *potentielle*, l'énergie de la seconde, alimentée par un mouvement, est appelée *cinétique* ou *actuelle*.

Dans le second exemple, la tension du ressort possède de *l'énergie potentielle*, c'est-à-dire ayant la possibilité, une fois le fil rompu, en devenant *énergie cinétique*, de produire du travail.

Nous venons de voir deux sources de travail : la force et la vitesse, et leurs énergies correspondantes : potentielle et cinétique ; cherchons à présent s'il existe encore d'autres sources d'énergie.

3) Supposons un réservoir renfermant de l'eau, à un niveau supérieur à celui de la nappe ambiante, ce réservoir étant fermé par un robinet. Si l'on ouvre le robinet, l'eau, en tombant, permettra de faire tourner une roue hydraulique et de vaincre une

force résistante appliquée à cette roue. Si elle tombe dans un réservoir inférieur, elle aura fourni tout le travail dont elle est capable, quand elle sera entièrement écoulée. Le travail, qu'elle aura alors fourni et qui mesure son énergie, est égal à son poids multiplié par la distance verticale entre ses centres de gravité, dans les réservoirs supérieur et inférieur.

Dans cet exemple la source de travail est *une force :* la pesanteur, dont l'énergie est potentielle.

On voit que, pour pouvoir produire du travail avec un réservoir d'eau, il faut *deux niveaux* ou *une chute*. Un volume d'eau, quelque grand qu'il fût, tout au même niveau, ne permettrait pas de produire du travail, c'est-à-dire que son énergie serait zéro. Cette eau serait en effet en équilibre stable.

La chute se retrouve partout où il y a production de travail, comme il ressort des exemples suivants :

4) Supposons que l'on possède une source de chaleur à une température supérieure à celle du milieu ambiant. Si on la met en communication avec un cylindre muni d'un piston et rempli d'air à la pression atmosphérique, la force expansive de l'air augmentera et pourra être utilisée à produire du travail, en soulevant le piston.

Une chute de température est donc une source de travail et possède une énergie aussi bien qu'une chute d'eau ou la chute d'un poids (premier exemple).

La possession d'une source de chaleur, doit être considérée comme fournissant aussi un des éléments du travail. Comment faut-il qualifier son énergie ? est-elle cinétique ou potentielle ? On admet aujourd'hui que les molécules de la matière pondérable, même quand elles paraissent au repos, sont douées de mouvements d'amplitude inappréciable ; mais avec des vitesses, d'autant plus grandes, que leur température est plus élevée. Donc, communiquer de la chaleur à un corps, c'est accroître les vitesses de ces mouvements invisibles et que Clausius appelle stationnaires. D'après cela, l'énergie calorifique doit être regardée comme cinétique.

5) Supposons un cylindre vertical muni d'un piston et rempli d'un gaz à une pression supérieure à la pression atmosphérique ; admettons que le piston soit maintenu au repos par un arrêt fixe ayant strictement la force nécessaire pour cela. Si l'on rompt cet arrêt, ce qui n'exige qu'un effort infiniment petit, le piston se soulève et pourra soulever un poids ou vaincre toute autre résistance.

Son énergie est le travail accompli, depuis l'instant initial, jusqu'à la détente complète, la détente s'accomplissant dans un cylindre imperméable à la chaleur.

On ne peut utiliser une pression qu'à la condition d'avoir un milieu à une pression moindre, c'est-à-dire *une chute de pression*. Un gaz qui serait partout à la même pression, quelque grande que fût sa masse, aurait une énergie zéro.

6) Un courant électrique, étant envoyé dans une machine dynamo-électrique réceptrice, lui permet de produire du travail. Donc un courant électrique possède de l'énergie ; un courant électrique étant considéré comme un mouvement, son énergie est regardée comme cinétique.

7) Une bouteille de Leyde (généralement un condensateur électrique chargé) permet de produire un courant. Il suffit de mettre les deux armatures en communication par un fil conducteur. Si, en un point de ce conducteur, on place une machine dynamo-électrique réceptrice, on produira du travail. Donc, un condensateur représente également de l'énergie. Cette énergie est considérée comme potentielle, étant due aux tensions des deux électricités contraires dont l'accumulation constitue le condensateur.

8) Un aimant naturel ou artificiel est le siège d'une force, on peut l'utiliser pour déplacer des corps. C'est donc aussi une source de travail. Maxwell, pour des raisons profondes qui ne sauraient trouver place ici, regarde cette énergie comme potentielle. Il est clair que si l'on ne considère un aimant que comme constituant une force attirante, on doit regarder l'énergie correspondante

comme potentielle ; si au contraire on admet avec Ampère que l'aimantation est due à des courants fermés, de dimensions très petites, il semblerait qu'on dût en regarder l'énergie comme *cinétique*.

Tous ces exemples, et les considérations qui les ont suivis, n'ont été cités que pour montrer que, en général, il existe une certaine incertitude pour qualifier les énergies autres que celles d'origine mécanique, et même pour certaines de celles-ci. Ainsi, selon la théorie cinétique des gaz, les molécules d'un gaz, même en repos apparent, sont douées de mouvements stationnaires très rapides, d'où résultent des chocs répétés des molécules entre elles et sur les parois. Ce qui nous apparaît comme une pression statique serait le résultat de ces chocs. D'après cela, l'énergie due à la pression d'un gaz ne serait pas, dans son essence première, potentielle, mais cinétique.

Le principe de l'énergie nous montrera que, l'on peut impunément se tromper sur les quantités d'énergie de chaque sorte, qui interviennent dans un phénomène, pourvu que l'on ne se trompe pas sur leur total.

De tout ce qui vient d'être dit, il résulte que tout travail mécanique suppose la coexistence de deux éléments : *force* et *vitesse*. Un seul de ces éléments suffit pour constituer *une source de travail*, car si l'on possède soit de la force, soit de la vitesse, on peut toujours, à l'aide d'un mécanisme convenable, l'utiliser à vaincre une résistance, c'est-à-dire à produire du travail. Sans un de ces éléments il n'existe pas du travail.

Il résulte aussi que, toutes les sources de travail, si variées qu'elles nous apparaissent dans la nature, se réduisent en dernière analyse à deux espèces : celles qui sont alimentées par de la force, et celles qui sont alimentées par de la vitesse ou du mouvement.

Nous avons vu aussi que ce qui qualifie une source de travail, c'est *son énergie*, qui est *potentielle* ou *cinétique*. Nous avons vu les incertitudes qui existent sur leur distinction. Dès lors on peut se demander si ces deux espèces d'énergies, les seules pouvant être distinctes, le sont réellement. Il serait téméraire, dans l'état actuel de la science, d'essayer de trancher une telle question. Il arrivera peut-être un jour où tous les phénomènes s'expliqueront par de simples transformations de mouvements opérées par l'intermédiaire de l'éther, considéré comme mécanisme de liaison entre tous les corps de la nature, et où par suite la notion de force, et avec elle, celle d'énergie potentielle, disparaîtront de la science. Alors, il serait établi que *l'énergie*, sous quelque forme qu'elle se présente à nous dans l'univers, est *une*. Jusque-là il convient d'envisager deux espèces d'énergie, mais deux seulement.

On parle souvent d'*énergie mécanique, calorifique, chimique, électrique, magnétique,* etc.... Ces qualificatifs, il importe de ne pas l'oublier, ne servent qu'à désigner *la provenance matérielle* de ces diverses énergies, mais ils ne dispensent pas de rechercher, pour chacune d'elles, si elle est cinétique ou potentielle.

Note. — L'emploi du mot *énergie* dans un sens scientifique pour exprimer la quantité de travail que peut effectuer un corps, a été introduit par le Dr Young. Déjà Newton, dans une scolie à sa troisième loi du mouvement, avait établi la relation qui *existe entre le travail et l'énergie*, sous une forme si rationnelle, mais en même temps avec si peu d'apparence de chercher à attirer, sur ce sujet, l'attention que personne ne semble avoir été frappé de la grande importance de ce passage, jusqu'à ce qu'il fût signalé par Thomson et Tait. C'est aussi à ces auteurs qu'est dû le nom d'*énergie cinétique;* tandis que celui d'*énergie actuelle* est dû à Rankine. Le grand intérêt qu'il y a à donner un nom à ce qu'on appelle *énergie cinétique* a été reconnu par Leibniz qui donna le nom de *force vive* au produit de la masse par le carré de la, vitesse (c'est-à-dire au double de l'expression mathématique de l'énergie cinétique comme on verra plus tard).

Le mot d'*énergie potentielle*, qui veut dire le travail que les forces effectueraient si les corps obéissaient à l'action de ces forces, est dû à Rankine, nom très heureux, car il ne signifie pas seulement l'énergie que le système qui ne le possède pas a le pouvoir d'acquérir, mais il indique aussi que cette énergie doit être déduite de ce qui est appelé (en d'autres matières) la fonction potentielle.

L'énergie potentielle fut appelée par Thomson : énergie statique ; Helmholtz dans son célèbre mémoire sur la « conservation de la force » l'appelle la *somme des tensions*.

§ 2. — **Expressions mathématiques des deux espèces d'énergie.**

1° *L'énergie cinétique* d'un système à un instant quelconque *t*, est le travail utile maximum qu'il est possible de se procurer, en n'utilisant que *les vitesses* acquises à ce moment par les divers points du système, sans utiliser aucune des forces qui le sollicitent.

Considérons un système matériel en mouvement, et concevons qu'à un instant quelconque *t*, on supprime toutes les forces qui le sollicitent, et qui lui ont communiqué les vitesses que chacun de ses points possède; on ne disposera donc que des vitesses acquises à cet instant.

Pour utiliser ces vitesses à la création d'un travail, imaginons qu'on attelle chaque point du système à un fil placé dans la direction de la vitesse, et après avoir assujetti ce fil à passer par un point fixe (une poulie par exemple), on attache un poids à son extrémité librement pendante.

Pendant les premiers instants qui suivront celui où l'on a supprimé les forces, chacun des poids sera soulevé en vertu de la vitesse du point matériel auquel il est attelé. Donc, le centre de gravité de l'ensemble des poids sera lui-même soulevé pendant un temps plus ou moins long. Le produit des poids, ou de leur somme P, par la hauteur maximum à laquelle on peut ainsi élever son centre de gravité, représente le travail utile maximum qu'il est possible d'obtenir en utilisant les vitesses acquises à l'aide de ce mécanisme. Or, si l'on désigne par $\Sigma m v^2$ la force vive du système à l'instant *t*, et par $\Sigma m v'^2$ sa force vive à un instant postérieur *t'*, par Z la hauteur dont s'est élevé le centre de gravité pendant l'intervalle de temps *t'-t*, le théorème des forces vives appliqué à cet intervalle de temps donne:

$$(1) \qquad \frac{1}{2} \Sigma m v'^2 - \frac{1}{2} \Sigma m v^2 = - \text{PZ} \,^{(1)},$$

---

(1) PZ le travail est négatif, car le centre de gravité s'élève; donc par *rapport à la gravité* c'est un travail négatif.

d'où

(2)
$$PZ = \frac{1}{2} \Sigma m v^2 - \frac{1}{2} \Sigma m v'^2$$

Le premier terme du second membre de l'équation (2) est une grandeur fixe ; le second est seul variable avec le temps t'. Donc le premier membre devient maximum à l'instant où le terme soustractif $\Sigma m v'^2$, est devenu aussi petit que possible, c'est-à-dire nul. Comme il est composé de termes tous positifs, il ne peut s'annuler que si chacun de ses termes s'annule séparément, c'est-à-dire si toutes les vitesses sont devenues nulles. Jusque-là le centre de gravité des poids s'élève, à partir de ce moment il s'abaisse, le système des poids entraînant les points du système matériel au lieu d'être soulevé par eux.

Ainsi, si l'on appelle la valeur h maximum de Z, que les poids ont atteinte, et à partir de laquelle l'abaissement commence, on aura :

(3)
$$Ph = \frac{1}{2} \Sigma m v^2$$

Ph est le travail utile maximum que le système donné a pu fournir par sa vitesse. Donc Ph est *l'énergie cinétique* du système. Ainsi :

« *L'énergie cinétique d'un système matériel à un instant quelconque est égale à sa demi-force vive à cet instant.* »

2° *L'énergie potentielle* d'un système, à un instant quelconque, est le travail utile maximum qu'il est possible de se procurer à partir de cet instant, en n'utilisant que *les forces intérieures* du système, sans utiliser ni les vitesses acquises de ses points, ni les forces extérieures (même si ces dernières forces se trouvaient être utilisables, c'est-à-dire non résistantes), car celles-ci ne sont en rien dans ses facultés, et en particulier, dans sa faculté de produire du travail.

On sait que les forces intérieures d'un système matériel dérivent d'une fonction de forces, c'est-à-dire que le travail de ces forces, lorsque le système passe d'une position à une autre, ne dépend que de ses positions et non de la façon dont il est passé de l'une à l'autre.

Soit donc A la position du système à l'instant t, et V la valeur correspondante positive ou négative de la fonction des forces intérieures. V étant ainsi une fonction des coordonnées des divers points du système à l'instant considéré.

Supposons que le système passe de la position A à une nouvelle position quelconque A'; et soit V' la nouvelle valeur de la fonction V.

Le travail des forces intérieures, pour ce déplacement est, comme on sait, égal à l'accroissement correspondant positif ou négatif de la fonction des forces, donc à :

$$(1) \qquad\qquad V' - V.$$

Comme le second terme de cette différence est une quantité donnée, la différence devient maxima en même temps que son premier terme V'. Donc, pour avoir *l'énergie potentielle* du système, c'est-à-dire le travail maximum qu'il est possible de se procurer en utilisant ses forces intérieures, il faut amener le système de la position A à la position A' pour laquelle la fonction des forces atteint sa valeur maxima. Mais on sait que cette position est la position *d'équilibre stable;* — donc :

« *L'énergie potentielle d'un système matériel à un instant quelconque t, est égale au travail essentiellement positif de ses forces intérieures, lorsqu'il passe de la position qu'il occupe à l'instant considéré à sa position d'équilibre stable.* »

Remarque. — Si la fonction V présentait plusieurs maxima, c'est-à-dire, si le système admettait plusieurs positions d'équilibre stable, il faudrait choisir celle qui répond au plus grand de tous les maxima de V.

Soit C ce plus grand maximum, et désignant par II l'énergie potentielle du système à l'instant t, on aura :

$$(2) \qquad\qquad II = C - V$$

C'est-à-dire que : *l'énergie potentielle d'un système, à un instant quelconque s'obtient en retranchant la valeur de la fonction de ses forces intérieures à cet instant, d'une constante*

C, *représentant la plus grande valeur possible de cette fonction.*

Les deux grandeurs C et V peuvent être positives ou négatives, mais, comme cela doit être, leur différence est essentiellement positive ou nulle.

Elle est nulle pour $V = C$, c'est-à-dire que : « *l'énergie potentielle d'un système matériel, placé dans la position d'équilibre, est nulle* ».

3° On appelle *énergie totale* ou simplement *énergie* d'un système matériel à un instant t, la *somme* de ses énergies *cinétique* et *potentielle* à cet instant.

§ 3. — **Principe de la conservation de l'énergie.**

L'énergie ne disparaît pas, elle se transforme. L'énergie potentielle de l'eau contenue dans un réservoir ne disparaît pas quand l'eau s'écoule, elle devient de l'énergie cinétique, car du mouvement est apparu dans une roue, si celle-ci se trouvait sous la chute d'eau. L'énergie du premier système de corps a fini par passer en partie ou entièrement à un autre système de corps avec lequel il était en communication.

L'énergie totale d'un système matériel, qui n'est en communication d'aucune sorte avec le monde extérieur, est invariable. Ce fait constitue le principe de la conservation de l'énergie, un principe du même ordre que celui de la conservation de la matière.

De ce principe on peut donner la démonstration mathématique. L'énergie totale d'un système veut dire la somme de ses énergies cinétique et potentielle.

Nous savons que l'expression mathématique de l'énergie cinétique à un instant quelconque t est : $\frac{1}{2} \Sigma m v^2$; à un autre instant t' elle est : $\frac{1}{2} \Sigma m v'^2$

Soit : Π l'énergie potentielle du système à l'instant t,

et Π_0

P.   »   »   » t'

4

Nous voulons démontrer que :

$$(1) \qquad \frac{1}{2} \Sigma m v^2 + \Pi = \frac{1}{2} \Sigma m v'^2 + \Pi_0$$

pour un système de forces qui n'est pas en relation avec le monde extérieur. Un tel système n'est soumis qu'à ses actions mutuelles.

Soit V la fonction de ses forces à l'instant t,

et V_0 » » » t'.

Et que les forces vives de ce système sont :

$\Sigma m v^2$ la force vive à l'instant t

et $\Sigma m v'^2$ » » t'

Le théorème des forces vives appliqué à l'intervalle de temps t-t' donne

$$(2) \qquad \frac{1}{2} \Sigma m v^2 - \frac{1}{2} \Sigma m v'^2 = V\text{-}V_0$$

Mais Π et Π_0 représentant l'énergie potentielle du système aux deux instants t et t', nous avons vu plus haut que

$$(3) \qquad \Pi = C\text{-}V$$
$$(4) \qquad \Pi_0 = C\text{-}V_0$$

C, étant une constante égale au maximum de V, par suite :

$$(5) \qquad V\text{-}V_0 = \Pi_0\text{-}\Pi$$

portant cette valeur de V-Vo dans l'équation (2) on aura :

$$(6) \qquad \frac{1}{2} \Sigma m v'^2 - \frac{1}{2} \Sigma m v^2 = \Pi_0 - \Pi$$

ou enfin :

$$(7) \qquad \frac{1}{2} \Sigma m v^2 + \Pi = \frac{1}{2} \Sigma m v'^2 + \Pi_0$$

c'est-à-dire l'équation (1). *C.Q.F.D*

Considérons le système matériel formé par l'univers. Ce système matériel n'est en communication avec aucun autre système, car il les contient tous. Donc *son énergie totale est immuable.* Il est aussi impossible de créer ou de détruire de l'énergie, qu'il est de créer ou de détruire de la matière. Tout ce qu'il peut arriver, c'est que de l'énergie se transforme, que de cinétique elle devienne potentielle et *vice versa*, ou d'en transmettre d'une partie de l'univers à une autre, mais sans modification de la quantité totale primitivement existante.

§ 4. — L'accroissement de l'énergie d'un corps.

Nous avons considéré en premier lieu un système de corps dont l'énergie disparaît pour devenir du travail.

Ensuite, nous avons considéré un système de corps isolé, c'est-à-dire sans communication d'aucune sorte avec le monde extérieur, et nous avons vu que son énergie totale est immuable.

Voyons à présent comment se produit l'accroissement de l'énergie d'un corps.

En vertu du principe de la conservation de l'énergie, toute énergie gagnée par un système matériel quelconque S, est nécessairement empruntée à un autre système, soit S_1 qui représente le système formé par l'ensemble des autres corps de l'univers.

L'énergie fournie par ce dernier système comprend :

1° De l'énergie fournie directement, sous forme de chaleur, d'électricité, etc., par les corps extérieurs avec lesquels le système donné peut échanger des énergies ;

2° Le travail des forces extérieures agissant sur le système donné.

Donc si ΔE est l'accroissement d'énergie du système considéré, $\Delta \eta$ l'énergie fournie directement par le système extérieure, et ΣTF la somme des travaux des forces agissant sur le système donné, on a :

(1)
$$\Delta E = \Delta \eta + \Sigma TF$$

Si le système matériel n'est pas en communication d'énergie calorifique, électrique ou autre, $\Delta \eta = 0$ et l'équation (1) devient.

(2)
$$\Delta E = \Sigma TF$$

Qui est le théorème des forces vives tel qu'on le considère habituellement en mécanique.

§ 5. — Eléments qui définissent l'état d'un système matériel. Cycle.

Pour que l'état d'un système soit défini il faut qu'on donne :

1° Les positions des divers points du système ;

2° Leur état calorifique représenté par leur température ;

3° Leur état électrique représenté par les tensions de l'électricité statique, qui peut s'y trouver, et par les grandeurs, directions et sens des courants électriques qui peuvent s'y passer ;

4° Leur état magnétique représenté par les grandeurs et sens des moments magnétiques, qui peuvent s'y exercer.

Un système matériel peut passer d'un état à un autre, en perdant une certaine quantité de force vive ; il peut y revenir à son premier état en acquérant la même force vive. On dit dans ce dernier cas qu'il a accompli *un cycle fermé*.

S'il n'y revient pas *le cycle est ouvert*.

Considérons un corps en relation avec le monde extérieur. Dans ces conditions nous avons :

$$\Delta E = \Delta \eta + \Sigma TF$$

Si ce système matériel, en changeant d'état, accomplit un cycle fermé, pour qu'il revienne à ce qu'il était au début il faut que :

$$\Delta E = 0$$

$$\text{donc : } \Delta \eta = - \Sigma TF$$

Ainsi, la quantité d'énergie qu'il consomme, pendant qu'il décrit un cycle, est égale et de signe contraire au travail des forces extérieures qui le sollicitent.

§ 6. — Première loi de la thermodynamique.

Supposons que l'électricité et le magnétisme n'interviennent pas, et qu'on fasse décrire à un système matériel, soumis à des forces extérieures et intérieures, un cycle en lui communiquant simplement (ou lui soustrayant suivant les besoins) de *la chaleur*.

On peut mesurer le nombre de calories qu'on lui a fournies et aussi le travail produit, et comparer les résultats.

On reconnaît ainsi que, quelles que soient les conditions dans lesquelles on fait l'expérience, le rapport du travail produit à la chaleur fournie est une même *constante*. Cette constante s'appelle *l'équivalent mécanique* de la chaleur. Elle est d'environ 425 kilogrammètres, c'est-à-dire : une calorie a une énergie de 425 kilogrammètres. Une calorie peut produire, quelles que soient les conditions où on la place, un travail de 425 kilogrammètres.

Inversement, pour avoir un kilogrammètre de travail, il faut dépenser $\frac{1}{425}$ d'une calorie. Cette fraction s'appelle *l'équivalent calorifique* du travail.

On peut énoncer ces faits comme il suit :

« *Quand de la chaleur est transformée en travail, ou du travail en chaleur, la quantité de travail est équivalente à la quantité de chaleur.* »

C'est là le principe de la conservation de l'énergie dans son application à la chaleur ; il constitue *la première loi de la thermodynamique*.

§ 7. — Le travail mécanique et la chaleur. Seconde loi de la thermodynamique.

La conception du *travail mécanique*, telle que nous la connaissons, c'est-à-dire, grandeur mesurable expérimentalement, ne date pas de longtemps en physique ; les géomètres seuls en faisaient usage. C'est à Sadi Carnot qu'est dû l'honneur de l'introduction du travail mécanique dans des relations où la chaleur y entrait.

Carnot, frappé de l'importance des machines à vapeur, posa

d'une manière méthodique et générale le problème des *relations entre la chaleur et le travail*, en 1824; de ce fait il découvrit *la thermodynamique* tout entière.

Dans son mémoire intitulé: *Réflexions sur la puissance motrice du feu et sur les machines propres à la développer*, il résout par des méthodes originales le problème suivant: *Quelles sont les conditions pour qu'on puisse obtenir un maximum de travail en dépensant une quantité donnée de chaleur ?*

Des notes posthumes, publiées à la fin de l'œuvre de Sadi Carnot, montrent de la façon la plus nette qu'il était arrivé aussi à la notion de l'équivalence entre la chaleur et le travail mécanique, mais arrêté par la mort il ne la fit point connaître. L'honneur de cette découverte était réservé à un médecin allemand, Mayer (1842). En le généralisant plus tard, en 1847, Helmholtz en fit le principe de la conservation de l'énergie.

Nous ne reviendrons pas sur la loi de l'équivalence de la chaleur et du travail, qui constitue *la première loi de la thermodynamique*, nous l'avons déduite et décrite plus haut, en la considérant comme une application restreinte du principe de la conservation de l'énergie ; nous passerons à l'étude d'un autre principe général, qui est appelé *la seconde loi de la thermodynamique* et sur laquelle repose le principe de Carnot.

Étant admis que la chaleur est une forme de l'énergie, il est établi d'après cette seconde loi, qu'il est impossible que, dans les phénomènes de la nature, sans intervention extérieure, une partie quelconque de la chaleur d'un corps soit transformée en travail mécanique, excepté dans le cas où la chaleur passe *d'un corps à température haute* dans un autre corps à *plus basse température.*

Clausius, qui le premier établit le principe de Carnot d'une manière compatible avec la vraie théorie de la chaleur, énonce cette loi comme suit :

« *Il est impossible à une machine fonctionnant d'elle-même, sans être soumise à une action extérieure quelconque, de faire passer de la chaleur d'un corps à un autre corps à une température plus élevée.* »

Thomson énonce le principe d'une manière légèrement différente :

Il est impossible, par l'intermédiaire d'agents matériels autres que les êtres organisés, de tirer un effet mécanique d'une portion de substance quelconque, en refroidissant cette substance au-dessous de la température du plus froid des objets environnants.

Comme on voit, le second principe de la thermodynamique a reçu maints énoncés, preuve que le fait est mieux senti que compris. C'est Clausius qui semble en avoir eu l'intuition la plus précise, sans être parvenu à un énoncé suffisamment distinct. Peut-être le meilleur énoncé serait le suivant :

La transmission de chaleur d'un corps froid à un corps chaud est nécessairement liée à une transformation inverse dans un autre système; ou bien, si l'on définit le niveau de la chaleur par la température, on peut encore dire :

Le niveau de la chaleur ne peut s'élever en un point, sans que cette élévation n'ait été déterminée ou ne soit accompagnée par un abaissement de niveau en un autre point.

Supposons qu'un corps contienne de l'énergie sous forme de chaleur; *on se demande quelles sont les conditions auxquelles cette énergie, ou une partie de cette énergie, peut être enlevée au corps ?*

Si la chaleur d'un corps consistait dans le mouvement de ses parties, et, si nous étions capables de *distinguer* ces parties, de *guider* et *contrôler* leurs mouvements, nous pourrions *trans*-former *l'énergie* de toutes ces parties en *mouvement* ordinaire, si nous disposions d'un appareil et d'un dispositif quelconque pour pouvoir saisir toutes les parties. Le corps chauffé serait rendu ainsi absolument froid, car toute son énergie thermique serait convertie dans le mouvement visible d'un autre corps. Or, si cette supposition implique une contradiction directe avec la seconde loi de la thermodynamique, elle est compatible avec la première loi. La seconde loi est, par conséquent, équivalente à une négation de notre pouvoir d'accomplir l'opération qui vient d'être décrite, que cette opération s'accomplisse par un procédé mécanique, ou tout autre procédé. D'où il s'ensuit que, si la chaleur d'un corps consiste dans le mouvement de ses parties, les parties distinctes qui se meuvent doivent être si petites, qu'il n'existe aucun moyen pour nous de les saisir et de les arrêter. En fait, la chaleur, sous forme de chaleur, n'abandonne jamais un corps, excepté quand elle s'écoule par conduction ou par rayonnement dans un corps plus froid.

Il y a plusieurs manières d'abaisser la température d'un corps sans lui enlever de la chaleur, c'est-à-dire de l'énergie calorifique. Ces moyens sont : l'évaporation, la dilatation, la liquéfaction, certaines actions chimiques et certaines déformations élastiques.

Chacune de ces opérations est reversible, c'est-à-dire le changement du corps d'un état à un autre se fait suivant un cycle fermé, de sorte que, quand le corps est ramené à son état primitif par une série quelconque d'opérations, sans qu'il puisse gagner ou perdre de la chaleur, la température redevient la même qu'au commencement.

Mais si, pendant les opérations, de la chaleur a passé par conduction des parties chaudes du système aux parties froides, ou si quelque chose de la nature du frottement s'est produit, il faudra, pour ramener le système à son état primitif, dépenser du travail et déplacer de la chaleur.

Ces généralités étant posées, revenons à la seconde loi de la thermodynamique et au *principe de Carnot* qui se trouve énoncé ainsi qu'il suit :

« *Si une machine reversible donnée, marchant entre la température plus haute T et la température plus basse T_0 et recevant la quantité Q de chaleur à la température T, produit une quantité $\mathfrak{C}$ de travail mécanique, aucune autre machine, quelle que soit sa construction, ne produira une plus grande quantité de travail, en empruntant la même quantité de chaleur entre les mêmes températures.*

C'est en observant les moteurs thermiques, les machines à vapeur, que Carnot posa le problème des relations entre le travail et la chaleur.

On sait qu'une machine à vapeur présente trois parties importantes :

1° Une source chaude ou foyer ;

2° Une source froide ou condensateur ;

3° Un corps, la vapeur d'eau, qui va de l'un à l'autre.

Il n'y a pas de machine où ces trois parties ne puissent être différenciées ; les machines dites à haute pression, telles que les locomotives, semblent ne pas posséder de condensateur ; en réalité, la vapeur utilisée se condense dans l'atmosphère, qui joue par rapport à la locomotive le rôle de condensateur proprement dit.

La vapeur, partant de la source chaude, se détend sous le piston ; en le soulevant, elle produit un travail et enfin, arrive au condensateur auquel elle cède la chaleur qui lui reste. Une quantité de chaleur est transportée de la source chaude à la source froide. Si l'on mesure, d'une part, la quantité de chaleur qu'elle emporte avec elle au sortir de la chaudière, d'autre part la quantité qu'elle cède au condenseur, on trouve que la vapeur a perdu de sa chaleur dans ce trajet et que, le travail mécanique accompli par le piston, exprimé en kilogrammètre et divisé par cette quantité de chaleur, donne le chiffre 425, c'est-à-dire l'équivalent mécanique de la chaleur.

Si nous considérons deux machines thermiques auxquelles on fournit une même quantité de chaleur Q, celle qui aura accompli un travail plus grand est plus économique que l'autre. On appelle *coefficient économique* ou *rendement* d'une machine, le *rapport entre le travail produit et la quantité de chaleur fournie à la machine* pour l'accomplissement de ce travail.

D'après le principe de Carnot il résulte que, toutes les machines reversibles, quelle que soit la nature du corps expérimenté, ont le même rendement, pourvu qu'elles fonctionnent entre les mêmes températures de la source de chaleur, et la même température du réfrigérant.

Nous venons de dire quelle que soit la nature du corps expérimenté, nous pouvons ajouter : et quelle que soit la nature des transformations physiques, chimiques et autres subies par ce corps. Deux machines thermiques ne diffèrent pas en effet seulement par la nature et l'état de la substance employée : vapeur, gaz, liquide, etc., mais encore par les changements moléculaires ou mécaniques que cette substance peut subir dans ses transformations isothermes et adiabatiques; changements d'état physique et allotropique, combinaisons, décompositions, etc.

Carnot montra que, entre deux températures différant très faiblement l'une de l'autre, par exemple de 1 millième de degré, le rendement d'une machine ne dépendra que de la température et non de la nature du corps employé.

Le rendement divisé par la différence de température donne l'expression appelée *fonction de Carnot*, qui ne dépend que de la température. La représentant par C, on a :

$$C = \frac{1}{Q} \frac{d\mathcal{C}}{dT}$$

Le rendement d'une machine étant

$$R = \frac{\mathcal{C}}{Q}$$

formule dans laquelle $\mathcal{C}$ représente le travail, et Q la chaleur.

Sir W. Thomson, en 1848, a été le premier à indiquer que le principe de Carnot conduisait à une *définition de la température*, beaucoup plus scientifique qu'aucune de celles tirées de la manière dont se comporte un certain corps ou une certaine classe de corps ; définition qui est, de plus, complètement indépendante de la nature du corps expérimenté.

Expression du rendement d'une machine en fonction de la température. — Cette expression du rendement a été également ment fixée par Carnot.

Considérons une machine thermique, et soit Q_1 la quantité de chaleur fournie par la chaudière à la vapeur qui, par son passage à travers le piston, aura fourni le travail $\mathcal{C}$, avant d'arriver au condensateur auquel elle cède la chaleur qui lui reste, soit Q_2. Pour fournir le travail $\mathcal{C}$, la vapeur a perdu $Q_1 - Q_2$ de chaleur qui lui est équivalente ; or, si nous substituons cette quantité $Q_1 - Q_2$ à $\mathcal{C}$ dans la formule du rendement, on aura :

$$R = \frac{Q_1 - Q_2}{Q_1}$$

Nous voulons exprimer le rendement en fonction de la température seulement.

Si l'on appelle T_1 la température absolue de la source chaude (la température absolue d'un corps est égale, sans erreur sensible, à sa température exprimée en degrés centigrades, augmentée de la constante 273) et T_2 la température absolue de la source froide, le rendement aura pour expression :

$$R = \frac{T_1 - T_2}{T_1}$$

C'est la traduction algébrique du principe de Carnot.

En résumé, le principe de Carnot qui régit le fonctionnement d'un moteur thermique, établit une relation entre trois quantités : les deux températures entre lesquelles fonctionne le moteur considéré, et le rendement de ce moteur. Si l'on connaît deux de ces quantités, on pourra connaître la troisième.

§ 8. — Le moteur animé n'est pas une machine thermique.

Supposant que le moteur animé est une machine thermique, c'est-à-dire qu'il transforme de l'énergie calorifique en mouvement, en travail, il faudrait que le principe de Carnot lui fût appliqué.

On sait que, d'après ce principe qui est exprimé algébriquement par :

$$R = \frac{T_1 - T_2}{T_1}$$

on peut, étant donnés le rendement et une des températures entre lesquelles fonctionne la machine considérée, trouver l'autre température ; ou bien, étant données les deux températures, trouver le rendement.

Pour les moteurs animés, il existe des expériences dans lesquelles on a cherché à établir son rendement. Helmholtz le considère comme étant égal au $\frac{1}{5}$ de l'énergie dépensée; Fick comme compris entre $\frac{1}{3}$ et $\frac{1}{5}$. Hirn donne le chiffre $\frac{1}{5}$, d'après ses expériences calorimétriques.

Admettons le rendement $\frac{1}{5}$, et introduisons-le dans la formule de Carnot, on a alors :

$$(1) \qquad \frac{T_1 - T_2}{T_1} = \frac{1}{5}$$

L'une des températures entre lesquelles agit le moteur est forcément la température physiologique 37° C. Cette température correspond-elle à T_1 ou à T_2 ? est-ce la température de la source chaude ou de la source froide? Dans le doute, nous devons faire le calcul dans les deux cas.

1° Supposons que 37° C. représente la température de la source froide, alors nous aurons la température absolue $T_2 = 273 + 37°$. Donc, en portant cette valeur dans l'équation (1), on a :

$$(2) \qquad \frac{T_1 - 310}{T_1} = \frac{1}{5}$$

Résolvant par rapport à T_1 on a :

$$T_1 = 387°,5$$

Et pour la température centigrade t_1 :

$$t_1 = T_1 — 273$$
$$t_1 = 387°,5 — 273,$$

(3)
$$t_1 = 104°,5 \ C.$$

Donc, dans les conditions favorables où nous nous sommes placés, il faudrait, pour que le principe de Carnot fût applicable au moteur animal, qu'il y eût quelque part dans son organisme un point dont la température fût de *plus de 100° C*. Or nous savons que cela n'est pas possible ; la myosine, les composés albuminoïdes dont est constitué le muscle ne résistent pas à cette température.

2° Supposons que la température physiologique de 37° C. est la température de la source chaude ; alors nous avons :

(4)
$$\frac{273 + 37° — T_2}{273 + 37°} = \frac{1}{5}$$

Résolvant par rapport à T_2 on a :

$$T_2 = 248.$$

Et pour la température centigrade t_2 :

$$t_2 = T_2 — 273$$
$$t_2 = 248 — 273$$

(5)
$$t_2 = \cancel{} — 25° \ C$$

Cette seconde hypothèse conduit également à une impossibilité, car aucun point de notre organisme n'est à la température de — 25° C.

Donc, le principe de Carnot n'étant pas applicable, on conclut que le moteur animé n'est pas une machine thermique.

3° Mais considérons encore une fois le principe de Carnot, avant de le rejeter définitivement, et, faisant abstraction du rendement déterminé expérimentalement, considérons-le comme inconnu.

Dans ce cas, pour l'application du principe nous pourrions prendre pour températures extrêmes des températures compatibles avec la vie.

Prenons comme température de la source chaude : 45° C. (c'est naturellement un chiffre un peu fort), et comme température de la source froide : 37° C. Alors nous aurons comme valeur du rendement :

$$(6) \qquad \frac{(45° + 273) - (37° + 273)}{45° + 273} = R$$

$$\frac{8}{318} = R$$

$$(7) \qquad 0,025 = R$$

Donc le moteur animé, fonctionnant entre les températures centigrades 45° et 37°, ne pourrait utiliser au maximum, pour produire du travail, que 25 calories sur 1,000 qu'il produirait; ce qui n'est pas d'accord avec le rendement déterminé expérimentalement.

On doit donc admettre d'une façon définitive que, le moteur animé, n'obéissant pas au principe de Carnot, n'est pas une machine thermique.

§ 9. — Formules de la variation de l'énergie le long d'un cycle.

On sait que le long d'un cycle fermé on a, en vertu du principe de l'équivalence entre la chaleur et le travail :

$$\mathcal{T} = Q$$

donc

$$\mathcal{T} - Q = 0$$

Si le cycle n'est pas fermé, la différence $\mathcal{T} - Q$ n'est plus nulle, mais elle dépend de l'état initial et de l'état final du système, c'est donc une fonction des variables qui définissent l'état du corps.

Si l'on désigne par q la somme des quantités de chaleur dégagée par le corps qui subit la transformation et absorbées par les corps ambiants le long du cycle considéré, on a

$$q = -Q.$$

Alors la différence $T - Q$ deviendra une somme $T + q$, qui, comme elle, ne dépend que de l'état initial et de l'état final du corps.—ΔU étant une fonction des variables qui définissent l'état du corps, on a :

(1)
$$\Delta U = \mathcal{T} + q.$$

C'est la formule employée en thermodynamique. En mécanique, comme on n'a pas à s'occuper des phénomènes thermiques, on a simplement :

(2)
$$\Delta U = \mathcal{T}.$$

On admet que la somme $\mathcal{T} + q$ ne dépend dans tous les cas que de l'état initial et de l'état final, même lorsque le cycle est ouvert.

L'équation (1) peut être considérée, comme représentant une équivalence entre un phénomène particulier au corps qui se transforme, ΔU, et un phénomène extérieur, $\mathcal{T} + q$. ΔU équivaut à la somme des effets mécaniques ou calorifiques, que le corps produit extérieurement par ses transformations. On dit que ΔU *est la variation de l'énergie* le long du cycle considéré ; et l'équation précédente exprime qu'il y a équivalence entre cette variation de l'énergie et la somme $\mathcal{T} + q$ de travail et de la chaleur fournis à l'extérieur. En d'autres termes, ce qu'un corps perd en énergie est acquis par les corps ambiants. *Il y a donc conservation de l'énergie.*

Ainsi considéré, le principe de la conservation de l'énergie s'applique à tous les phénomènes où il y a production de travail et de chaleur. Prenons divers exemples :

Dans *une batterie électrique*, la décharge correspond à une perte d'énergie du système, et cette perte d'énergie peut se traduire extérieurement par la production d'un mouvement, ou par un dégagement de chaleur. Il existe donc une fonction U des variables par lesquelles l'état électrostatique du système est défini, dont la variation sera :

$$- \Delta U = \tau + q.$$

Dans *un système magnétique* il y a aussi variation de l'énergie. Un aimant, en se déplaçant, exerce en effet une action sur les masses métalliques du champ magnétique ; des courants induits y prennent naissance, et il y a production de travail et dégagement de chaleur.

L'énergie subit donc une variation que l'on peut calculer si l'on connaît le travail produit et la chaleur dégagée.

Tout système où peut se produire *une action chimique* donne lieu à une dépense d'énergie. On mesure cette dépense en faisant la somme des quantités de chaleur dégagées ou absorbées.

En thermochimie on se place en général dans des conditions telles que le travail produit extérieurement n'intervient pas. On a en effet pour l'expression du travail, Δv étant la variation du volume :

$$\tau = \int p \, dv = p \, \Delta v.$$

la pression restant constante.

Pour les corps solides et liquides Δv est sensiblement nul ; pour les gaz, on se sert d'enveloppe à volume constant, et l'on a encore :

$$\Delta v = o.$$

Dans tous les cas $\tau = o$; l'équation (1), c'est-à-dire la vérification de l'énergie, se réduit à

$$(3) \qquad \Delta U = q.$$

C'est sous cette forme qu'on applique en thermochimie le principe de la conservation de l'énergie.

Lorsque, dans une réaction chimique, les corps sur lesquels

on opère ne sont pas sous le même état, il faut les ramener au même état.

Il y a des cas où le travail extérieur qui accompagne la réaction chimique n'est pas nul ; des cas où il y a intérêt, et même nécessité à le considérer.

Étudions en effet ce qui arrive dans un élément Daniell. Le zinc se substitue au cuivre du sulfate de cuivre. Or, on peut faire cette substitution de deux manières : d'abord mettre tout simplement du zinc dans une solution de sulfate de cuivre, et alors le travail produit extérieurement est nul, il ne se dégage de cette réaction qu'une quantité de chaleur q_1; ou bien, monter un élément Daniell et profiter du courant dû à la substitution du zinc au cuivre pour faire marcher une machine magnéto-électrique. Dans ce cas il y a un travail produit extérieurement $\mathcal{C}$, et une quantité de chaleur q_2 dégagée par la réaction. D'après le principe de la conservation de l'énergie, il y a équivalence entre ces deux manières de faire, pourvu qu'on ait le même état initial et le même état final. Donc :

$$q_1 = \mathcal{C} + q_2$$

Ce résultat a été vérifié avec soin expérimentalement par Joule et après lui par Fabre et Silbermann.

Enfin, parmi les phénomènes qui peuvent amener une variation de l'énergie, se trouvent *les phénomènes capillaires*. Ce sont les déformations éprouvées par les surfaces liquides dans leur contact avec des solides ou avec d'autres surfaces liquides. A la suite de ces déformations, il y a travail produit, chaleur dégagée, et par conséquent variation de l'énergie.

Il faudra donc, dans l'expression générale de l'énergie, ajouter un terme provenant des actions capillaires ; ce sera l'énergie capillaire.

§ 10. — **La thermochimie et l'énergétique**.

Nous avons vu que la forme sous laquelle on applique en thermochimie le principe de la conservation de l'énergie est la suivante :

$$\Delta U = q$$

qui nous donne la mesure de la variation de l'énergie, qui a lieu dans une réaction chimique, par la mesure de la somme des quantités de chaleur dégagées ou absorbées.

Mais cette formule n'est vraie que tant qu'il n'y a pas de changements d'état physique, qu'il n'y a pas production de travail. Lorsque dans une réaction chimique les corps ne sont pas sous le même état, il faut les ramener au même état.

Ainsi l'étude des lois qui président aux combinaisons et aux décompositions chimiques est inséparable de l'étude des lois qui régissent les changements d'état physique.

Berthollet avait déjà proclamé cette vérité. Par ses mémorables recherches sur la dissociation, H. Sainte-Claire-Deville l'a fait éclater à tous les yeux.

Aujourd'hui, il n'est plus possible d'étudier la combinaison et la dissociation en les isolant de la fusion, de la vaporisation, des solides et des gaz ; l'ensemble des lois auxquelles obéissent ces diverses espèces de transformations se coordonnent en une science unique qui est la *théorie des changements d'état physique et de constitution chimique* que les corps peuvent subir. A cette science l'usage donne le nom de *mécanique chimique*.

Les principes de cette science ont été cherchés dans d'autres sciences, différentes selon l'époque. Berthollet, selon les idées de son temps, demandait les principes de cette nouvelle science à la statique et à la dynamique. Il la faisait reposer sur l'hypothèse, imaginée par Newton, des attractions et répulsions moléculaires, hypothèse qui devait, selon Laplace, servir de fondement aussi à la mécanique physique tout entière.

Sainte-Claire-Deville comprit que les principes de la mécanique chimique devaient être demandés à la thermodynamique. Développée et précisée par Hortsmann, Moutier, Gibbs, Helmholtz et par une foule d'autres physiciens, son idée a engendré un corps de doctrine ample et fécond : *la mécanique chimique fondée sur la thermodynamique*.

Les théories physiques subissent à l'époque actuelle une révolution profonde ; la science du mouvement, la mécanique, a cessé d'être la doctrine reine de laquelle toutes les doctrines se réclamaient, pour ne plus constituer qu'une branche, la plus simple de toutes, d'une science plus grande. Cette science, dont les lois embrassent non seulement le mouvement qui déplace les corps dans l'espace, mais encore tout changement de qualités, de propriété, d'état physique, de constitution chimique, cette science est la *thermodynamique actuelle*, ou, selon le mot créé par Rankine : l'*Énergétique*.

DEUXIÈME PARTIE

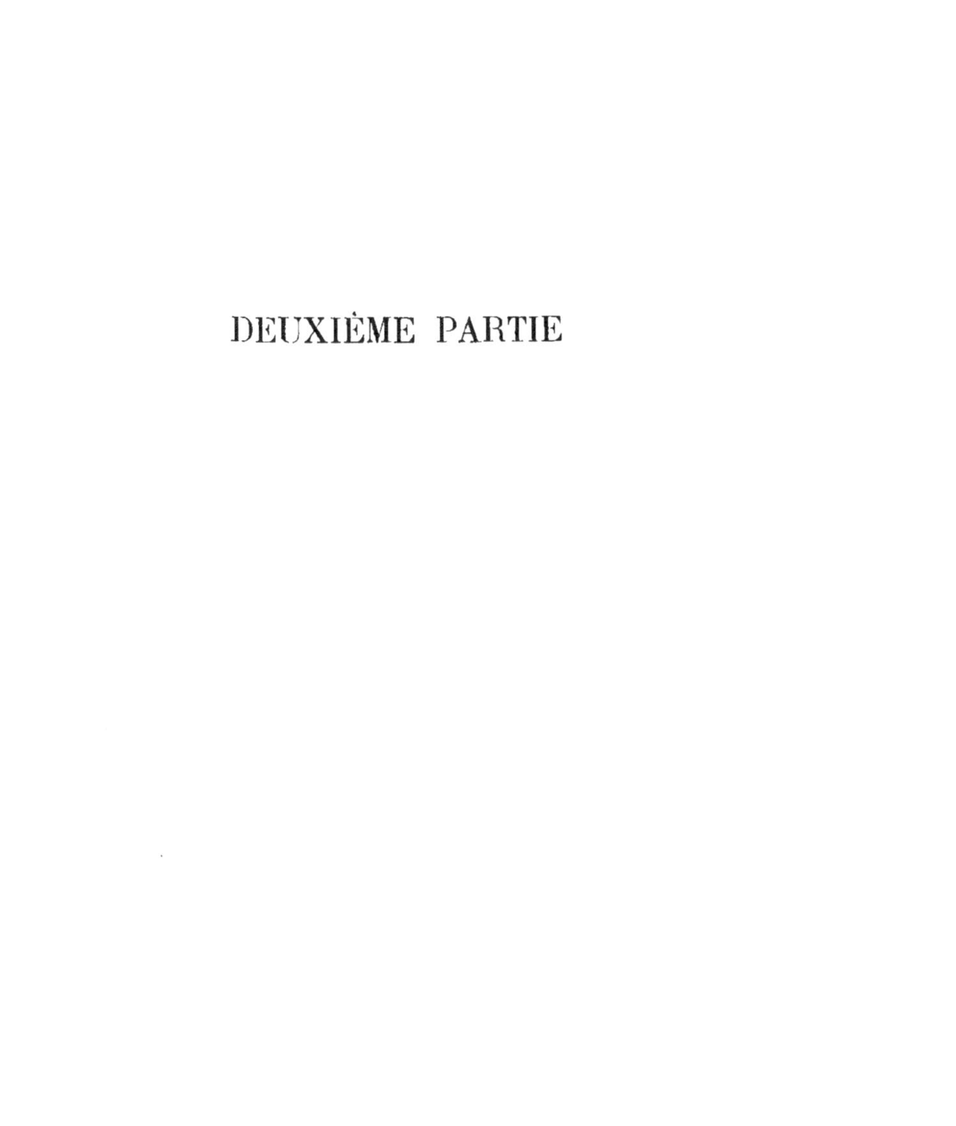

LA CONTRACTION MUSCULAIRE

CHAPITRE PREMIER

Définitions.
Contraction isotonique. — Contraction isométrique.

On dit qu'un muscle se contracte quand il se raccourcit, c'est-à-dire quand il change de forme. La contraction musculaire est une déformation brusque survenant à la suite d'une excitation volontaire, électrique, mécanique ou autre.

La force qui est appliquée au muscle pour le déformer a son siège dans l'intimité de son tissu même. L'énergie de cette force se mesure par le travail produit : le travail de déformation, travail intérieur parce que la résistance vaincue par la force est la résistance intérieure présentée par les particules matérielles du protoplasma musculaire. Plus la déformation sera grande, c'est-à-dire plus les particules matérielles auront été écartées de leur position primitive, plus le travail sera grand. Comme le muscle est un de ces corps dont la déformation a lieu sans que leurs volumes soient modifiés, il suffira de connaître la grandeur de la déformation dans une direction, seulement, pour avoir la mesure de la déformation totale, car, si les dimensions diminuent dans un sens dans le rapport de a à 1, elles augmentent dans une direction perpendiculaire de 1 à a.

On peut avoir une trace permanente de l'acte fugitif de la contraction, il suffit pour cela d'attacher, suivant la direction longitudinale du muscle, une plume qu'on fait frotter sur la surface d'un cylindre enregistreur. A chaque contraction du muscle, la plume se déplace et trace sur le cylindre en mouvement, une courbe. Si la plume est un levier, en disposant convenablement l'attache du muscle, on peut avoir une amplification notable de la déformation, ce qui est important, car les courbes obtenues ainsi se prêtent plus facilement à l'analyse.

Comme la plume doit être très légère, il suffira de bien peu de chose pour entraver son mouvement, de sorte qu'elle aura bien suivi le muscle qui au début, en se contractant, la force à le suivre ; mais une fois la contraction finie, le muscle se relâchant, il pourra se faire que la plume ne puisse pas descendre, à cause des frottements présentés par la surface du cylindre.

Pour la ramener à sa position primitive, il faut une force permanente qui l'attire dans ce sens. Dans ce but, on met un poids très près de l'axe de mouvement du levier. Ainsi, voilà le myographe constitué ; qu'on le dispose verticalement ou horizontalement, c'est la même chose. Il donne la déformation. La contraction musculaire se faisant dans les conditions décrites, a été appelée par Fick du nom de *contraction isotonique*, car pendant le travail du muscle, la tension reste la même.

On sait que pour avoir la mesure du travail de déformation d'un fluide, il faut connaître non seulement les changements de son volume, mais aussi les variations de sa pression.

Il en est de même pour le muscle. Pour avoir son travail de déformation, il ne suffit pas de connaître la grandeur de la déformation, il faut encore un élément qui lui soit en quelque sorte ce que la pression est à un fluide. Cet élément est la force avec laquelle se fait le changement de forme, c'est la force élastique du muscle, car la contraction n'est autre chose qu'une modification brusque de l'élasticité musculaire.

Si nous pouvions avoir la mesure de cette force élastique comme nous avons celle du raccourcissement, nous pourrions,

portant leurs valeurs respectives sur l'abscisse et l'ordonnée d'un système de coordonnées, obtenir la courbe des variations de l'état du muscle et la représentation de son travail par une surface. On construirait donc une figure analogue au diagramme indicateur d'une machine à vapeur.

On peut apprécier la force élastique d'un muscle par le poids que ce muscle soulève. C'est là la méthode qu'employa Weber. Faisant contracter le muscle avec différents poids, mesurant sa longueur avant et pendant la contraction, on obtient le rapport entre le raccourcissement et le poids soulevé.

Il existe un autre moyen d'évaluer la force élastique ; on l'obtient toujours en poids, mais d'une façon détournée. En empêchant le muscle de se raccourcir, quand on l'excite, on aura sous forme de force de tension, toute la force qui, dans le muscle soulevant un poids, est employée, d'une part à produire la déformation, d'autre part à fournir la force de tension nécessaire au soutien du poids. Pour avoir la mesure de la force de tension d'un muscle qui ne peut pas se raccourcir, on attache son extrémité inférieure à un ressort muni d'une plume ; celle-ci donne l'inscription des changements, que subit le ressort sous l'influence de la force de traction, développée par le muscle. Dans des recherches préalables, par des tractions exercées sur le ressort par des poids connus on avait cherché quelles étaient les déformations correspondantes. En comparant la modification survenue dans le ressort, sous l'influence de la traction musculaire, aux modifications données par des poids connus, on trouvera parmi ces dernières une semblable à la première ; le poids qui lui correspond est donc équivalent à la force élastique du muscle considéré.

On peut mesurer la force élastique qui correspond aux différentes phases du raccourcissement, en empêchant le muscle de continuer à se raccourcir, une fois qu'il aura atteint la grandeur de raccourcissement désirée.

Cette méthode expérimentale est due à Fick, qui désigna les

changements survenus dans un muscle, dont le raccourcissement est empêché, par le nom de *Contraction isométrique,* c'est-à-dire à longueur invariable.

Marey, avant Fick, avait eu l'idée d'empêcher le muscle de se raccourcir, quand on l'excite, en plaçant près du levier du myographe une cheville contre laquelle venait buter le levier. Naturellement, dans ce cas comme dans le dispositif de Fick, il ne faut pas que le raccourcissement soit totalement empêché, car alors on obtiendrait comme tracé une ligne droite. Il faut qu'il y ait un petit raccourcissement, très petit par rapport au raccourcissement normal du muscle. Les tracés montrèrent à Marey que dans ces conditions la durée de la secousse augmentait ; l'allongement de la courbe était d'autant plus grand que le raccourcissement était mieux empêché. La courbe présente, après une légère ascension initiale, correspondant au petit raccourcissement, un plateau. L'allongement de la courbe veut dire que la force du muscle augmente, quand il ne peut pas se raccourcir, mais on ne peut pas la mesurer comme par la méthode de Fick. C'était là, en germe, une méthode nouvelle dont l'application systématique devait donner des résultats très intéressants.

Nous donnons, d'après Fick, les chiffres représentant la valeur de la force élastique de contraction d'un muscle, quand il ne se raccourcit pas, et quand il subit des raccourcissements variables. La préparation employée par Fick, étant formée par les muscles internes des deux cuisses de la grenouille, séparés par leur attache au bassin, formait un muscle digastrique très long, de sorte que son raccourcissement, étant très grand, pouvait être facilement varié.

La tension élastique d'un tel muscle, sans raccourcissement, est égale à 1580 grammes ; pour un raccourcissement de 10 millimètres, elle est de 860 grammes ; pour un raccourcissement de 20 millimètres, elle n'est plus que de 60 grammes, et enfin au maximum du raccourcissement, qui est égal à 22 millimètres, on constate que la force élastique est presque nulle, car elle n'est égale qu'au poids de 5 grammes que le muscle avait à soulever.

Il résulte que, à mesure que le raccourcissement augmente, la force élastique diminue.

Pour faire les 10 millimètres de raccourcissement, le muscle a employé une force égale à 1580 — 860 = 790 ; pour faire 20 millimètres de raccourcissement, le muscle dépense 1580 — 60 = 1520 de force élastique.

De tout ce que nous venons de voir, il résulte que, quand le muscle peut se contracter librement et soulever une charge, sa force élastique est non seulement proportionnelle au poids soulevé, mais aussi à la hauteur à laquelle se fait le soulèvement.

Chauveau, par des expériences très élégantes faites sur le muscle biceps de l'homme, a établi bien nettement que la force élastique est proportionnelle à la charge et au raccourcissement du muscle qui opère la soutenance, le soulèvement ou l'abaissement de la charge ; de plus, il établit aussi clairement la distinction qu'il y a à faire entre la hauteur de soutien ou de soulèvement des charges, et le raccourcissement du muscle.

La hauteur de soulèvement est la quantité absolue dont le muscle se raccourcit ; *le degré de raccourcissement* est le rapport de cette quantité absolue à la longueur normale du muscle à l'état de repos. Donc, tout ce qui modifiera cette longueur normale ou naturelle changera la valeur du dit rapport, quand même le premier terme de celui-ci, c'est-à-dire la hauteur de soulèvement ou de soutien, ne changerait pas.

CHAPITRE II

Influence du poids.

§ 1. — **Notions générales.**

Pour connaître les modifications que subit la contraction musculaire sous l'influence du poids, il faut étudier les changements de la courbe d'une secousse. Or, trois étant les éléments qui caractérisent la courbe : la hauteur, la durée et la forme, il faudra chercher successivement, comment chacun de ces éléments est modifié par le poids, que le muscle doit soulever.

C'est ainsi que nous allons procéder dans nos recherches, quelle que soit d'ailleurs la cause modificatrice, qu'elle soit poids, excitant, température, substances chimiques.

Hauteur. — On sait que les secousses données par un muscle non tendu sont généralement moins hautes que les secousses données par un muscle que tend un poids très faible.

En général, quand le poids que le muscle doit soulever augmente, la hauteur des secousses diminue graduellement, moins vite au début, plus vite ensuite, mais jamais proportionnellement au poids ; de sorte que le travail mécanique, c'est-à-dire le poids multiplié par la hauteur de soulèvement, augmente.

Santesson s'est occupé en détail de cette influence du poids, il a présenté sous forme de tableaux les hauteurs correspondant à différents poids.

Rosenthal a établi aussi la relation entre les hauteurs et les poids variables soulevés par le muscle ; il a vu que l'effet utile maximum correspondait à un poids moyen plutôt qu'à un poids très fort; le poids moyen est de 150 grammes.

Dans d'autres expériences faites sur des muscles à circulation intacte, Rosenthal, employant plusieurs excitations successives au lieu d'une seule, est arrivé au même résultat.

Un fait analogue a été vu par Richet sur le muscle de la pince de l'écrevisse.

Mais la diminution de la hauteur, produite par l'augmentation du poids, n'est pas un fait constant. Quelquefois on voit la hauteur augmenter quand le poids augmente; ce fait paradoxal a été vu pour la première fois par Fick (1863) sur les muscles des mollusques (Anodonta).

Depuis, Heidenhain l'a observée sur des muscles de grenouille tétanisés, et plus tard aussi pour de simples secousses. De même Marey, Fick, v. Frey ont vu le même fait quand le poids n'était pas trop fort.

Durée et forme. — La charge du muscle a une influence considérable sur la forme de la secousse, quoique Fick ait dit que, dans des limites très étendues, elle est indépendante de la tension du muscle.

Si le poids qui tend le muscle est très faible ou nul, la courbe ne redescend pas complètement à la ligne qui indique son point de départ, tout au moins la décontraction s'opère avec une extrême lenteur, de sorte que, il faudrait d'après Richet, compter la durée du relâchement du muscle de la pince de l'écrevisse non plus par secondes, mais par minutes.

Ce fait a été vu par Schiff, Hermann, Kühne, v. Kries, Tigel, Minot, etc.

D'après Richet, quand le poids qui tend le muscle de la pince de l'écrevisse est de plus en plus lourd, deux phénomènes connexes vont se produire. D'une part, l'ascension sera de plus en plus longue, d'autre part, la descente sera de plus en plus rapide. On pourra ainsi arriver à des formes de secousses telles, que la période d'ascension sera plus longue que la période de descente, ce qui est tout à fait contraire à l'état normal.

Quand le poids est faible, on observe la contracture, phénomène dont il sera question plus loin à propos de l'influence de l'intensité de l'excitant.

Influence du poids sur l'excitabilité musculaire. — Hermann admettait que pour provoquer un commencement de mouvement, il est indifférent que le poids soit lourd ou faible.

Richet a vu que si le poids est fort, une excitation faible est impuissante à provoquer la contraction du muscle de la pince de l'écrevisse ; tandis que, si le poids est extrêmement faible, une excitation très faible met le muscle en état de contraction. Si le poids va en augmentant, il faudra augmenter aussi l'intensité de l'excitation pour pouvoir provoquer une contraction.

Les charges qui correspondent à l'effet utile maximum, ne sont pas les mêmes pour des excitations d'intensités différentes. Pour obtenir l'effet utile maximum avec une excitation donnée, il faudra tendre le muscle par un poids d'autant plus fort que l'excitation sera plus forte.

La période latente, d'après Tiegerstedt, est un peu plus longue quand le muscle est tendu par le poids de 200 que quand le poids est nul.

Influence des changements de tension du muscle pendant la contraction sur la forme de la secousse. — A une tension initiale forte correspond une secousse plus haute qu'à une tension initiale faible.

En arrêtant la contraction musculaire, Fick a vu que, par un choix convenable du moment où on laissait la contraction s'accomplir librement, on pouvait obtenir des secousses plus hautes que normalement. Il en est de même si, au lieu de changer la durée du temps d'arrêt, on fait varier la tension.

Place vit que par l'application d'un ressort au levier

auquel était attaché le muscle, la hauteur augmentait quand la tension du ressort augmentait de 0 à 25 grammes.

Tiegerstedt vit le même fait.

Santesson fit de nombreuses expériences qui lui donnèrent le même résultat.

Kries, faisant des recherches sur l'influence des changements de tension, d'une durée extrêmement petite, au cours de la contraction, a vu que l'effet dépendait du moment où l'on faisait la variation de tension.

Sogall a fit des expériences analogues à celles de Kries, et arriva à la même conclusion.

Schenck attribue les changements de forme de la secousse observés dans ces conditions, aux variations des transformations énergétiques qui se passent dans le muscle pendant la contraction ; la tension, agissant comme une excitation, augmenterait la quantité d'énergie dépensée pendant la contraction.

Blix pense que les changements de la forme de la secousse sont dus à des modifications de l'état élastique du muscle.

En faisant travailler les muscles en surcharge. v. Kries et v. Frey ont vu que, la hauteur augmentait d'autant plus que le poids à soulever était moindre. Avec un poids très faible et en faisant reposer de plus en plus haut le poids que le muscle avait à soulever, v. Frey a pu obtenir une hauteur de raccourcissement, qui égalait la hauteur du tétanos. Ce fait est important parce qu'il permet d'expliquer le mécanisme du tétanos ; dans ce cas, le muscle trouve un point d'appui dans son tissu même.

Götz ne put pas vérifier, pour les contractions isométriques, le fait vu par v. Kries et v. Frey pour des contractions isotoniques.

La forme du tétanos du muscle de la pince de l'écrevisse produit par des excitations tétanisantes de courte durée, diffère, d'après Richet, suivant le poids que le muscle a à soulever. Le tétanos est d'autant plus haut que le poids est plus faible.

La force d'un muscle soumis à une série de travaux consécutifs. — Kronecker a trouvé qu'un muscle de grenouille peut soulever 2,700 fois un poids de 20 grammes. D'après lui, la force d'un muscle est très différente suivant les saisons.

Hermann a cherché quelle est l'influence de la fatigue sur la force d'un muscle (c'est-à-dire sur son aptitude à produire du travail). Il a vu que la force atteignait dès l'abord son maximum, qu'elle allait ensuite en décroissant, très rapidement d'abord, puis peu à peu, avec une lenteur de plus en plus grande.

<h3 style="text-align:center">INFLUENCE DES CHANGEMENTS DE TENSION
SUR LES CONTRACTIONS DU CŒUR</h3>

L'effet de l'augmentation de tension, sur la paroi cardiaque du cœur des vertébrés ou des invertébrés, est extrêmement intéressant. Il ne tient pas à la présence des ganglions nerveux, car on l'observe aussi bien sur l'oreillette, que sur la pointe du cœur : de même que sur le cœur du limaçon (Helix pomatia) dans la paroi duquel l'existence des ganglions n'a pas été constatée avec certitude.

L'augmentation de pression augmente le nombre des pulsations et leur intensité, d'après les expériences de Ludwig et Luchsinger.

Engelmann fit des recherches sur le bulbe aortique de la grenouille, qui est dépourvu de ganglions, et constata le même fait.

Biedermann a vu que le cœur de l'escargot (Helix pomatia), cœur à parois très minces, quand il est vide, donne à peine quelques rares contractions bien faibles ; mais, une augmentation de pression même petite, suffit pour provoquer une série de contractions rythmiques assez intenses.

Le même fait a été constaté par Schönlein sur le cœur de l'Aplysia. Il vit, en plus, que, si la tension n'avait pas été trop faible, et si elle avait duré assez longtemps, les contractions continuaient quelque temps encore à être fortes, quand le cœur n'était plus soumis à une forte pression.

Une telle action secondaire de la pression a été vue aussi par Ludwig et Luchsinger sur le cœur de la grenouille.

Ainsi, une certaine tension agit sur le muscle cardiaque comme une excitation continue.

INFLUENCE DE LA TENSION SUR LES MUSCLES LISSES

Luchsinger a vu que l'effet de l'augmentation de la tension sur la paroi de l'uretère du chien, était non seulement d'augmenter l'intensité d'une seule contraction, mais aussi d'en accélérer les mouvements rythmiques. Dans ce cas, l'augmentation de tension agit non seulement en augmentant l'excitabilité musculaire, mais aussi comme une excitation directe.

De tout ce qui vient d'être dit, il résulte que, quelle que soit la nature du muscle, l'augmentation de tension provoque un accroissement de l'intensité des contractions.

Quant à savoir par quel mécanisme agit la tension, on ne peut donner une réponse sûre, les opinions étant partagées. Quelques physiologistes croient que la tension agit à la manière d'une excitation, c'est-à-dire en modifiant les transformations énergétiques ; d'autres physiologistes, au contraire, pensent que les modifications de la contraction sont dues aux changements du milieu élastique.

P.

§ 2. — **Recherches personnelles.**

Nos recherches portent sur les modifications que subissent les courbes des secousses isolées et du tétanos ; de plus, nous avons recherché quelle est l'influence du poids sur la fatigue musculaire.

Les muscles choisis sont : le muscle de la pince de l'écrevisse, le triceps brachial de la tortue, le gastrocnémien de la grenouille et le gastrocnémien du cobaye.

1) **Muscle de la pince de l'écrevisse.** — La pince, détachée, était fixée à l'aide d'une vis à la planchette du myographe simple de Marcy. On attachait la branche mobile de la pince à la plume du myographe, dans le plateau duquel on mettait différents poids. De par le dispositif de cet appareil, le poids réellement soulevé par le muscle n'est pas le poids mis dans le plateau, mais il lui est bien inférieur. Nous ne connaissons pas quel est le rapport entre le *poids réel* que soulève le muscle et le *poids nominal*, qui se trouve dans le plateau de l'appareil ; mais naturellement, leurs deux valeurs varient dans le même sens.

L'inscription se faisait sur un cylindre animé de différentes vitesses.

La *hauteur* des secousses ne subit pas la même variation pour tous les muscles. Sur la planche 1 on voit que les hauteurs des courbes (fig. 1, 2, 3 et 4), données par le même muscle vont en augmentant, quand le poids augmente de 2 à 100 grammes, ensuite elles commencent à diminuer, mais non sans présenter des irrégularités. Par exemple, la hauteur qui correspond au poids 200 est supérieure à toutes les autres, quand on a laissé le muscle se reposer pendant deux

ou trois minutes. A partir du poids de 200, les hauteurs diminuent toujours, seulement il peut encore se faire que la hauteur
qui correspond au poids 300 par exemple, soit supérieure à
celle qui correspond au poids 250.

Sur la même planche (fig. 5 et 6), on voit un autre
muscle qui a donné des courbes tout à fait différentes. Les hauteurs augmentent quand le poids varie de 0 à 25 grammes, et
ensuite elles diminuent régulièrement. Si on compare les hauteurs qui correspondent au poids 175 dans les deux figures, on
voit que celle de la figure 6 est bien plus grande que celle de la
figure 5; cela tient au court repos du muscle entre les deux
tracés.

Les courbes sont représentées comme commençant à partir
du même niveau, pour faire saisir plus facilement leurs différences ; en réalité les choses ne se passent pas ainsi, car le
muscle est extensible. La figure 7 montre l'extensibilité correspondant au muscle qui a donné les figures 5 et 6.

L'examen des tracés dont nous donnons la reproduction dans
nos planches, et de ceux que nous ne donnons pas, nous a conduit à tirer la conclusion suivante :

1° Il existe des muscles d'écrevisse dont la hauteur des secousses augmente avec le poids, naturellement jusqu'à une
certaine limite correspondant à un poids très fort ;

2° Il existe des muscles dont la hauteur diminue quand le
poids augmente.

A quoi cela peut-il tenir ? Nous croyons que l'examen des
figures 1 et 5, de la planche 1, en donne l'explication. De ces
figures il ressort que non seulement la hauteur des secousses se
comporte différemment, mais aussi la durée et la forme de la
secousse sont tout autres pour les deux muscles ; de sorte qu'on
a quelque peine à croire qu'on a affaire à deux muscles de
même nature, excités dans les mêmes conditions de température et d'intensité d'excitation. Les secousses représentées

dans la figure 1 présentent *la contracture* (1) pour les poids faibles, et leur durée est bien plus longue. C'est un muscle fort, tandis qu'au contraire, celui qui a donné la figure 5, muscle sans contracture, donnant des secousses de courte durée, est un muscle faible.

La durée des secousses, pour un même muscle, diminue quand le poids augmente. Les figures de la planche 1, de même que la figure 2 (pl. 5), montrent bien ce fait.

Le tétanos n'est pas sensiblement modifié dans sa phase ascendante, quand le poids augmente de 0 à 100 grammes, mais le relâchement du muscle se fait d'autant plus vite que le poids est plus fort. Quand le poids continue à croître, la partie ascendante de la courbe du tétanos devient de plus en plus longue. Autrement dit, le temps que met le muscle à soulever différents poids à la même hauteur est d'autant plus long que le poids soulevé est plus fort. Quand le poids dépasse une certaine limite, devient supérieur à 300 grammes, le tétanos n'atteint plus sa hauteur maxima, qui est le resserrement complet de la pince. Pour le poids 300, on peut supposer, comme le tétanos est ascendant, qu'en prolongeant suffisamment l'excitation, le resserrement arriverait à être complet. Naturellement le relâchement est toujours d'autant plus rapide que le poids est plus fort.

2) Chez la **tortue**, l'examen des figures 2, 6, 7 et 8 de la planche 7 montre que quelle que soit l'intensité de l'excitant, quelle que soit la température, *la hauteur* des secousses augmente quand le poids augmente de 0 à 200 grammes. Comme le myographe employé a été le même que pour le muscle de la pince de l'écrevisse, le poids marqué dans les tracés est le poids nominal et non pas le poids réel que le muscle soulève. La fig. 2 diffère des autres parce que

(1) Voir plus loin, chapitre III, la description détaillée du phénomène de la contracture.

le cylindre inscripteur était animé, dans cette expérience, d'une vitesse bien supérieure à celle qu'il avait dans les expériences qui ont donné les figures 6, 7 et 8.

La hauteur des contractions d'une patte (patte postérieure) est plus grande pour le poids 200 grammes, qu'elle n'est pour 0 gramme ; elle diminue ensuite quand le poids continue à croître.

La hauteur du tétanos augmente aussi avec le poids. La figure 5 montre ce fait pour les poids 50 et 100 grammes.

3) Chez la **grenouille**, comme pour l'écrevisse, il n'existe pas une loi qui règle les variations *des hauteurs* des secousses en fonction du poids. Quand le poids varie de 0 gramme à 100 grammes, il y a des muscles dont les hauteurs de secousses diminuent quand le poids augmente (Fig. 2).

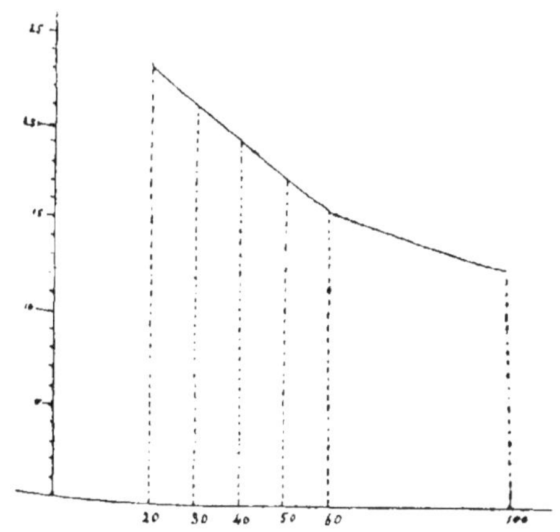

FIG. 2. — *Influence de la charge sur la hauteur des secousses.*
Sur l'abscisse, on a marqué les poids ; sur l'ordonnée, les hauteurs correspondantes des secousses.

Mais on rencontre fréquemment aussi le cas où les hauteurs augmentent pour des poids allant de 0 à 100, 120 grammes, comme on peut voir dans les pl. 8 et 9.

En tout cas, la hauteur d'un muscle sans poids est inférieure à celle d'un muscle légèrement tendu.

Quant à la *durée*, elle diminue légèrement quand le poids augmente.

4) Chez le **cobaye**, l'étude de la contraction du muscle gastrocnémien, faite avec le myographe de Marey, montre que la *hauteur* des secousses augmente quand le poids va de 0 gramme à 200 grammes, pour diminuer ensuite quand le poids continue à augmenter.

Quant à la *durée* de la phase ascendante de la courbe, elle suit les variations de la hauteur, tandis que la phase descendante diminue toujours avec le poids.

L'étude de la contraction, faite avec le myographe vertical, montre que, dans certains cas, la hauteur des secousses présente un maximum quand le muscle soulève 100 grammes ; dans d'autres cas, le maximum correspond au poids 50 ; et enfin dans d'autres cas, il n'y a pas de maximum ; la hauteur diminue toujours avec le poids, mais pas proportionnellement, de sorte que le travail mécanique P. H présente un maximum qui correspond au poids 150 grammes.

Il s'ensuit qu'il n'existe pas de lois entre la variation de la hauteur et la variation du poids. (L'examen des 12 premières figures de la planche 14 montre ce fait.)

Le *tétanos* du muscle non chargé est d'autant plus grand, que la tension qu'a subie le muscle antérieurement était plus grande.

La hauteur du tétanos diminue quand le poids dépasse 50 grammes.

Un muscle fatigué donne un tétanos présentant des dentelures.

INFLUENCE DU POIDS SUR LA FATIGUE MUSCULAIRE

Les expériences faites dans le but de cette recherche ont porté sur le muscle gastrocnémien de la grenouille, dont on excitait le nerf par des courants induits de rupture. L'inscription des secousses se faisait à l'aide du myographe simple de Marey sur le cylindre animé d'une vitesse très lente (un tour dans une demi-heure). Dans ces conditions on voit que :

1° Le muscle qui soulève un poids fort se fatigue plus vite ;

2° Un muscle fatigué complètement par un poids faible, donne encore, pendant assez longtemps, de belles secousses si on le fait soulever un poids fort;

3° Un muscle fatigué par un poids fort ne donne plus rien pour un poids faible ou nul, quelle que soit l'intensité de l'excitation.

On voit donc l'importance du raccourcissement ou de l'allongement du muscle sur la grandeur des contractions. Il ne faut pas confondre le raccourcissement absolu avec le raccourcissement relatif.

(Les fig. 3 et 4 de la planche 13 montrent ces faits.)

CHAPITRE III

Influence de l'excitation.

I. — Notions générales.

Hauteur des secousses. — On doit à Fick une étude détaillée sur la relation qui existe entre l'intensité de l'excitation et la grandeur de la contraction musculaire mesurable par la hauteur des secousses.

Parmi les excitations de différentes intensités, celle qui la première donne une contraction constitue le *seuil de l'excitabilité*. A partir de cette excitation, la hauteur augmente avec l'intensité de l'excitation, mais jusqu'à une limite qu'elle ne dépasse plus, quelle que soit l'intensité de l'excitation. Les secousses qu'on obtient alors, toutes d'égale hauteur, sont appelées : *secousses maximales*, et les excitations qui les ont provoquées sont des excitations maximales. Quelquefois Fick a observé, dans le domaine des excitations maximales, des secousses *supermaximales*, c'est-à-dire plus grandes que les secousses maximales ; il crut devoir attribuer ce fait à des irrégularités dans l'interruption du courant, mais il n'en est rien, car on les observe aussi dans les cas où il ne peut y avoir de doutes sur la parfaite régularité des interruptions.

Les excitations comprises entre le seuil de l'excitabilité et les excitations maximales sont appelées : *excitations sous-maximales*, et les secousses qui leur correspondent sont des *secousses sous-maximales* ou incomplètes.

L'étendue de l'échelle des intensités correspondant aux secousses sous-maximales étant très petite par rapport à l'étendue de l'échelle correspondant aux secousses maximales, Fick se croit autorisé à dire que : une excitation donne soit une secousse maximale, soit rien du tout. S'il existe des muscles pour lesquels ce fait est vrai, il y en a d'autres, comme par exemple le muscle de la pince de l'écrevisse et le gastrocnémien du cobaye, pour lesquels il est complètement faux.

D'après Fick, l'accroissement des hauteurs, dans le domaine des excitations sous-maximales, est proportionnel à l'accroissement de l'intensité.

Ce fait a été contesté par Tiegerstedt, qui a vu sur des muscles curarisés, que pour des augmentations uniformes de l'intensité de l'excitation, la hauteur des secousses augmente plus vite que l'excitation au début, et plus lentement que l'excitation ensuite, de sorte qu'elle atteint son maximum asymptotiquement. La ligne qui unit les sommets des hauteurs se rapproche d'une hyperbole.

Il existe un muscle qui présente des phénomènes intéressants à plus d'un point ; entre autres, on n'y retrouve pas la relation entre l'intensité des excitations et la hauteur des contractions. Ce muscle est le cœur.

Bowditch et Kronecker (1875) ont vu que les excitations minimales (ou sous-maximales) sont en même temps maximales. La hauteur des contractions du cœur reste toujours la même, quelle que soit l'intensité de l'excitation.

Ce fait semble pourtant, dans certaines circonstances, présenter des exceptions ; ainsi Mays (1883) a vu que la hauteur des contractions augmentait d'une manière sensible avec l'intensité des excitations, quand le cœur était excité rythmiquement par des courants d'induction. Ce fait se présentait avec plus de certitude quand le ventricule, contenant du sang, travaillait dans de l'huile.

Cette manière du cœur de se comporter à l'égard des excitations ne serait, d'après Fick, que l'extrême développement d'une propriété commune à tous les muscles. Admettant qu'il en fût ainsi, on n'aurait nullement de ce fait l'explication de ce phénomène. C'est un fait très curieux que cette existence d'une limite de hauteur pour une seule excitation, car cette limite n'est pas la grandeur maxima du raccourcissement que le muscle peut atteindre, soit par le tétanos, soit par la rigidité.

Durée de la secousse. — Nawalichin et Brücke ont pensé que la durée de la secousse est constante quelle que soit la hauteur de la secousse.

Richet, dans ses expériences sur le muscle de la pince de l'écrevisse et sur les muscles de la tortue, a vu que la secousse est d'autant plus allongée, c'est-à-dire que le muscle revient d'autant plus tardivement à la ligne de repos, que l'intensité de l'excitation est plus grande.

Généralement la mesure de la durée totale de la secousse est arbitraire, car le muscle ne revient à sa position première qu'avec beaucoup de lenteur, de sorte que la courbe se rapproche de la ligne de repos, mais ne se confond avec elle que bien tard.

Forme de la secousse. — *a*) Contracture. — Ranvier, en 1876, vit pour la première fois qu'on pouvait, dans certaines circonstances, déterminer à l'aide d'une excitation un peu forte du gastrocnémien de la grenouille, des formes de secousses se rapprochant du tétanos. Il désigna ce phénomène par le nom de *tonicité*.

Un fait analogue a été observé sur le muscle de la pince de l'écrevisse, par Richet, et fut appelé par lui : *Contracture*.

Si l'on excite le muscle par de très forts courants d'induction, le relâchement consécutif à la constriction se fait en deux périodes ; une première de relâchement brusque, une seconde de relâchement lent ; c'est là la contracture. — Quelquefois, la contracture est précoce, d'après Richet, et au lieu d'apparaître au moment où le muscle est en voie de relâchement, elle apparaît avant que le muscle aît atteint le maximum de son raccourcissement, et on voit que les courbes présentent un plateau. La contracture est d'autant plus marquée, que le muscle est moins fatigué. Chez les écrevisses qui sont restées longtemps en captivité, et dont par conséquent l'excitabilité musculaire est amoindrie, on ne peut plus provoquer la contracture, même avec des courants extrêmement forts.

La contracture est plus marquée à la suite des excitations directes. Il y a une analogie remarquable entre la contracture et la secousse d'un muscle empoisonné par la vératrine.

b) Onde secondaire. — Si l'on excite fortement par des courants électriques d'une certaine fréquence un muscle qu'on a tendu par un poids léger (5 grammes par exemple), il y aura une série de secousses plus ou moins fusionnées. Mais, quand l'excitation aura cessé, le muscle se relâchera ; une fois relâché, il se contracte à nouveau par saccades, comme par ondées, en sorte qu'il regagne à peu près la position qu'il avait acquise pendant son tétanos. Il reste ainsi contracté pendant un temps variable, puis il se relâche de nouveau et retourne graduellement, très lentement, à son point de départ. Telle est la description que donne Richet de l'onde musculaire, observée par lui, pour la première fois, sur le muscle de la pince de l'écrevisse.

Les conditions nécessaires à l'apparition de ce phénomène sont, d'après Richet, les suivantes : il faut que le muscle soit extrêmement frais, car pour peu qu'il ait déjà subi un certain nombre d'excitations antérieures, pour peu que l'animal soit épuisé par un séjour trop prolongé dans l'aquarium, ou que la température soit trop élevée ou trop basse, on ne verra rien d'analogue à l'onde secondaire. En outre, il faut que le poids à soulever soit faible; s'il est trop considérable, on ne peut pas voir la contracture secondaire. Cela indique que la force déployée alors par le muscle est de médiocre intensité, puisqu'il ne peut plus soulever le poids qu'il avait facilement mis en mouvement par sa première contraction. Il faut aussi que le poids ne soit pas nul, car dans ce cas il n'y a presque pas de relâchement.

L'onde secondaire explique peut-être le phénomène de la contracture, avec laquelle elle a beaucoup d'analogie.

Il ne faut pas concevoir la contracture comme une prolongation de la secousse musculaire. Elle est une action secondaire, consécutive à la secousse, et jusqu'à un certain point, indépendante de celle-ci.

L'existence de l'onde secondaire montre qu'après une excitation il se fait dans le muscle toute une série de modifications, qui persistent longtemps après que l'excitation a pris fin.

Sur le muscle du limaçon, on observe, après une excitation unique qui a provoqué une contraction, toute une série de contractions fibrillaires.

Influence de l'excitation sur l'excitabilité musculaire. — Ce qu'on n'obtient pas sur le cœur par l'augmentation de l'intensité de l'excitation, on l'obtient par plusieurs excitations rythmiques d'égale intensité. C'est Bowditch qui observa le premier que des excitations rythmiques, d'égale intensité, font augmenter la hauteur des contractions du cœur, quand l'intervalle entre les excitations est choisi d'une manière convenable. Ce fait est désigné sous le nom de : phénomène de l'escalier.

Romanes vit un fait analogue chez les méduses.

Tiegel et Minot l'observèrent sur les muscles de la grenouille, autres que le cœur.

Fick l'observa dans le cas d'excitation neuro-musculaire.

Rosbach, chez les animaux à sang chaud.

Engelmann sur l'urètre directement excité.

Richet donne une description détaillée de ce phénomène qu'il observe aussi dans le cas de l'excitation directe du muscle de la pince de l'écrevisse. Voici, d'après Richet, la description de ce phénomène, et d'autres qui s'y rattachent.

Pour des courants d'induction rigoureusement égaux, le muscle étant tendu par le même poids, et les excitations étant assez rapprochées, l'excitabilité du muscle augmente régulièrement pendant un certain nombre d'excitations. Les premières secousses étant très petites, peu à peu elles deviennent plus hautes et, à la fin, elles atteignent un maximum qu'elles ne dépassent plus. Donc, des excitations successives augmentent l'excitabilité du muscle.

Ce fait est vrai non seulement quand les premières excitations donnent une secousse, mais encore quand elles semblent inefficaces. Les premières excitations n'ont pas d'effet appréciable, alors que les excitations consécutives font que le muscle se contracte. Ce phénomène a été appelé par Richet : *addition latente*. — Un fait analogue était déjà connu sous le nom de sommation ; des physiologistes tels que Pflüger, Wundt, Grunhagen, etc., l'avaient observé sur la moelle.

Il existe deux sortes d'additions : 1° l'addition manifeste sur les graphiques, le tétanos ; 2° l'addition latente des excitations qui n'ont d'effet apparent qu'à la longue.

On ne peut expliquer l'addition latente qu'en supposant qu'une excitation électrique rend le muscle plus excitable.

Voici, d'après Richet, les différents cas où l'on peut constater que le muscle augmente d'excitabilité par les excitations électriques :

1° Alors que la première réponse à l'excitation n'a pas encore eu lieu, c'est-à-dire pendant la période latente ;

2° Pendant tout le temps de la secousse ;

3° Quelque temps après la secousse ;

4 5° Alors même que la secousse n'est pas produite, et qu'aucun fait moteur apparent n'a lieu.

Dans l'intimité de la fibre musculaire il se fait sans doute, sous l'influence de l'excitation, une modification dynamique, qui peut n'être appréciable que par l'excitabilité croissante consécutive.

L'intervalle qui doit séparer deux excitations, pour qu'on puisse constater l'accroissement de l'excitabilité produit par la première excitation, ne peut pas être mesuré exactement chez le muscle de la pince de l'écrevisse. On sait seulement que si l'intervalle est considérable on observe difficilement ou pas du tout les effets de l'addition latente.

Pour le cœur de la grenouille, Bowditch donne le chiffre de 60'' comme limite supérieure de l'intervalle des excitations ; pour les animaux à sang chaud, Rosbach pense qu'il est égal à 6 secondes.

Quant à la limite inférieure de la grandeur de l'intervalle, elle se confond, chez la grenouille, avec la limite supérieure du tétanos.

Helmholtz donne pour la limite minimum pour l'addition de deux excitations, l'intervalle de 1/600 de seconde.

Serval a montré que même avec 1/1000 de seconde d'intervalle on observe encore l'addition de deux secousses apparentes et leur fusion en une seule. Donc, pour le muscle un millième de seconde est un intervalle appréciable.

D'après certains auteurs les hauteurs des secousses des muscles de la grenouille n'augmentent pas pour des excitations minimales rythmiques ; au contraire, l'accroissement est manifeste pour des excitations maximales.

Tiegel, Rosbach, Buckmaster et d'autres ont vu que si l'on interrompt une série d'excitations, et si, après un certain temps de repos, on recommence de nouveau les excitations, la première secousse de cette nouvelle série d'excitations est moins grande que la dernière de la série précédente.

Rosbach et Bohr ont vu que des excitations d'égale intensité donnent des secousses plus hautes après le tétanos qu'avant le tétanos. Pour des excitations maximales, cet effet peut être visible même une demi-heure après le tétanos.

Influence de l'intensité de l'excitation sur le tétanos. — Nous empruntons à Richet la description des particularités que présente le tétanos du muscle de la pince de l'écrevisse.

Ce muscle, quand il est excité par des courants tétanisants, tend toujours à atteindre le maximum de son raccourcissement, qui correspond à la fermeture complète de la pince. Si, par une cause quelconque, le tétanos n'a pas atteint, dès le début, son maximum, la constriction de la pince, c'est-à-dire le raccourcissement du muscle, ira toujours en augmentant de plus en plus, quoique les excitations restent avec le même rythme et la même intensité. Le tétanos est ascendant.

Les secousses se fusionnent d'autant plus facilement que l'intensité de l'excitation sera plus forte, car l'accroissement de l'intensité augmente non seulement la hauteur de la secousse, mais encore sa durée.

Quelquefois on observe, au début du tétanos, des alternatives d'excitabilité croissante et décroissante, qui se manifestent soit par une seule grande secousse appelée : contracture initiale, soit par plusieurs secousses, petites et grandes.

Il arrive souvent, si l'on prend des excitations faibles et très fréquentes, agissant sur un muscle frais et tendu par un poids faible, que le tétanos présente pendant toute sa durée des ascensions et des descentes successives, assez régulières.

C'est là le *tétanos rythmique* observé par Richet pour la première fois. Dans ce cas, il semble que le muscle passe successivement et continuellement, rythmiquement, par des phases d'excitabilité croissante et décroissante.

Livon a observé le tétanos rythmique sur des grenouilles empoisonnées par l'acide salicylique. Il semblerait donc que le tétanos rythmique n'est pas seulement propre au muscle de l'écrevisse.

§ 2. — **Recherches personnelles.**

Comme pour le poids, nous avons recherché, chez les mêmes animaux, quelles sont les modifications que subit la contraction musculaire quand on fait varier l'intensité de l'excitation, les autres conditions expérimentales, c'est-à-dire le poids et la température, étant identiques.

1) Sur le **muscle de la pince de l'écrevisse**, on voit que quel que soit le poids, *la hauteur* des secousses augmente avec l'intensité de l'excitation. La figure 3, pour un poids nul, et la

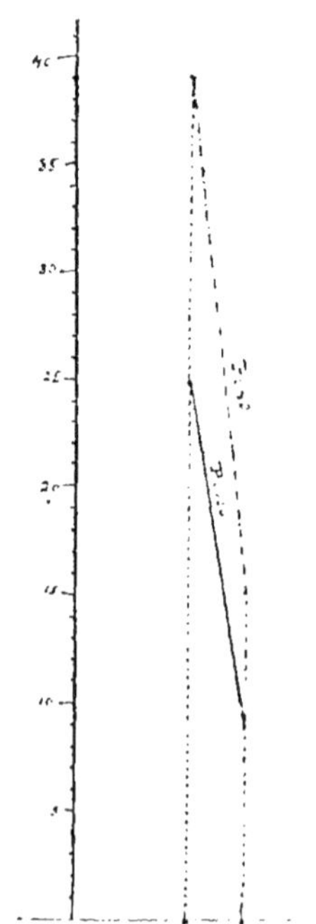

Fig. 3. — *Influence de la charge et de l'intensité de l'excitation sur la hauteur des secousses.*

Sur l'abscisse, les chiffres 5 et 8 indiquent l'écart de la bobine du chariot.

figure 4, pour un poids de 100 grammes, de la planche 3, montrent ce fait. Les chiffres 1, 2, 3, etc., indiquent la distance entre les bobines du chariot de Du Bois-Reymond; donc, plus le chiffre est élevé, plus l'intensité est faible.

On voit, de plus, que la *durée* des secousses augmente avec l'intensité de l'excitation.

Des excitations insuffisantes, isolément, à faire entrer le muscle en état de constriction, peuvent, quand la fréquence des interruptions est suffisamment grande, produire le tétanos.

La phase ascendante du tétanos est d'autant plus longue que l'intensité des excitations est plus faible. Ce fait est d'autant plus manifeste que le poids est plus fort, et que le muscle est plus fatigué.

Pour des excitations de très faible intensité, pour un poids faible, et quand le muscle est fatigué, on voit apparaître le *tétanos rythmique*.

La planche 3 présente des figures montrant ces faits.

2) Chez la **tortue**, la *hauteur* des secousses augmente avec l'intensité de l'excitation; il en est de même de la *durée*, mais dans des proportions bien moindres. (Voir planche 7, fig. 1 et 2.)

La hauteur des contractions d'une patte augmente de même avec l'intensité de l'excitation, seulement jusqu'à une limite à partir de laquelle la hauteur non seulement n'augmente plus, mais quelquefois diminue légèrement. (Voir fig. 9, 10 et 11, planche 7.)

3) Chez la **grenouille**, la *hauteur* augmente de même avec l'intensité des excitations, seulement le passage du seuil de l'excitabilité aux secousses maximales se fait très vite, sans passer par une échelle de hauteurs croissantes aussi étendue que celle qui correspond au muscle de la pince de l'écrevisse et aux muscles de la tortue. Mais, dans certains cas, on peut obtenir plusieurs secousses sous-maximales graduellement croissantes, et alors

P.

on voit aussi que la *durée* augmente de même avec l'intensité de l'excitation.

Quelquefois, on voit sur des muscles fatigués que la hauteur varie en raison inverse de l'intensité de l'excitation. La fig. 10 de la planche 8, montre ce fait chez un muscle qui avait été deux fois refroidi. On voit que, quel que soit le poids, la hauteur augmente d'abord, quand l'intensité croît de 11 à 9, et ensuite diminue quand l'intensité augmente de 9 à 0, quel que soit l'ordre dans lequel se fait le changement d'intensité.

C'est là un fait paradoxal ; la raison qui nous fait insister est que quelquefois ce sont les faits paradoxaux et d'interprétation difficile qui mettent sur la voie de phénomènes nouveaux que nous ne connaissons pas. Comment faut-il expliquer ce phénomène ? auquel se rattache la *lacune*, c'est-à-dire le manque absolu de réponse à une excitation, le muscle se contractant pourtant quand il est excité par une excitation plus forte ou plus faible. Faut-il supposer qu'il y a un optimum d'intensité, au delà et en deçà de laquelle le muscle n'est plus excitable ou l'est moins ? En tout cas, ce fait nous montre qu'il y a dans les modifications du tissu musculaire, pendant la contraction, des phénomènes que nous ne connaissons pas.

4) Chez le **cobaye**, de même, la *hauteur* augmente avec l'intensité de l'excitation, jusqu'à une certaine limite à partir de laquelle non seulement elle n'augmente plus, mais elle peut diminuer.

La fig. 4 de la planche 14, qui donne des secousses pour différents poids et à l'induit 0, c'est-à-dire au maximum de l'intensité, montre que les hauteurs des secousses sont moins grandes que celles qui correspondent à l'induit 5, et encore moins grandes que pour l'induit 10.

La *durée* des secousses augmente avec l'intensité des excitations.

Quand le poids est nul et l'intensité de l'excitation très forte, on observe la *contracture*.

CHAPITRE IV

Influence de la température.

§ 1. — **Notions générales.**

A. — Influence sur la contraction

En 1868, Marey, étudiant l'influence de la température sur des muscles de la grenouille, à circulation intacte, observa que la durée de la secousse augmentait beaucoup par le refroidissement, tandis que la hauteur augmentait par l'échauffement ; mais, pour des températures rapprochées de la température de rigidité, la hauteur diminuait.

Fick, faisant des expériences sur des muscles curarisés et détachés du corps de la grenouille, vit aussi, que par l'échauffement, la durée d'une secousse diminuait, tandis que la hauteur augmentait. Pour une température convenable et pour des excitations maximales, la hauteur d'une simple secousse pouvait égaler la hauteur du tétanos, et même la hauteur du raccourcissement provoqué par la rigidité.

En 1885, Fick, mesurant la tension développée par un muscle, quand, étant soumis à une haute température, il entrait en rigidité, vit qu'elle était inférieure à la tension développée par le tétanos maximal.

Schmulewitsch (1867-70), par des méthodes expérimentales analogues à celles qu'employèrent Marey et Fick, démontra avec exactitude que, l'échauffement, en augmentant la hauteur, augmente le travail produit par une secousse, mais que la somme des travaux qu'on peut obtenir d'un muscle est plus grande à une température basse, qu'à une température élevée.

De plus, Schmulewitsch vit aussi que, en cas d'échauffement lent, l'excitabilité du muscle diminuait avant que la rigidité eût commencé.

Gad et Heymans (1890) ont étudié l'influence de la température, d'une part sur la contraction isotonique, d'autre part sur la contraction isométrique. Leurs recherches ont porté exclusivement sur des muscles de grenouille, et surtout des muscles curarisés, mais ils ont vu que tous les phénomènes observés dans cette condition se présentaient également pour les muscles non curarisés.

La contraction musculaire, une fois qu'elle a disparu complètement par suite du refroidissement, est perdue définitivement. Aussi longtemps qu'il en existe des traces, elle peut redevenir normale à la température ordinaire.

En ce qui concerne les phénomènes qui se passent entre 30°, température à laquelle le muscle présente le maximum de raccourcissement, et 42°.5 environ, température de la rigidité du muscle par la chaleur, on observe que, dans cet intervalle, la contraction diminue de plus en plus d'intensité, en l'absence de tout raccourcissement permanent du muscle dû à la rigidité. Ces auteurs appellent ce phénomène : le phénomène de *l'intervalle.* Il constitue l'effet habituel des hautes températures, il s'observe encore mieux sous le régime isométrique.

La hauteur du raccourcissement diminue de plus en plus entre 30° et 42°.5, en même temps que la durée de la secousse reste la même ou diminue seulement un peu, et que la période latente diminue aussi un peu.

L'excitabilité du muscle disparaît complètement avant que le raccourcissement de la rigidité survienne.

Le raccourcissement du muscle présente un minimum relatif aux environs de 19°. Ce raccourcissement augmente, d'une part, à des températures plus élevées jusqu'aux environs de 30° ; à cette température le muscle possède le maximum absolu qu'il est à même d'atteindre par l'excitation simple d'un courant électrique. D'autre part, ce raccourcissement augmente encore aux températures basses jusqu'aux environs de 0° ; à cette température, il présente un maximum relatif.

Le minimum de la durée est atteint en même temps que le maximum du raccourcissement à 30° ; au delà, la durée reste à peu près constante ; en deçà elle augmente continuellement jusqu'à la disparition complète de l'excitabilité.

En ce qui concerne la forme de la courbe musculaire, elle s'approche de la symétrie à 19°. A des températures plus élevées, on observe que l'inclinaison de la descente augmente plus que celle de l'ascension ; au contraire, à des températures plus basses que 19°, l'inclinaison de l'ascension diminue beaucoup plus que celle de la descente ; jusqu'au maximum relatif à 0°, l'inclinaison de la descente reste même à peu près constante, au moins dans sa partie supérieure. A des températures plus basses que celles du maximum relatif, l'inclinaison de la descente diminue également d'une manière rapide.

Les principales modifications que les variations de la température font subir à la contraction musculaire, se trouvent représentées dans les figures ci-jointes, empruntées au mémoire de Gad et Heymans.

On voit, fig. 4 (*a*), comment la durée augmente quand la température baisse ; (*b*) représente la marche des variations de la durée du plateau, qui, dans les courbes isométriques, vient remplacer le sommet arrondi de ces courbes, quand la température descend de 20° à 0°.

La fig. 5 représente les variations de la hauteur des secousses avec ses deux maxima et un minimum (*a*), qu'on ne retrouve pas pour le *tétanos*. Dans ce cas la hauteur ne présente qu'*un maximum à 30° (b)*. La ligne (*c*) représente l'effet utile du *tétanos* à différentes températures ; il ne correspond pas au maximum de la hauteur, car si celle-ci augmente, par contre, la durée du maintien à cette hauteur diminue beaucoup, car à mesure que la température monte, le temps que le muscle peut soutenir le poids à la hauteur atteinte diminue.

La fig. 6 montre que les modifications des courbes des con-

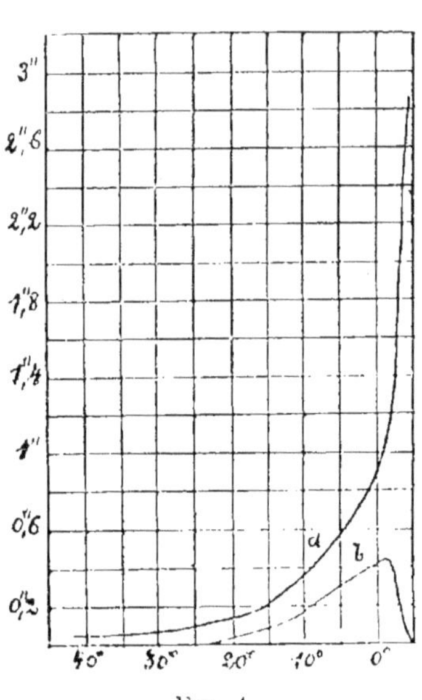

Fig. 4.

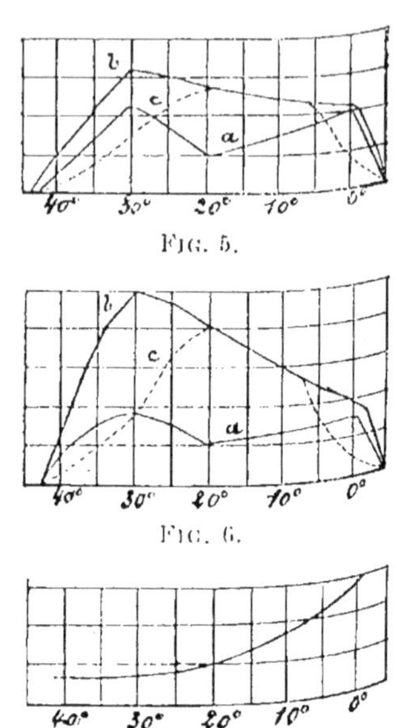

Fig. 5.

Fig. 6.

Fig. 7.

tractions isométriques sont les mêmes que celles des courbes isotoniques.

La fig. 7 montre que, à mesure que la *température baisse* la durée de la *période latente augmente*.

Influence de la température sur le cœur des animaux à sang froid. — Parmi les nombreuses recherches faites sur cette question, nous n'en citerons que deux : celles de Stokvis et celles de Biedermann.

Stokvis 1888 observa qu'à une température basse le nombre des battements du cœur diminuait, tandis que la force de chaque systole augmentait ; le travail du cœur augmentait toujours, jusqu'à la complète disparition des battements.

Biedermann (1884), dans ses recherches sur le cœur du limaçon, observa, à la suite de plusieurs contractions faibles ou fortes, l'existence d'un état permanent de contracture. Après chaque contraction du ventricule, la diastole qui survient étant incomplète, il reste une petite contracture qui augmente toujours après chaque systole, jusqu'à ce qu'enfin le ventricule ne se relâche plus du tout et reste contracté. Cet état, Biedermann l'appelle : tonus. Quand on porte la préparation à une température élevée, aussitôt ce tonus disparaît pour reparaître par le refroidissement. Ce nouveau tonus, appelé tonus de refroidissement, disparaît plus vite, sous l'influence de la chaleur, que le tonus de contraction ; il suffit d'une très courte immersion dans la solution physiologique chaude, pour qu'il disparaisse complètement. Sans période latente sensible, le ventricule entre en diastole complète.

Influence de la température sur les muscles à fibres lisses des animaux à sang froid. — Il existe des muscles à fibres lisses qui, même en dehors de l'action du système nerveux, possèdent un état permanent de contraction appelé tonus.

La température agit d'une façon frappante sur la force du tonus musculaire des mollusques et des vertébrés.

Biedermann (1885) rechercha l'influence de la température sur le tonus des muscles des valves des mollusques d'eau douce : anodonta et unio. Déjà, en 1863, Fick avait vu que le tonus de ces muscles met longtemps à disparaître, quand l'animal est maintenu à la température ordinaire. Biedermann observa que, en plongeant les mollusques dans de l'eau chaude à 30°, le tonus commence immédiatement à diminuer, et, au bout de peu de temps, il disparaît complétement. Il reparaît par le refroidissement, mais incomplétement.

Bernstein (1890), étudiant l'influence de la température sur les muscles de l'estomac de la grenouille, arriva aux mêmes résultats que Grünhagen et Samkowy avaient observés en 1874.

Les muscles de l'estomac se comportent absolument de la même manière que les muscles des mollusques. Leur tonus cède très lentement et graduellement à la température ordinaire; au contraire, il diminue avec une rapidité croissante quand la température s'élève de 25° à 40°. Si, pendant l'échauffement, on excite la préparation par des courants d'induction, on observe des contractions plus fortes que celles obtenues avant l'échauffement, ce qui doit être attribué à une augmentation de l'excitabilité plutôt qu'au relâchement du tonus. Entre 45° et 50°, la tension musculaire cesse complètement, il en est de même de l'excitabilité; ce n'est qu'à 57° seulement que commence le raccourcissement dû à la rigidité.

Si, avant que la rigidité soit commencée, on refroidit les muscles plusieurs fois, des contractions apparaissent à chaque refroidissement; donc le froid produit une augmentation de l'intensité ou un rétablissement du tonus.

Grünhagen et Samkowy ont constaté que le muscle de la vessie de la grenouille se comporte de même que les muscles de l'estomac.

Influence de la température sur les contractions musculaires des animaux à sang chaud. — Il n'existe pas de travaux sur les modifications que subissent la hauteur et la durée des contractions des muscles striés autres que le cœur. On sait très bien que, par le refroidissement, les battements du cœur se ralentissent, tandis qu'ils s'accélèrent par le réchauffement.

Waller (1887) a étudié les modifications de la période latente du cœur. A la température de 30° à 40°, la contraction suit immédiatement l'excitation et la période latente n'est décelée que par des appareils très sensibles. Au contraire, par le refroidissement 12° 0°, la période latente augmente beaucoup, de sorte qu'elle peut atteindre la durée d'une seconde et même plus.

Pour les *muscles lisses*, Grünhagen et Samkowy ont vu que l'iris et l'œsophage se comportent autrement que les muscles lisses des animaux à sang froid ; au lieu de se relâcher par l'échauffement, ils se contractent, et le refroidissement produit un relâchement.

Ainsi, on voit, en ce qui concerne le tonus des muscles lisses, que les effets des variations de la température sont différents, selon la substance protoplasmique à laquelle on s'adresse. Ces effets dépendent sans doute de l'ensemble des conditions normales de la vie. Il était dès lors très important à signaler que les muscles lisses des animaux à sang chaud perdent leur tonicité, dans des circonstances pour lesquelles les muscles lisses des animaux à sang froid montrent une augmentation de leur tonus.

Mais le choix des muscles est pour quelque chose dans cette différence, car il est certain que les muscles des vaisseaux sanguins, chez les animaux vivants, se relâchent quand ils sont chauffés fortement, par exemple quand on approche un corps chaud d'une petite artère mise à nu. Ces muscles se comportent donc comme ceux des animaux à sang froid. Il en est de même de la trachée, qui, comme Horwath l'a vu, s'étend quand on l'échauffe, à la suite du relâchement de ces muscles, et elle se raccourcit quand on la refroidit, à cause de la contraction de ses muscles.

B. — Influence sur l'irritabilité

C'est à Du Bois-Reymond (1860) que sont dues les premières recherches sur l'état d'un muscle *complètement refroidi*. Il vit que dans cet état, le muscle était complètement dépourvu d'irritabilité et de courant électrique. Si les muscles séparés du corps étaient exposés à une température voisine de 0° en hiver, ils restaient près de 10 jours contractiles, gardant leur réaction faiblement alcaline ; à une température moyenne l'irritabilité ne durait que 3 jours ; en été, au bout de 24 heures, quelquefois même au bout de 12 heures, il n'y avait plus aucune réaction aux excitations.

Kühne (1864), dans des expériences qui n'offraient aucune sûreté au point de vue du refroidissement complet, a vu que des muscles gelés redevenaient irritables après le dégel.

Hermann vit que si l'irritabilité revenait après le dégel, ce n'était que pour peu de temps et le muscle entrait vite en état de rigidité.

Brown-Séquard, en exposant des muscles de grenouille, séparés du corps, à une température de 36°, a vu qu'ils perdaient alors très vite leur irritabilité ; déjà au bout de deux heures, ils n'étaient plus excitables.

Sur le cœur de la grenouille on observe également cette influence nocive d'une température élevée. D'après Brown-Séquard, Remak, Weber, Valentin, Vulpian, la durée des contractions rythmiques des fibres du cœur est d'autant plus grande que la température est plus basse.

Richet a vu que, en hiver, on peut conserver le muscle de la pince de l'écrevisse encore irritable pendant 100 heures si l'on a soin de le placer à une température égale ou à peine inférieure à 0°, tandis qu'en été le muscle devient inexcitable au bout de 24 heures.

En ce qui concerne les animaux à sang chaud, Brown-Séquard a vu qu'en plaçant la cuisse d'un chien à une température de 16°, et l'autre cuisse du même chien à 0°, cette dernière restait excitable une heure de plus que l'autre.

En général, par une température extérieure de 18°, les muscles du lapin cessent d'être excitables une heure et demie après la mort, tandis que chez le chien l'excitabilité musculaire dure trois heures et demie.

Les expériences de Claude Bernard sur les animaux à sang chaud refroidi artificiellement sont très importantes.

Des animaux refroidis artificiellement et morts de froid, ou au moins ayant une température très basse au moment de la mort, conservent plus longtemps que les autres leur irritabilité musculaire. Ainsi, chez un oiseau tué lentement par la privation d'oxygène, et chez lequel l'asphyxie lente avait fait descendre la température jusqu'à 31°, l'irritabilité persista plus longtemps que d'ordinaire.

Il est probable que c'est surtout à cause de la température plus élevée, que les muscles d'un animal à sang chaud meurent plus vite que ceux d'un animal à sang froid.

Richet, sur des lapins tués par le froid, n'a jamais pu constater, cinq heures après la mort, la moindre trace d'irritabilité. Donc, s'il est vrai que le froid augmente la durée de l'irritabilité, comme pour les animaux à sang froid, il ne le fait pas dans les mêmes proportions.

La disparition rapide de l'irritabilité par la chaleur tient à la rapidité et à l'intensité des phénomènes chimiques qui se passent dans l'intimité de la fibre musculaire ; car on sait que les actions chimiques sont d'autant plus intenses que la température est plus élevée. Tandis que le refroidissement a une action inverse.

C. — Influence sur l'élasticité

Schmulewitsch (1869) a vu qu'un muscle se raccourcit quand il est chauffé, et s'allonge quand il est refroidi.

Samkowy (1874) a constaté aussi que l'échauffement provoque un raccourcissement du muscle, qui disparaît si le muscle est encore vivant ; ce fait ne s'observe pas sur un muscle mort.

Boudet (1880) dit que le froid rend les muscles plus extensibles et moins élastiques ; la chaleur, au contraire, rend les muscles moins extensibles et plus rétractiles.

Gotschlich (1893) a vu que dans certains cas l'échauffement du muscle à 30°-32° produisait une contraction, que le refroidissement faisait disparaître. Ce fait, indépendant de la présence ou de l'absence de l'irritabilité, était inconstant.

Contrairement à ces auteurs, Brodie et Richardson (1897) ont vu qu'un muscle chauffé de 0° à 30° devient plus extensible pour tous les poids. Pour les poids faibles, l'allongement varie proportionnellement à la température ; au contraire, pour les poids forts, il présente un changement brusque vers 12° environ.

§ 2. — Recherches personnelles.

Nos expériences ont porté sur le gastrocnémien de la grenouille, le muscle de la pince de l'écrevisse, le triceps brachial de la tortue et le gastrocnémien du cobaye.

La *technique employée* a été la suivante :

Chez la *grenouille*, quelques expériences ont été faites sur des muscles curarisés, détachés du corps, d'autres sur des muscles à circulation intacte. Dans ce cas, la moelle était détruite, le muscle gastrocnémien était préparé et attaché au levier du myographe horizontal de Marey; le nerf sciatique, mis à nu, était excité par les courants d'induction donnés par le chariot de Du Bois-Reymond, à la rupture du courant inducteur provenant de quatre éléments Daniell.

Le refroidissement était obtenu en recouvrant complètement la grenouille de glace; l'échauffement, à l'aide d'un double courant d'eau chaude passant dans deux tuyaux de plomb placés de chaque côté de l'animal, dont ils étaient séparés par une couche d'ouate trempée dans la solution physiologique. Un thermomètre, placé dans l'œsophage, donnait la température centrale; un autre, à côté du muscle gastrocnémien, indiquait la température du milieu environnant.

Dans quelques expériences, on procédait lentement et graduellement à la production de l'échauffement; dans d'autres, au contraire, on faisait varier rapidement la température. Les résultats observés n'étaient pas les mêmes dans ces deux cas.

On procédait de même pour faire varier la température du muscle de la pince de l'écrevisse et du triceps brachial de la tortue.

Pour provoquer la contraction du *muscle de la pince de l'écrevisse*, on plaçait une des électrodes dans la patte détachée, l'autre dans le bout de la branche fixe ouverte à son extrémité. Pour en enregistrer les secousses, on attachait par un fil au levier du myographe la branche mobile de la pince, et on fixait solidement, à l'aide d'une vis, l'autre branche sur une planchette de liège.

Chez la *tortue*, le tendon du muscle triceps brachial d'une des pattes antérieures, détachée du corps, était attaché au levier du myographe, et on excitait un des nerfs du plexus brachial.

Le muscle triceps brachial est un muscle très large, mais court, de sorte que son raccourcissement est moins grand que celui du muscle gastrocnémien de la grenouille, comme il ressort de l'examen des tracés représentés planche 7.

L'amplitude exagérée, que présentent les secousses du muscle de la pince de l'écrevisse, est due à la double amplification que subit son raccourcissement, l'une étant due au levier du myographe, l'autre à la branche mobile de la pince sur laquelle le muscle agit comme sur un bras de levier.

Quant au *cobaye*, voici comment on procédait : l'animal étant chloralisé, le tendon du muscle gastrocnémien était détaché de son insertion et attaché au levier du myographe de Marey ou au levier du myographe vertical. La patte était bien fixée sur la plaque de liège de l'appareil. Le nerf sciatique, mis à nu et sectionné, était chargé sur des électrodes. En somme, on procédait comme si l'on avait eu affaire au gastrocnémien de la grenouille. L'échauffement et le refroidissement étaient obtenus en plaçant l'animal dans un manchon formé par un tuyau de plomb, dans lequel on faisait circuler un courant d'eau à différentes températures.

Dans quelques expériences l'on refroidissait et l'on réchauffait l'animal, en le baignant d'eau chaude ou froide, jusqu'à ce que la température rectale arrivait au degré voulu ; on avait soin d'éviter le contact direct de l'eau avec le muscle.

Nous donnons ici les résultats de quelques expériences, renvoyant, pour la plupart d'entre elles, aux planches.

Expériences faites sur la grenouille. — *a*) EXCITABILITÉ. — Dans quelques expériences on a recherché l'influence de la température sur *l'excitabilité*. — Les résultats obtenus n'ont pas été toujours concordants. Le plus souvent, il ressort des expériences faites au mois de mai 1896, sur des muscles tendus par un poids de 25 grammes, qu'il existe un minimum de l'excitabilité à 21°, et un maximum à 13°. La figure 8 représente un tel fait. La variation de la température dans l'expérience dont

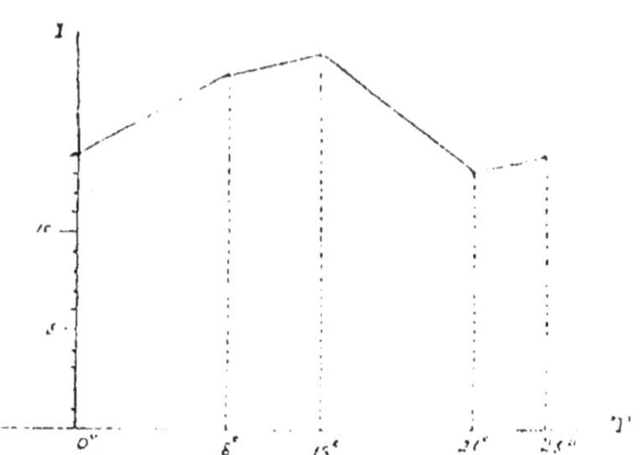

Fig. 8.— Sur l'abscisse on a marqué les températures ; sur l'ordonnée, est indiquée l'intensité de l'excitabilité par l'écart des bobines de chariot ; donc l'intensité du courant est d'autant plus faible que cette distance est plus grande.

nous donnons le résultat a été la suivante : au début, la température de l'animal était celle du milieu ambiant, c'est-à-dire 13° ; on refroidit l'animal à 0°, et ensuite on le réchauffe. Pendant ce temps on cherche quelle est l'excitabilité à 0°, 8°, 13°, 21° et 25°. On trouve qu'à 13°, l'excitabilité est la même qu'au début de l'expérience, et qu'elle est supérieure à celle qui correspond aux autres températures.

La figure 9 montre de même que l'*excitabilité* musculaire est moins grande à 22° qu'elle n'est à 10° et à 0°, et cela pour deux poids différents, 30 et 50 grammes.

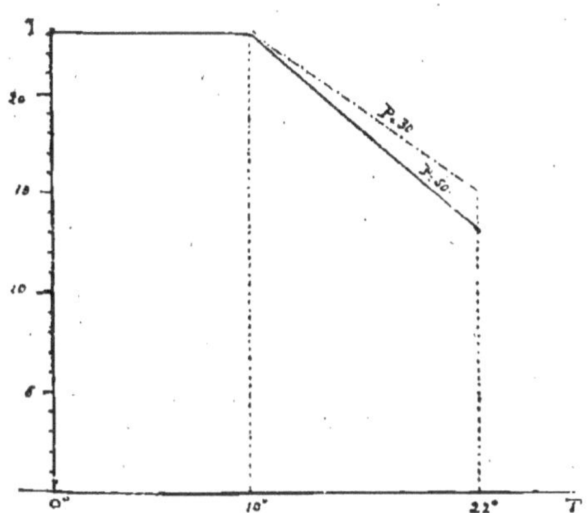

FIG. 9. — *Influence de la température.*

b) HAUTEUR DES SECOUSSES. — Si l'on fait l'enregistrement des contractions sur un cylindre animé d'un mouvement très lent, on n'obtient que les hauteurs des secousses. La recherche de l'influence de la température sur leurs grandeurs a été l'objet d'une série de nos expériences. Le poids étant égal à 100 grammes, les excitations étant maximales, on ne faisait varier que la température. Le nombre des secousses prises était limité pour éviter la fatigue. Les muscles avaient la circulation intacte. Le refroidissement et l'échauffement étaient obtenus lentement : une demi-heure pour le refroidissement, de même pour l'échauffement.

Voici quelques expériences et leurs résultats :

Expérience I. — La température est au début de l'expérience de 20° (température du milieu ambiant) ; on refroidit l'animal à 0°, ensuite on le réchauffe à 20°, et on le refroidit de nouveau à 0°. Dans ces conditions on voit que la hauteur des secousses est plus grande à 0° qu'à 20°. On voit de plus, que, dans le second passage par les mêmes températures, la hauteur est moins grande qu'elle n'était lors du premier passage, ce qui tient à la fatigue (fig. 10).

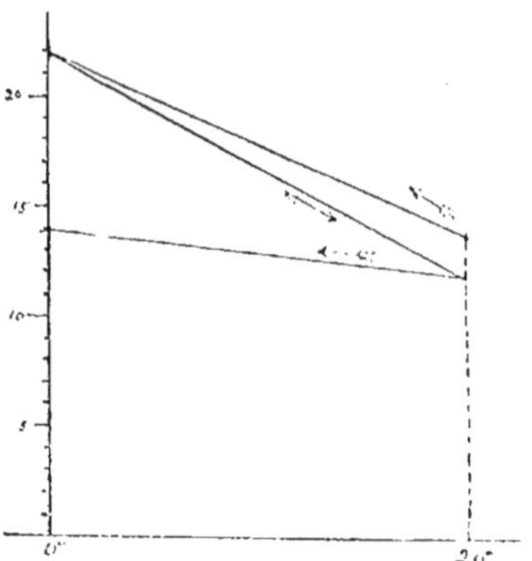

FIG. 10. — Sur l'abscisse sont marquées les températures ; — sur l'ordonnée, les hauteurs des secousses.

Les flèches indiquent la marche de l'expérience.

Expérience II. — La figure 11 nous dispense de tout commentaire.

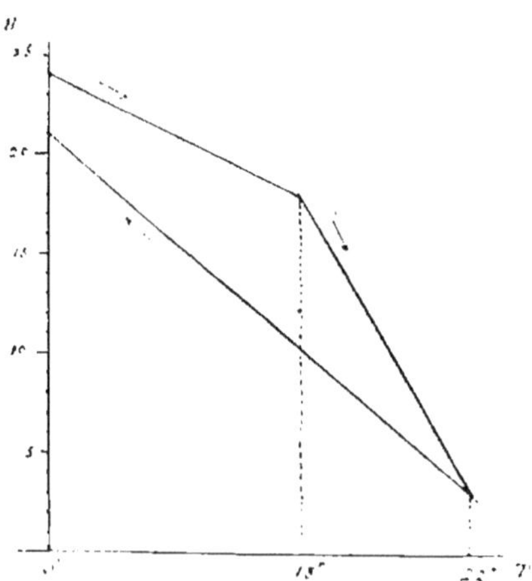

FIG. 11. — *Influence de la température.*

Expérience III. — Conditions identiques à celles des autres expériences.

On part de 0°, et l'on chauffe jusqu'à 26°,5; ensuite on refroidit de nouveau la grenouille (fig. 12).

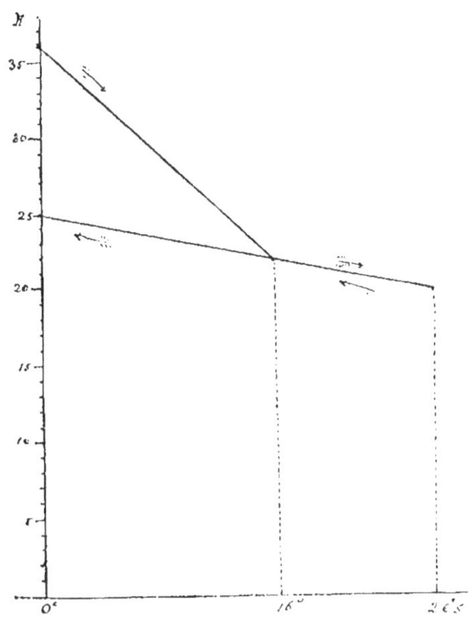

FIG. 12. — *Influence de la température.*

Expérience IV. — On voit dans cette expérience (fig. 13) que la hauteur diminue.

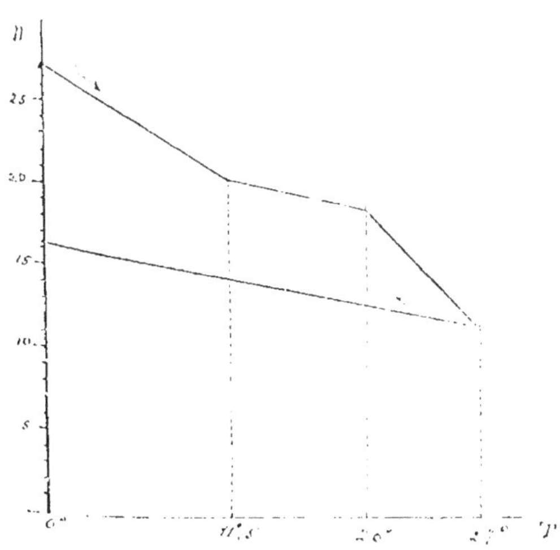

FIG. 13. — *Influence de la température.*

toujours quand la température monte de 0° à 27°, sans présenter un minimum à 20°. Si l'on refroidit le muscle de nouveau, la hauteur augmente.

Expérience V. — On voit que l'échauffement lent du muscle, de 21° à 30°, ne produit pas un accroissement de la hauteur (fig. 14).

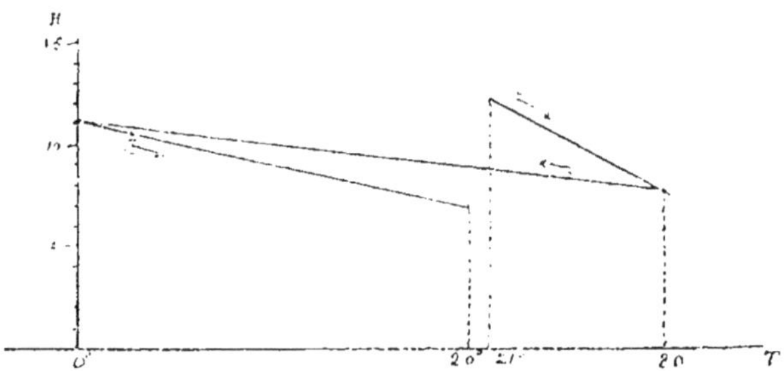

FIG. 14. — *Influence de la température.*

En résumé, il ressort de toutes les expériences citées, que, en *cas d'échauffement lent, la hauteur diminue quand la température augmente.*

Expérience VI. — Il en est de même pour les muscles curarisés, comme on peut le voir d'après les chiffres suivants :

T	H
15°	13 m.m.
21°	7
0°	22

Expérience VII. — Dans cette expérience, on a recherché en même temps que les variations de la hauteur des secousses, l'excitabilité musculaire. De plus, l'échauffement a été rapide (en moins d'un quart d'heure), de sorte qu'on voit apparaître un autre phénomène : la hauteur est plus grande à 25° qu'à 21°. (Voir fig. 15.)

Expérience VIII. — En faisant varier le poids et la température, l'intensité de l'excitation étant la même, on voit qu'à 0° la hauteur des secousses qui correspondait à 50 grammes est plus grande que celle qui correspond au poids de 30 grammes ; au contraire, à 20°, la hauteur des secousses est plus grande pour 30 grammes que pour 50 grammes.
(Voir fig. 16.)

Expérience IX. — Dans cette expérience, on fait varier le poids et la

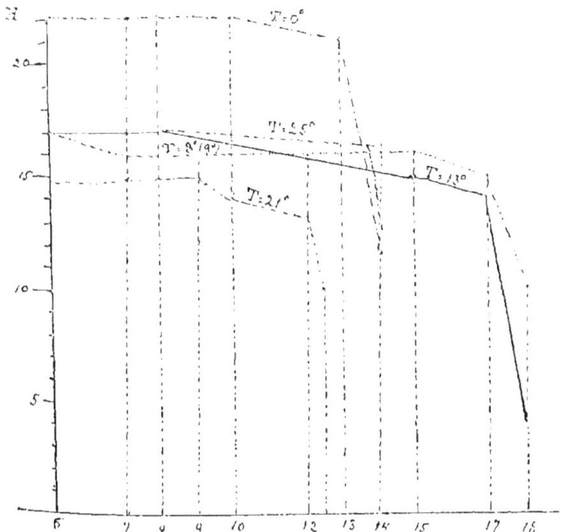

FIG. 15. — Sur l'abscisse est marquée l'intensité de l'excitation ; les chiffres représentant l'écart de la bobine du chariot, indiquent donc des intensités décroissantes,
ou des excitabilités croissantes ; sur l'ordonnée sont marquées les valeurs des
hauteurs des secousses.

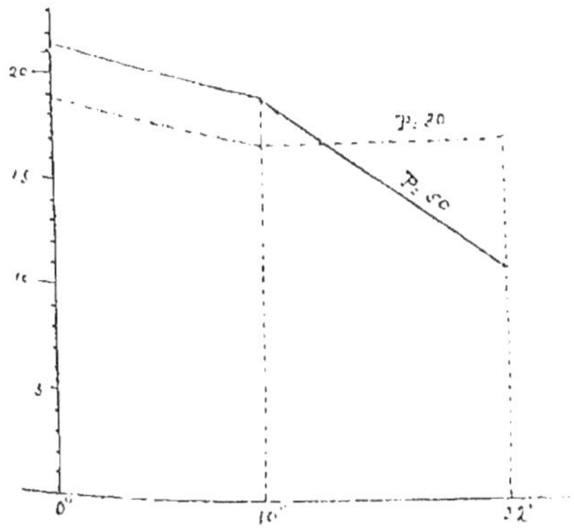

FIG. 16. — *Influence de la température.*

température. L'échauffement a été très rapide, en moins de 10' la température monte de 19° à 29°. Dans ces conditions, on voit que la hauteur pré sente un minimum à 19°; de plus, à 29°, la hauteur diminue quand le poids augmente, et à 0° au contraire, la hauteur augmente avec le poids (fig. 17).

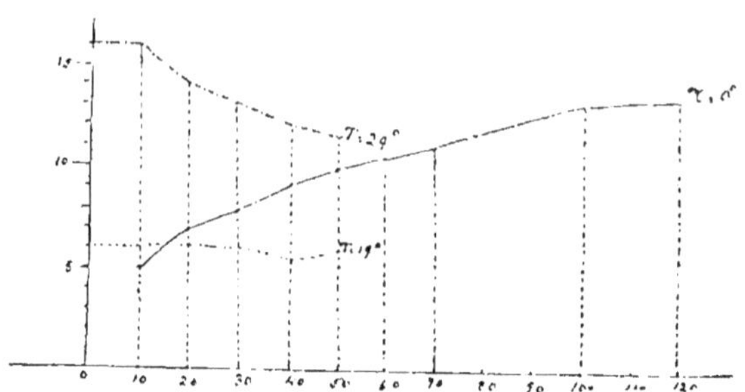

FIG. 17. — *Influence de la température et du poids.*

(Sur l'abscisse on a marqué les poids.)

Expérience X. — Le poids et l'excitation étant fixes, si l'on fait varier rapidement la température on voit que la hauteur diminue quand la température s'élève de 0° à 19° pour augmenter ensuite quand la température monte de 19° à 30°. La fig. 2 de la planche 11 montre très nettement ce fait.

En résumé, de ces dernières expériences, il ressort qu'en cas d'échauffement rapide on constate le fait vu par Gad et Heymans, c'est-à-dire que la *hauteur présente un minimum à 19°.*

c) Durée. — À mesure que la température baisse, la durée de la contraction augmente. C'est là une règle sans exception. Mais l'accroissement de la durée n'est par proportionnel à l'abaissement de la température. Si nous considérons *la durée* de la secousse *à 30°*, comme *étant égale à 1, la durée de la secousse à 20° est 2,5 et à 0° elle est 14*, et non pas 5, comme elle eût été si sa variation était proportionnelle à la variation de la température.

d) Influence de la température sur la fatigue. — Un muscle chauffé s'épuise bien plus vite qu'un muscle refroidi.

Influence de la température sur l'intensité des phénomènes chimiques, indépendamment du travail. — La description de l'expérience suivante montre comment nous avons pensé pouvoir résoudre cette question.

Expérience. — Trois grenouilles de même taille étaient asphyxiées dans de l'huile minérale à différentes températures.

A la température de   0° la mort survient en 3 h. 30'
— 21°   —   1 h.
— 30°-34°   —   0 h. 13'

Immédiatement après la mort. on détache une des pattes des grenouilles, et on fait travailler son muscle gastrocnémien avec un poids de 200 grammes. Le myographe de Marey donne l'inscription des secousses sur un cylindre animé d'un mouvement très lent. un tour en une demi-heure.

Muscle de grenouille morte à 0° travaille pendant   15' (Fig. 4 a. Pl. 13).
— 21°   —   15' (Fig. 3 a. Pl. 13).
— 30°-34°   —   10' (Fig. 5 a, Pl. 13).

Pendant ce temps, les autres pattes ont été tenues dans l'huile minérale aux températures citées. Au bout de ce temps, on fait travailler leurs gastrocnémiens dans les mêmes conditions de température, le poids à soulever étant de 10 grammes. Dans ces conditions, on voit que le nombre des secousses données par le muscle gardé à 0° est 8 fois plus grand que le nombre de secousses du muscle tenu à 30°-34° pendant le même temps; de plus, les hauteurs des secousses de ce dernier muscle sont très petites (fig. 5, c, d et f, pl. 13). Le nombre des secousses du muscle maintenu à 0°, est 1,5 fois plus grand (fig. 4 c, pl. 13) que le nombre des secousses du muscle tenu à 20°.

L'intensité des phénomènes chimiques est 8 fois plus grande à 30° qu'à 0°, et 1,5 plus grande à 20° qu'à 0° (1).

Comment pourrait-on expliquer l'influence de la température sur la contraction musculaire, et particulièrement sur la hauteur des secousses ?

Gad et Heymans admettent que la contraction musculaire est due à un double processus chimique, dont l'un produit le raccourcissement et l'autre le relâchement, hypothèse due à Fick, et d'après laquelle la hauteur de la secousse ne serait que le résultat de deux actions opposées. Si la température n'agit pas également sur ces deux processus, il s'ensuivra que leur

(1) Les chiffres que nous avons donnés au début et qui montrent que la mort survient 5,5 fois plus vite à 20° et 19 fois plus vite à 30° qu'à 0°, indiquent la durée de la mort du système nerveux. qui est plus rapide que la dépense des substances chimiques dans le muscle.

résultante, la grandeur de la secousse, pourra être plus ou moins grande, selon l'intensité du phénomène prédominant.

Quel que soit le talent apporté par Gad, quel que soit le zèle de ses élèves à la soutenir, cette hypothèse n'a pas entraîné notre conviction, car nous ne pouvons pas admettre qu'à chacun de ces deux processus chimiques, il corresponde une phase différente de la secousse musculaire, qu'il y a entre leurs effets mécaniques une sorte d'interférence.

Cherchons donc une autre hypothèse qui puisse rendre compte de ce fait.

Le problème que nous avons à résoudre fait partie des problèmes dynamiques inverses, dont il a été question dans la première partie. Un mouvement étant donné, on demande de trouver la force agissante, ou le système de forces, le plus simple, qui, appliqué à un corps, donne le mouvement considéré. Pour résoudre un tel problème, il faut chercher d'abord s'il existe des forces qui s'imposent d'elles-mêmes, avant d'introduire d'autres éléments.

L'examen de la courbe du mouvement de la contraction musculaire nous montre que sa durée est d'autant plus grande, que la température du muscle est plus basse : dès lors, se demander à quelle cause peut être attribué ce changement de durée est le premier pas à faire vers la solution du problème.

Le mouvement considéré, c'est-à-dire la contraction, n'est en définitive que la manifestation d'un processus chimique ; or, nous savons que tout processus chimique est manifestement ralenti par le refroidissement. La contraction musculaire dure autant que la transformation chimique correspondante : donc, quand celle-ci dure plus longtemps, le mouvement de contraction est aussi plus lent.

Mais il n'y a pas que la durée d'un processus chimique qui est modifiée par la température, l'intensité, l'énergie des transformations chimiques varient aussi, et elles sont d'autant plus grandes que la température est plus élevée. La contraction musculaire est d'autant plus grande que l'intensité du processus chimique est plus considérable.

Si, par un moyen quelconque, nous pouvions parvenir à dissocier cette double influence de la température, et, par exemple, ne faire varier que la durée sans que l'intensité du processus chimique fût modifiée, la grandeur du mouvement, c'est-à-dire la hauteur de la secousse, augmenterait avec la durée ; donc à 0°, la hauteur serait plus grande qu'à toute autre température. Si, au contraire, la durée étant la même, l'intensité du processus chimique augmentait, la hauteur de la secousse augmenterait avec

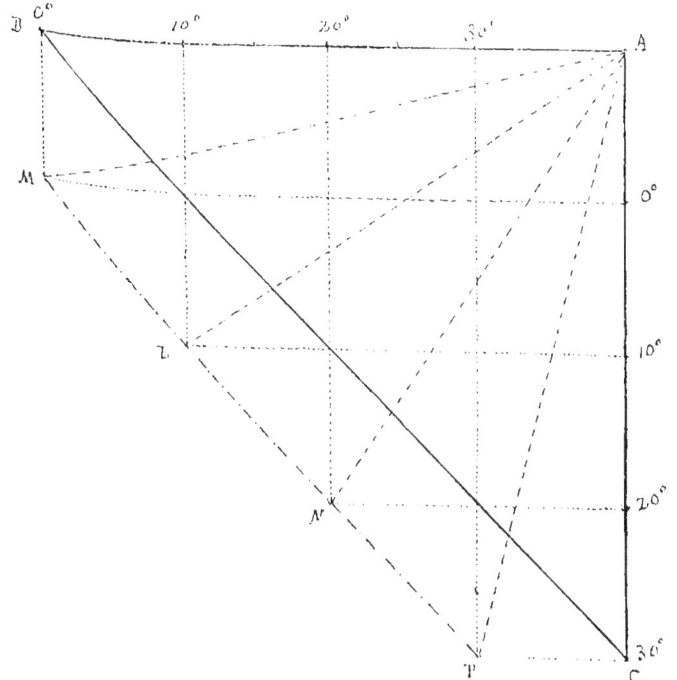

FIG. 18.

la température, jusqu'à une limite naturellement. car. à partir d'un certain degré de température, la rigidité commence.

Mais, sous l'influence de la température, les deux éléments de tout travail, la force et la vitesse, varient en sens inverse, de sorte qu'on ne peut pas savoir *à priori* quel sera leur effet, la grandeur de la déformation mesurable par le raccourcissement, c'est-à-dire par la hauteur de la secousse.

Supposons que nous ne connaissions pas dans quelles proportions varient la durée et l'intensité des phénomènes chimiques sous l'influence de la température, tout en sachant que ces deux facteurs varient en sens inverses.

Supposons que leur variation est proportionnelle à la tempéra-

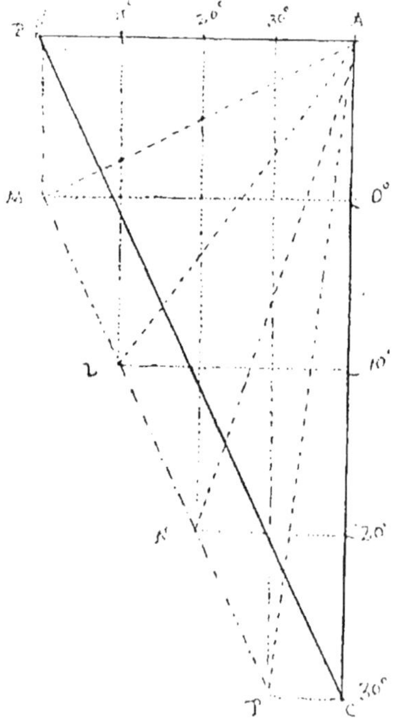

Fig. 19.

ture et prenons leurs valeurs sur les deux côtés d'un triangle rectangle isocèle représentés par la fig. 18. Sur le côté horizontal A B prenons les durées, sur le côté vertical A C, l'intensité des phénomènes.

Si nous supposons que ces deux éléments du travail agissent

comme deux forces, leur effet dépendra de leur résultante.

Composant ces forces à différentes températures, nous voyons que le lieu géométrique de leurs résultantes se trouve sur une droite parallèle à l'hypoténuse.

Parmi les résultantes, il en est une qui est perpendiculaire à cette droite, donc qui est plus petite que toutes les autres qui la suivent ou la précèdent. Comme le triangle considéré est isocèle, la résultant minime est sur la bissectrice de l'angle B A C

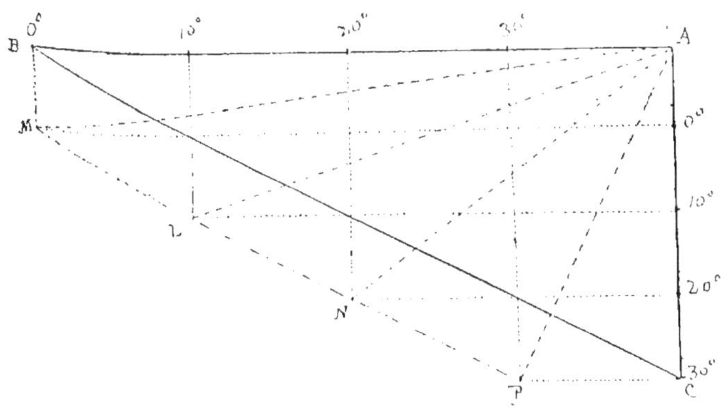

FIG. 20.

et elle correspond à la température de 15°. Ainsi, on voit qu'il existe une température pour laquelle l'action de la durée et de l'énergie chimique sera moindre qu'à toute autre température, c'est-à-dire que la déformation sera moindre : donc, la hauteur de la secousse sera minima.

Si, au lieu de prendre les valeurs de la durée et de l'énergie chimique sur les côtés d'un triangle isocèle, nous les prenons sur les côtés d'un triangle quelconque, soit les triangles rectangles représentés par les figures 19 et 20, on voit que, selon qu'on considère les durées sur le grand ou le petit côté du triangle, les effets sont différents, car cela veut dire que les variations d'un des facteurs sont bien petites par rapport aux variations de l'autre. Si la durée est considérée sur le petit côté, comme

122

dans la fig. 19, la résultante varie comme l'énergie chimique, c'est-à-dire la hauteur des secousses augmente quand la température s'élève. Au contraire, si la durée est représentée sur le grand côté du triangle, comme dans la fig. 20, c'est de son côté que sera dirigée la résultante, c'est-à-dire que la hauteur des secousses augmente quand la température baisse.

Si au lieu de prendre pour la durée de l'énergie chimique des

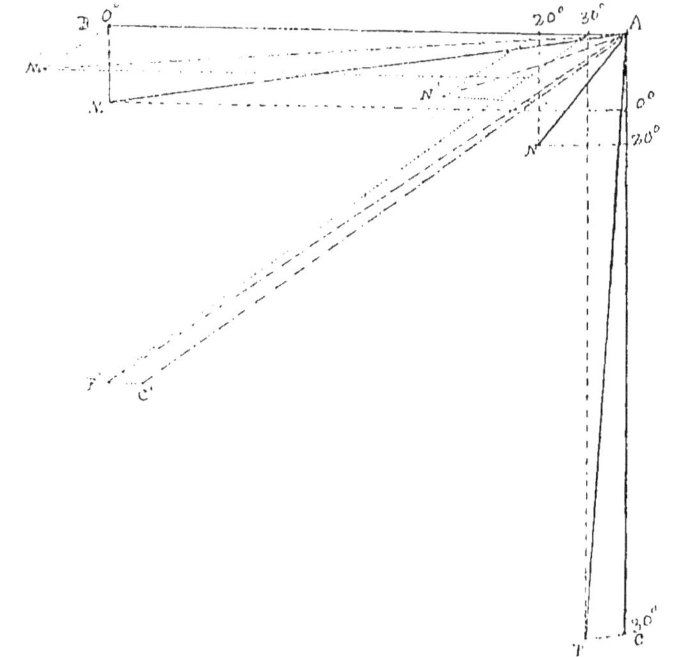

FIG. 21.

valeurs proportionnelles à la température, nous portons sur le côté horizontal d'un angle droit, B A C, pour la durée, des valeurs proportionnelles aux chiffres établis par l'expérience; c'est-à-dire pour 0° une valeur 14 fois plus grande que celle qui correspond à 30°, et pour 20° une valeur 2,5 fois plus grande qu'à 30°; et sur le côté vertical, pour valeurs de l'énergie des grandeurs proportionnelles aux chiffres 1 pour 0°, 1,5 pour 20°

et 8 pour 30° on voit que, quelles que soient leurs grandeurs relatives, leur résultante varie toujours dans le même sens.

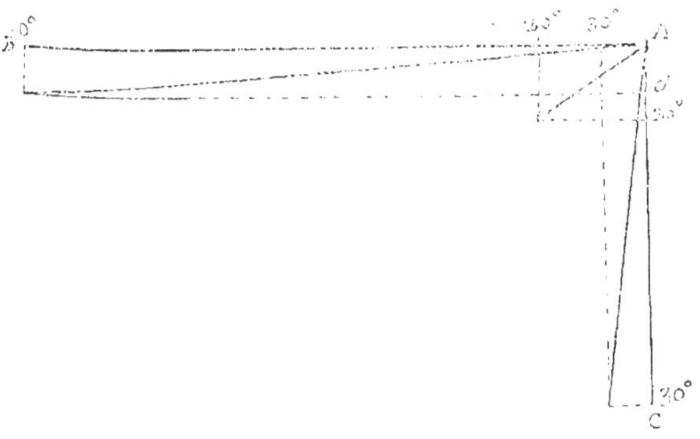

FIG. 22.

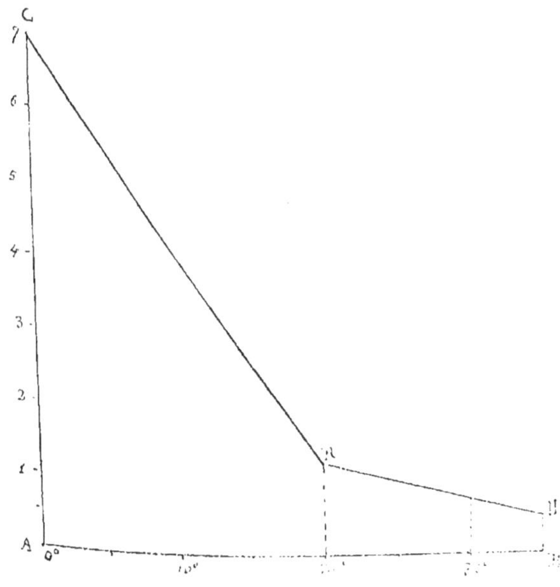

FIG. 23.

c'est-à-dire qu'elles présentent une valeur minima correspondant à 20°, comme il ressort des figures 21 et 22. De plus, la figure 21,

montre que l'angle sur les côtés du quel on a considéré les variations des durées et de l'énergie, peut être quelconque, par
exemple B A C', sans que le résultat soit changé.

Dans ces conditions on voit que la hauteur des secousses, qui
dépend de la résultante, passe comme elle par un minimum qui se
trouve être à 19°.

On arrive au même résultat par d'autres considérations.

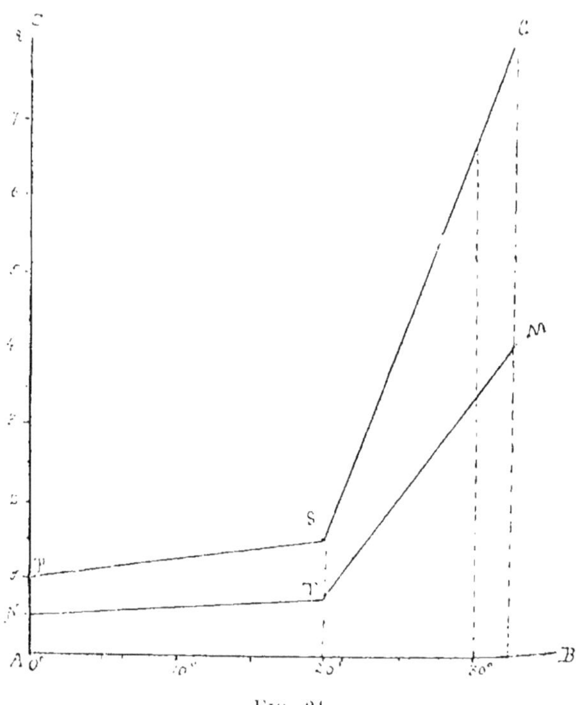

FIG. 24

Construisons d'une part la courbe des variations de la durée
d'une secousse en fonction de la température, comme il a été fait
fig. 23, et d'autre part la courbe des variations de l'énergie,
comme il a été fait fig. 24, et considérons que la fonction qui
relie la hauteur des secousses à l'intensité et à la durée des phénomènes chimiques correspondants, soit de la forme d'un produit, c'est-à-dire qu'elle est égale à : durée × énergie. Multi-

pliant la valeur de l'ordonnée représentant la grandeur de la durée à une température donnée, avec la valeur de l'ordonnée de la courbe de l'énergie, on voit que quelle que soit leur valeur relative, leur produit passe par un minimum qui correspond à 20° environ.

Mais un grand nombre d'expériences nous ont montré que le second maximum à 30° ne se rencontre pas quand on procède lentement à l'échauffement. Ce fait s'explique facilement, étant donné que les phénomènes chimiques se passent avec une grande intensité aux températures élevées, il s'ensuit que la provision de combustible contenue dans le muscle est facilement dépensée, de sorte que, quand l'excitation a lieu, elle ne trouve qu'une petite quantité d'énergie potentielle à transformer en énergie cinétique.

Des expériences faites sur la contraction du muscle de la pince de l'écrevisse, il résulte que la HAUTEUR des secousses augmente quand la température baisse. La figure 25 montre la grande différence qu'il y a entre les hauteurs des secousses aux températures 25° et 0°.

La DURÉE augmente considérablement à 0°. L'examen de la fig. 7 de la planche 4, et de la fig. 4 de la planche 5, montre ce fait.

La période ascendante du TÉTANOS est plus longue à 0° qu'elle ne l'est à 20°, comme il ressort de la planche 6.

Chez la **tortue**, on voit que la *durée* des contractions du muscle triceps brachial augmente quand la température diminue. Cette augmentation est petite par rapport à l'augmentation que subit le muscle gastrocnémien de la grenouille, et surtout le muscle de la pince de l'écrevisse (fig. 3 et 4, pl. 7).

Si l'échauffement est rapide, la *hauteur* est plus grande à 30° qu'elle ne l'est à 20° (fig. 7, pl. 7). Si l'échauffement se fait lentement, la hauteur diminue (fig. 4, pl. 7).

Nous n'avons pas observé une augmentation de la hauteur à

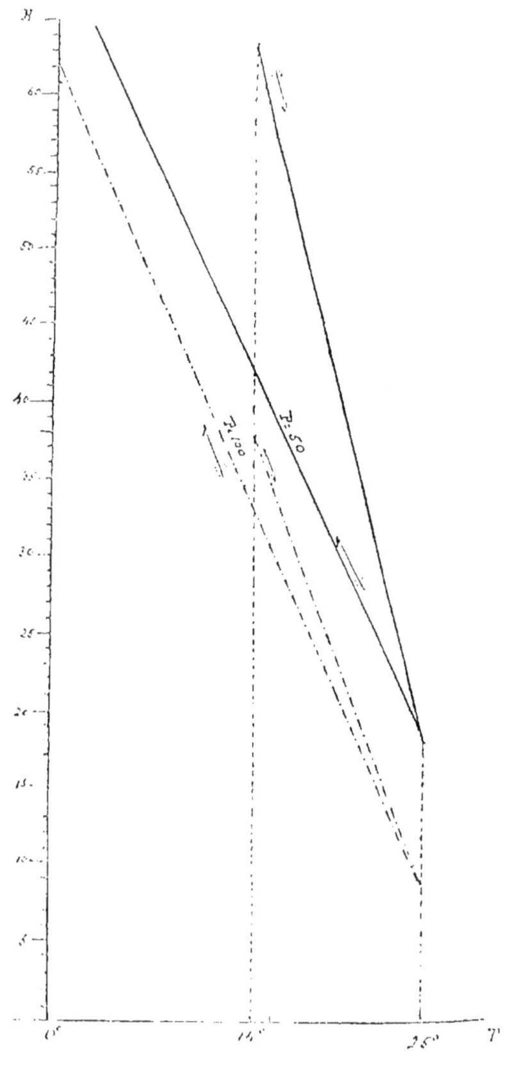

FIG. 25.

(1°, ni sur le muscle triceps, ni sur les muscles de la patte postérieure (fig. 10, pl. 7).

La hauteur du tétanos est plus grande à 20° qu'à 0° (fig. 5, pl. 7).

Pour plus de détails, voir l'explication de la planche.

Chez le **cobaye**, on voit que, pour des températures comprises entre 23° et 40°, la *hauteur* et la *durée* des secousses diminuent quand la température s'élève.

Pour les températures de 38° à 40°, la forme de la secousse est modifiée par la présence d'un plateau.

Pour plus de détails, voir l'explication de la fig. 15 à la fig. 31 de la pl. 14.

CONCLUSIONS

Des principaux faits exposés dans les chapitres précédents il résulte que :

I. — *La hauteur de la secousse augmente :*

1° Quand le poids augmente. Cela jusqu'à une certaine limite seulement, qui correspond à un poids plus ou moins fort selon la force du muscle.

2° Quand l'intensité de l'excitation augmente, mais, jusqu'à une certaine limite, qui varie selon la nature du muscle. Du muscle cardiaque, qui ne donne que des secousses de même hauteur, jusqu'au muscle de la pince de l'écrevisse qui donne toute une échelle de hauteurs différentes, on trouve tous les intermédiaires. Dans certaines circonstances, non seulement la hauteur n'augmente plus quand l'intensité de l'excitation augmente, mais elle diminue.

3° Quand la température baisse de 19° à 0° et la hauteur atteint son maximum à 0°. En cas d'échauffement rapide, la hauteur augmente aussi quand la température monte de 19° à 30°; le second maximum qui correspond à 30°, ne se retrouve pas en cas d'échauffement lent.

II. — *La durée de la secousse augmente :*

1° Quand le poids diminue;

2° Quand l'excitation augmente;

3° Quand la température diminue.

III. — *La forme de la secousse change :*

1° Quand le poids est faible, et l'excitation est forte, la forme de la secousse est modifiée par la présence de la contracture. Ce fait, visible surtout chez l'écrevisse, existe aussi chez le cobaye.

2° Quand la température augmente de 38° à 40°, on voit chez le cobaye que la secousse présente un plateau.

IV. — *La durée de la phase ascendante du tétanos aug-mente :*

1° Quand le poids est fort ;
2° Quand l'excitation est faible ;
3° Quand la température est basse.
Ce fait a été vu sur le muscle de la pince de l'écrevisse.

V. — *La hauteur du tétanos varie :*
1° Selon la tension initiale, et elle augmente avec celle-ci.
2° Selon le poids tenseur, et elle augmente au début de l'ac-croissement du poids pour diminuer ensuite quand il devient trop fort.
Ces faits ont été vus sur le muscle gastrocnémien du cobaye.

VI. — *La forme du tétanos change :*
Quand l'excitation et le poids sont faibles et le muscle de la pince de l'écrevisse est fatigué, on voit apparaître le tétanos rythmique.

VII. — *La fatigue musculaire varie :*
1° Selon le poids.
a) Un muscle fatigué pour un poids faible donne encore de belles secousses quand on le fait travailler avec un poids fort.
b) Un muscle fatigué pour un poids fort ne donne plus rien, quelque faible que soit le poids qu'il a à soulever.
c) Un muscle se fatigue plus vite quand il a à soulever un poids fort que quand il a à soulever un poids faible.
2° Selon la température. La fatigue survient d'autant plus vite que la température est plus élevée.

P.

APPENDICE

Influence des toxines microbiennes (1).

On ne sait par quel mécanisme les substances chimiques modifient la contraction musculaire. Est-ce en modifiant les transformations énergétiques ? est-ce en changeant la constitution physique du muscle, en produisant un état comparable à la rigidité ?

Fick, recherchant les modifications que subit la chaleur dégagée par les muscles de la grenouille, intoxiqués par la vératrine, a vu que la chaleur dégagée par leur contraction est plus grande que celle qui est dégagée par des muscles non intoxiqués. La contraction d'un muscle intoxiqué par la vératrine peut être comparée à un petit tétanos, tant au point de vue de sa forme qu'au point de vue de la chaleur dégagée pendant son accomplissement.

Quand on recherche l'influence des substances chimiques sur des muscles qui ne sont pas curarisés, il y a à distinguer leur action sur la fibre musculaire même, de leur action sur les plaques motrices.

Mais, s'il existe des changements de forme de la courbe musculaire, sans que l'excitabilité du muscle soit modifiée, il est probable que les substances chimiques ont agi dans ce cas sur la substance de la fibre musculaire même ; les lésions des plaques motrices se manifestant surtout par une modification de l'excitabilité.

(1) Communication faite par M. CHARRIN et Mlle POMPILIAN. *Comptes rendus Société de biologie*, p. 952, 1896.

Nos recherches sur les modifications que subit la contraction musculaire sous l'influence des toxines microbiennes ont été faites sur des muscles de cobaye non curarisés, et dont on excitait le nerf. Les conditions d'enregistrement des secousses et d'excitation ont été les mêmes que dans les autres expériences faites sur cet animal, en vue d'autres recherches. La planche 15 représente quelques-unes de nos recherches.

Les toxines dont nous avons recherché l'action sont les toxines pyocyanique et diphtérique.

Voici la description de quelques-unes de nos expériences.

Expérience I (Fig. 1 et 2). — Cobaye qui a reçu 2 c. c. de toxine diphtérique en injection sous-cutanée 24 heures avant l'expérience. La hauteur et la durée des secousses sont très diminuées, quelle que soit l'intensité de l'excitation, quel que soit le poids que le muscle gastrocnémien a à soulever.

Expérience II (Fig. 3 et 4). — Cobaye qui a reçu 1 c. c. de toxine diphtérique 24 heures avant l'expérience. Les résultats sont les mêmes que dans l'expérience précédente, mais moins marqués.

Expérience III (Fig. 5, pl. 15). — Cobaye pesant 450 grammes. Injection sous-cutanée de 4 c. c. 5 de toxine pyocyanique, 24 heures avant l'expérience. La hauteur des secousses est plus petite que normalement, tandis que la durée semble un peu augmentée, soit pour un poids fort (200 grammes) ou nul, soit pour une excitation faible (I. = 15) ou forte (I = 5).

Expérience IV (Fig. 6, pl. 15). — Poids du cobaye, 700 grammes. Injection sous-cutanée de 7 c. c. de toxine pyocyanique. La hauteur des secousses est diminuée.

Expérience V (Fig. 7 et 8, pl. 15). — Cobaye intoxiqué chroniquement avec de la toxine pyocyanique, dont il reçoit le premier jour 6 c. c.; le deuxième 3 c. c.; le troisième, et le quatrième, de même 3 c. c.; le cinquième jour on fait l'expérience. On voit la grande modification que subit la courbe des secousses, le muscle étant profondément atteint.

Expérience VI. — On excite le muscle gastrocnémien gauche d'un cobaye avant l'intoxication (Fig. 9, 10 et 11, pl. 15); ensuite on injecte 12 c. c. de toxine pyocyanique. Les contractions du même muscle, un quart d'heure après l'intoxication, ne montrent pas de différence sensible (Fig. 12). On injecte encore 12 c. c. de toxine pyocyanique, et une demi-heure après on prend l'inscription des secousses du gastrocnémien droit. On constate une différence notable avec les secousses du gastrocnémien gauche. Leur hauteur et leur durée ont diminué considérablement (Fig. 13 et 14, pl. 15).

Expérience VII. — On prend l'inscription des contractions du gastrocnémien droit d'un cobaye avant l'intoxication (Fig. 15, pl. 15). On injecte 36 c. c. de toxine pyocyanique et on voit que, une demi-heure après, les secousses du même muscle sont notablement modifiées ; leur hauteur et leur durée ont augmenté, et le muscle est devenu plus excitable (Fig. 17). Quant aux secousses du gastrocnémien gauche, leur hauteur et leur durée sont moins grandes que celles du côté droit.

Expérience VIII. — Dans cette expérience on cherche l'influence de la température sur l'activité des toxines. La température de l'animal étant de 34°.5, on enregistre les secousses du muscle gastrocnémien avant l'intoxication (Fig. 20, pl. 15). On injecte 26 c. c. de toxine pyocyanique, et l'on voit que, une demi-heure après, les courbes de la contraction subissent des changements analogues à ceux vus dans l'expérience précédente ; c'est-à-dire que l'excitabilité du muscle la hauteur et la durée de ses contractions augmentent (Fig. 21 et 22, pl. 15). Pendant ce temps la température rectale a baissé de 34°.5 à 27°, et enfin à 25°.

Si à ce moment on réchauffe l'animal, jusqu'à ce que sa température soit arrivée à 36°.5, on voit que la forme des secousses change beaucoup ; leur hauteur et leur durée étant très diminuées (Fig. 24, pl. 15). On continue le réchauffement, mais l'animal meurt, de sorte qu'on ne peut plus continuer l'expérience et voir l'influence du refroidissement.

Expérience IX. — Cette expérience a pour but la recherche de l'influence de la température sur la contraction musculaire d'un animal intoxiqué depuis 24 heures avec de la toxine diphtérique (2 c.c.)

La température de l'animal au moment de l'expérience est de 35°,5. On voit (Fig. 26, pl. 15) que les secousses sont très petites. Si l'on refroidit l'animal à 27°, les secousses s'allongent sans que leur hauteur soit sensiblement modifiée (Fig. 29). On réchauffe ensuite le cobaye jusqu'à 37° ; on voit qu'à cette température les secousses sont extrêmement petites (Fig. 26) ; en refroidissant de nouveau l'animal à 25°, la hauteur et la durée augmentent (Fig. 31).

Les secousses du gastrocnémien gauche à la température de 26°, sont peu hautes, mais allongées (fig. 33).

Si l'on réchauffe pour la deuxième fois le cobaye, l'animal meurt ; les contractions musculaires qui correspondent à 37° et à 39° sont extrêmement petites.

Conclusions.

En résumé, de ces expériences il ressort que :

1° Les toxines microbiennes ont une influence manifeste sur la contraction musculaire.

2° L'influence de la toxine diphtérique est plus grande que celle de la toxine pyocyanique.

3° L'effet de la toxine pyocyanique est d'autant plus prononcé que l'intoxication a été plus prolongée.

4° En cas d'intoxication aiguë par des doses considérables de toxine pyocyanique, il semble que le premier effet est une augmentation de l'excitabilité du muscle et de la grandeur des contractions.

5° Les températures élevées ont une influence nocive sur la contraction musculaire en favorisant l'activité des toxines, soit qu'il s'agisse d'une intoxication aiguë par la toxine pyocyanique, soit qu'il s'agisse d'une intoxication chronique par la toxine diphtérique.

6° On a la démonstration expérimentale de l'influence favorable que doivent avoir dans les maladies microbiennes tous les agents qui, comme la balnéation prolongée, produisent un abaissement de la température.

PLANCHE A

Anatomie de la patte postérieure du cobaye.

FIG. 1. — Muscles de la face interne.

FIG. 2. — Muscles de la face externe.

FIG. 3. — La couche musculaire superficielle étant sectionnée, on voit le nerf sciatique.

FIG. 4. — Le muscle qui recouvre le gastrocnémien étant coupé, on voit ce muscle et l'artère et la veine qui se trouve à sa surface.

FIG. 5. — Muscle gastrocnémien détaché.

FIG. 6. — Même muscle en place.

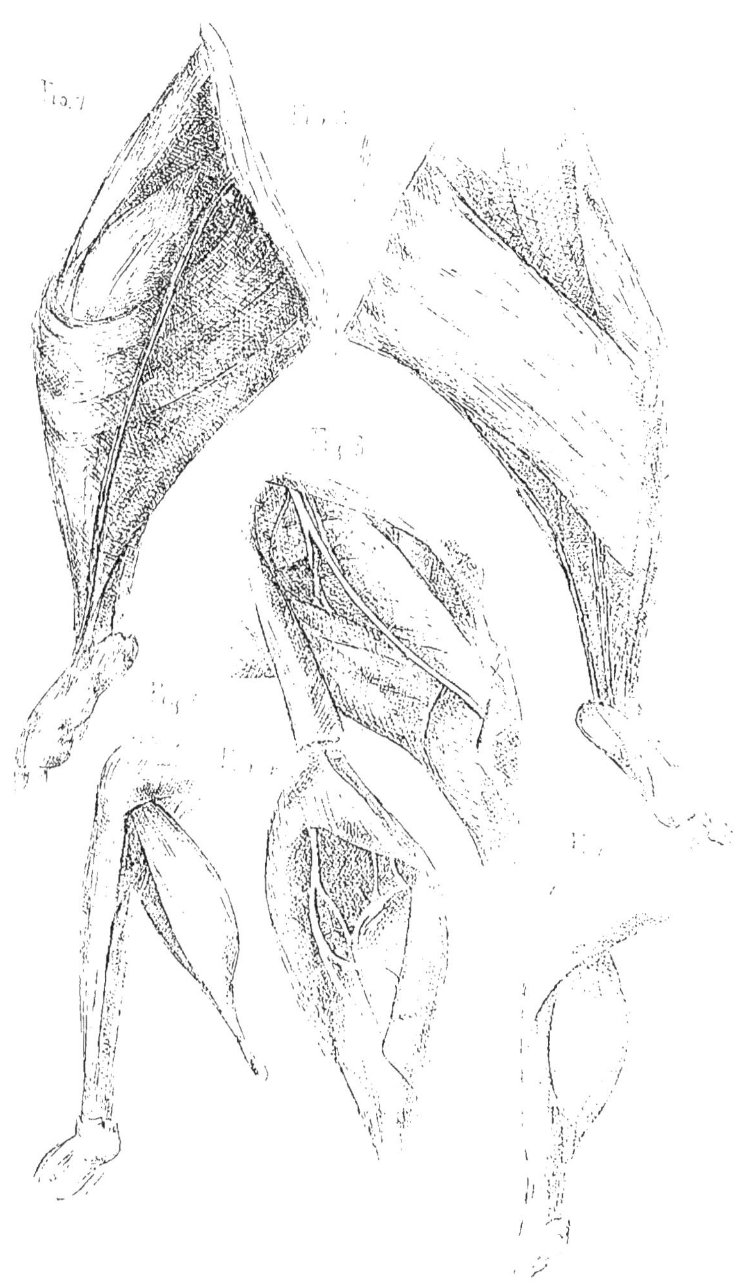

PLANCHE B

Appareils.

A. Le cobaye, fixé sur une planchette étroite, est placé dans l'intérieur d'un manchon formé par un tuyau en plomb qui sert à faire varier la température de l'animal. Le tout est placé sur une planchette qu'on peut faire monter et descendre à volonté. Le gastrocnémien est attaché, à l'aide d'un fil qu'on fait passer sur une poulie, au levier du myographe vertical.

M. Le myographe vertical, que nous avons fait construire par M. Verdin, se compose de trois parties :

1° Le levier, résistant mais léger, est en aluminium, sa longueur est de 10 centimètres, à son extrémité se trouvent attachés, à l'aide d'un fil, une plume et un poids plateau. Le poids que le muscle aura à soulever ne dépendra pas seulement du poids mis dans le plateau, mais aussi du point d'attache du muscle au levier. A mesure que celui-ci se rapproche de l'axe de rotation du levier, la résistance que le muscle aura à vaincre augmentera. Supposant, par exemple, que le poids mis dans le plateau est égal à 10 grammes, et que le rapport entre son point d'attache et le point d'attache du muscle est comme 10 est à 1, la résistance que le muscle aura à vaincre n'est pas 10 grammes, mais 100 grammes. Le levier étant gradué, on peut faire facilement le calcul qui donne le poids réel soulevé par le muscle.

En variant le point d'attache, l'amplification de la grandeur du raccourcissement varie aussi.

2° Une poulie, qui sert à guider le fil qui porte le poids et la plume.

3° Un cadre métallique, auquel sont fixés quatre fils entre lesquels, la plume est forcée de se mouvoir : les fils servent à la guider afin qu'elle ne quitte pas la surface du cylindre enregistreur.

Les trois pièces sont fixées à l'aide de vis à un support dépendant de la planchette. Les deux dernières pièces peuvent être déplacées séparément ou simultanément, si on les fixe d'avance à une tige métallique qui les rend solidaires.

L'avantage de ce myographe est, d'une part, d'éviter la déformation provenant du mouvement circulaire du levier auquel est fixée la plume dans les autres myographes ; d'autre part, de pouvoir connaître le poids que le muscle soulève.

L'objection qu'on pourrait lui faire est celle qu'on a faite à tous les appareils, c'est-à-dire dans lesquels on emploie un poids à l'enregistrement d'un phénomène, c'est que qu'on n'a pas la vraie courbe de la construction musculaire, mais une courbe que l'inertie du poids modifie d'une manière sensible.

Cette objection est juste. Dans notre appareil, même quand le poids mis dans le plateau était léger, on ne pouvait pas éviter l'effet de l'inertie.

Nous ne nous prononcerons pas pour le moment si, à cause de l'inertie, il faut renoncer à l'application de tels appareils dans l'étude de la contraction.

E. Pour avoir seulement le courant induit de rupture, nous avons fait construire un appareil spécial, dont voici la description :

A la périphérie d'un disque en ébonite qui présente 12 plaques en cuivre viennent frotter deux paires de balais en cuivre. Ces balais, qui peuvent être déplacés à la périphérie d'un disque métallique auquel ils sont fixés par des vis, sont disposés les uns dans les circuits d'un courant inducteur et d'un courant induit. On dispose ne puisse balais de manière que le circuit induit ne soit pas fermé et ainsi ne puisse Cela aller exciter le nerf que quand la rupture du courant inducteur a lieu. Les balais s'obtient facilement en disposant d'une manière convenable les balais par rapport aux plaques métalliques du disque qui viennent fermer les courants. Un régulateur de Foucault met en mouvement le disque. On peut ainsi avoir un grand nombre d'excitations en augmentant la vitesse de rotation du disque. De même on peut avoir plusieurs courants de rupture à la fois, en multipliant le nombre des balais.

En B se trouve représenté le galvanomètre de W. Thomson qui nous a servi à faire des recherches sur la chaleur musculaire. A ses bornes viennent aboutir les fils des soudures S qui se trouvent dans l'intérieur des muscles gastrocnémiens G.

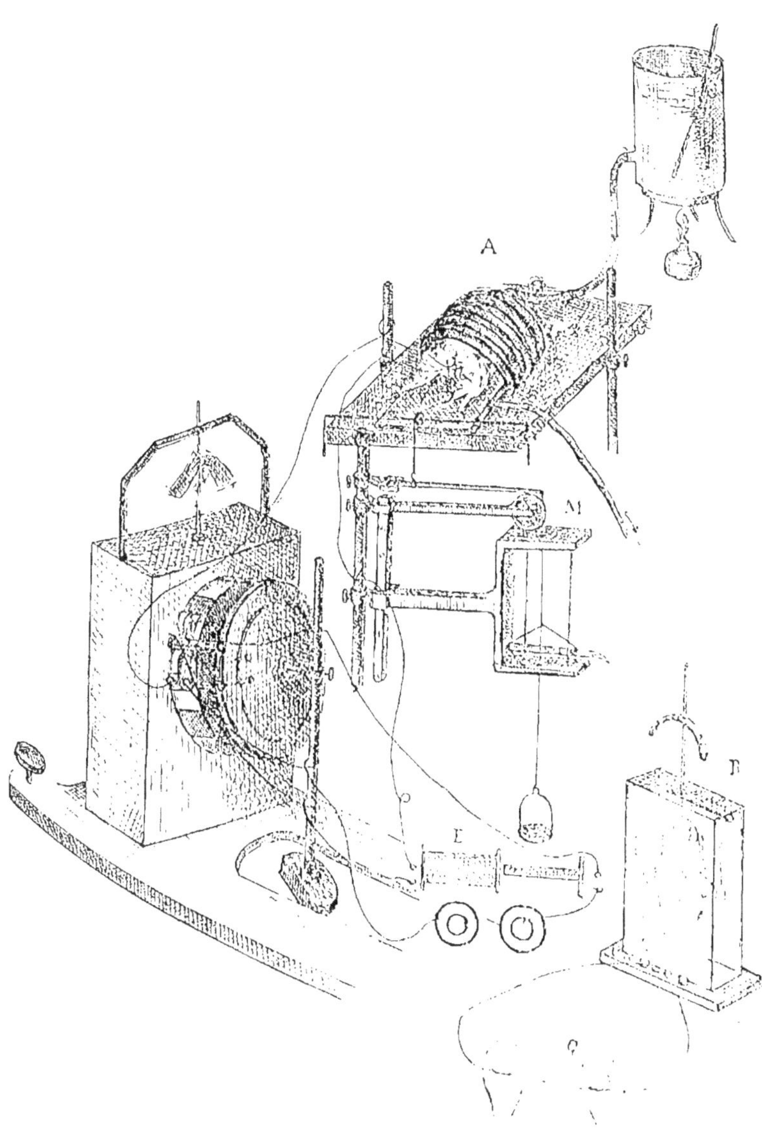
A
M
P
E
B
C

PLANCHE C

Fig. 1. — Courbe de la secousse musculaire du gastrocnémien du cobaye. Myographe vertical. Poids égal à 100 grammes.

Fig. 2. — Courbe de la secousse du gastrocnémien de la grenouille. Myographe vertical. Poids égal à 100 grammes.

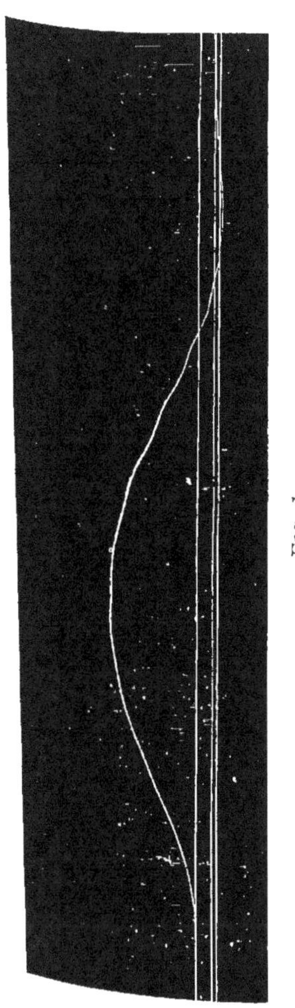

Fig. 1.

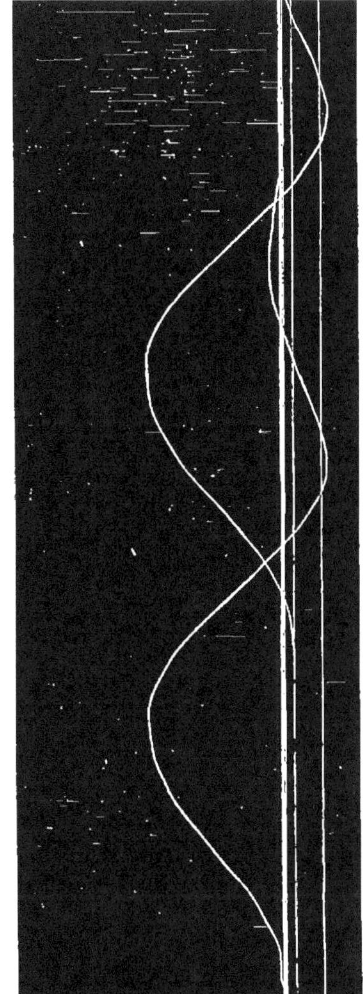

Fig. 2.

BIBLIOGRAPHIE

Influence du poids et de l'excitation.

1861. Hermann. — *Arch. f. A. und Phys.*, p. 369.

1863. Fick. — *Vergl. Physiolog. d. irritablen Substanzen*, p. 51.

1864. Fick. — *Untersuchungen über elekt. Nervenreizung.* Brunswig.

1865. Heidenhain. — *Mechanische Leistung., We und Sf. ums.*, p. 108.

Mackell (L.). — *An Essay on the law of muscular action.* 2e édition, Washington.

1866-67. Romanes. — *Philosophical Transaction.*

1867. Fick. — *Untersuchungen über Muskelarbeit.* Basel.

1868. Marey. — *Du mouvement dans les fonctions de la vie*, p. 361.

Place. — *Onderzoekingen gedaan in het. Physiol. Labor d. Utrechtsche Hoogeschool. Tweede Reeks*, 1, p. 73 ff.

1870. Engelmann. — *Pflüg's. Arch.*, Bd. 3, p. 289.

1871. Bowditch. — *Ber. d. sächs. Ges. d. Wiss.*, p. 669.

1872. Fick. — *Studien über elektr. Nervenreizung.*

Bowditch. — *Ueber d. Eigentümlichkeiten d. Reizbarkeit welche die Muskelfassern d. Herzen zeigen.* Arbeiten aus d. Phys. Anstalt zu Leipzig

1874. Kaufmann. — *Contraction der Muskelfasser. A. f. A. und P.*

Ranvier. — *Recherches sur les muscles rouges et les muscles pâles du lapin. Arch. de Phys.*, p. 1 et 95.

1875. Kronecker. — *Das charakterist. Merkmal der Herzmuskelbewegung. Beiträge zur Anat. und Phys., C. Ludwig Gewidmet.*

1876. Tiegel. — *Ber. d. Sächs. Ges. d. Wissen.*

Hermann. — Notizen zur Muskelphysiolog. *Pflüger's Arch.*, Bd. 13, p. 369.

Ranvier. — *Leçons d'anatomie générale sur le système musculaire.* p. 199.

Richet. — *C. R. Ac. d. Sc.*, 4 décembre.

Tiegel. — Ueber Muskelcontractur im Gegensatz zu Contraction. *Pflüger's Arch.*, Bd. 13, p. 71.

1876-77. Romanes. — *Philosophical Transaction.*

1878. Minot. — *J. of A. u. Phys.*, p. 297.

Valentin. — Einfluss von der Dehnung auf die Zusammenziehung grosse. *Z. f. B.*, p. 305.

1879. Gad. — *Arch. f. A. und Phys.*, p. 255.

Kronecker and W. Stirling. — The genesis of Tetanus. *J. of Phys.*, p. 384.

— On the so called « Inicial Contraction ». *J. of Phys.*, p. 421.

Richet. — *Arch. de Phys.*, p. 535.

Valentin. — Leistungen des nur gespanten und nicht vorher gedehnten Muskels. *Z. f. B.*, p. 349.

1879-80. **Henry Serwall.** — On the Effect of two succeding stimuli upon muscular contraction. *J. of Phys.*, p. 154.

1880. **Enko.** — Beitrag zur Lehre von der Muskel contraction. *A. f. A. und Phys.*, p. 95.

v. Kries. — Untersuchungen ueber Mechanisch. des q. st. M. *f. A. und Phys.*, p. 348.

Rosenthal. — Ueber die Arbeitsleistung der Muskeln. *A. f. A. und Phys.*, p. 187.

Valentin. — Kurve : Deren. Gestalt. abhäng. von dem Verkurzungsgange. *Z. f. B.*, p. 129.

1881. **v. Kries** und **H. Serwall.** — Ueber die Summirung untermaximaler Reize in Muskel. *A. f. A. und Phys.*, p. 66.

Mayer (Sigmund). — Ueber einige Bewegungserscheinungen an quergestreifte Muskel. *Prager med. Wochenschrift*, p. 188.

Mendelssohn. — Mécanique du muscle *C. R. Soc. de Biol.*, p. 303.

— Tonus des muscles striés. *C. R. Soc. de Biol.*, p. 28.

Ed. Montgomery. — *Zur Lehre von der Muskelcontraction*, p. 497.

Wight (J.-S.). — *The Principles of myodynamics* New-York. Birmingham.

1882. **Ch. Bohr.** — Ueber der Einfluss der tetanisirende. Irritamente auf Form und Grösse der Tetanuscurve. *A. f. A. und Phys.*, p. 233.

Fick. — *Mechanische Arbeit. und Wärmeentwickelung bei der Muskelthätigkeit*. Leipzig, p. 5, 22. 91, etc.

Ch. Richet. — *Physiologie des muscles et des nerfs.* Paris.

1883. **Bernstein.** — Uer der Einfluss der Reizfrequenz auf die Entwickelung des Muskelkraft. *A. f. A. und Phys.*, p. 88.

Mays. — *Verhandl. der physiol. Gesel. zu Berlin*, n° 8, p. 20 f. In *A. f. A. und Phys.*

1884. **Biedermann.** — *Sitzungsber. d. Wiener Acad.*, LXXXIX, III, Abth. p. 19 ff.

Fick. — Zur Lehre von den Wirkungen der Mechanischen Muskelreizung. *Prag. med. Wochenschrift*, 1881, 9.

1885. **v. Kries.** — Untersuchungen zur Mechanische des q. st. M. *A. f. A. und Phys.*, p. 67.

Tiegerstedt. — *Ar. f. A. und Phys.*, supp. B.

Varigny (H. de). — Sur le tétanos rythmique dans les muscles des invertébrés marins. *C. R. Soc. de Biol.*, p. 751.

1886. **Adduco (V.).** — Contribution à l'étude du tétanos des muscles striés. *A. f. B.*

Buckmaster. — Ueber ein Beziehung zwischen Zuckung und Tetanus. *A. f. A. u. Phys.*, p. 472.

Horsley and **Schæffer.** — Experiments an the character of the muscular contractions which an evoked by excitation of the various party of the motor Tract. *J. of Phys.*, p. 96.

Levy (Martin.) — *Ueber Einfluss der Dehnung auf die Muskelkraft.* I. D. Berlin.

1886. **Schæfer.** — On the rhythm of muscular response to volitional impulses in man. *J. of Phys.*

Varigny (H. de). — *Recherches expérimentales sur la contraction musculaire chez les invertébrés.* Th. D. F. d. Sc. Paris.

1887. **Exner.** — Physiolog. Verschiedenheiten der Muskelleistung. *Anzeiger. d. Ges. der Aertze zu Wien.*, p. 181.

v. Frey. — Reizungversuche am umbelasteten Muskel. *A. f. A. und Phys.*, p. 195.

— Versuche zur Auflossung der tetanischen Muskelcurve. *Festschrift. f. Ludwig.* Leipzig, p. 35.

Götz. — *Untersuchungen über die Zunahme der Zuckungshöhen durch Ueberlastung und Ueberspannung.* I. D. Würzburg.

Kunkel. — Studien über die quergestreiften Muskeln. *Festschrift. f. Kölliker.*

1888. **Feuerstein.** — Zur Lehre von der absolute Muskelkraft. *Pflüg's Arch.* Bd. 43, p. 347.

v. Frey. — Ueber Zusammengesetzte Muskelzuckung. *Arch. f. Anat. und Phys.*, p. 213.

v. Kries. — Ueber der zeitlichen Verlauf summirten Zuckungen. *A. f. Anat. und Phys.*, p. 537.

1888. **Griffiths.** — On the Rhytm of muscular Response to Volitional Impulse in man. *J. of Phys.*, p. 39.

1889. **Brunton. Dʳ T. Lauder.** — On transversi contraction in muscle. *J. of Phys.*, IV. — *Proceeding of Phys. Society.*

Cowl. — *A. f. A. and Phys.*

Santesson. — *Skandinavisch's Arch. f. Phys.*, I, p. 1, ff.

Wolf. — *Versuche über Doppelreizung bei isometrische, Muskelthätigkeit.* Würzburg.

1890. **Berry-Haycraft.** — Voluntary and Reflex Muscular Contraction. *J. of Phys.*, p. 352.

Herringham. — On Muscular Tremor. *J. of Phys.*, p. 478.

Santesson. — Beiträge zu Kenntniss der Einvirkung einiger variabeln auf die Mechanische Leistung der Muskels. *Skandinavischs Arch.*, p. 3.

1891. **Schenck.** — Beiträge zur Kenntniss von der Zusammenziehung der Muskels. *Pfluger's Arch.* Bd. 50, p. 168.

1892. **Camerano.** — Recherches sur la force absolue des muscles des crustacés décapodes. *A. i. B.*, p. 232.

v. Kries. — Ueber Untersuchungen zur Mechanik des q. st. M. über Wechselzuckungen *A. f. A. u. Phys.*, p. 1.

1892. **Manca.** — Étude sur l'entraînement musculaire. *A. i. B.*, p. 389.

Rheinbold. — *Zur Mechanick der Muskelzuckung.* I. D.

Schenck. — Beiträge zur Kenntniss vom Einfluss der Temp. auf die Thätigkeit des Muskels. *Pflüg's Arch.*, Bd. 55, p. 456.

Schenck. — Ueber den Erschlaffungsprocess des Muskels. *Pflüg's Arch.* Bd. 52, p. 117.

— Ueber Summation der Wikung von Entlastung und Reiz im Muskel. *Pflüg's Arch.*, Bd. 53, p. 394.

Warren Lombard. — Some of the Influences which affect the power of Voluntary Muscular Contraction. *J. of Phys.*, p. 1.

1893.   **Blix (M.).** — Die Länge und die Spannung des Muskels. *Skandinavich Arch., f. Phys.* p. 399.

Camerano. — Recherches sur la force absolue des muscles des invertébrés. *A. i. B.*, p. 1.

— Recherches sur la force absolue des muscles des insectes. — Muscles fléchisseurs des mandibules des coléoptères. *A. i. B.*, p. 149.

— Observation sur les mouvements et sur les muscles respiratoires du thorax des coléoptères. *A. i. B.*, p. 304.

Kohnstamm. — Der Muskelprocesse in Lichte der vergleichend. isotonische isometrische Verfahren. *A. f. A. und P.*, p. 49.

Richet. — *Travaux du laboratoire de Physiol.*, p. 13.

Santesson. — Studien über allgmeine Mechanick des Muskels. *Skandinavische Arch.*, p. 46, 98 et 135.

1894.   **Blix (M.).** — Die Läuge und die Spannung des Muskels. *Skandinavische Arch. f. P.*, p. 150, 173.

1894.   **Patrizi** et **Mensi.** — La contraction artificielle des muscles volontaires chez les nouveau-nés humains *A. i. B.*, p. 43.

Patrizi. — Sur la contraction musculaire des marmottes dans le sommeil et dans la veille. *A. i. B.*, p. 86.

Santesson. — Einige Bemerkungen über die Ermüdbarkeit der motorischen Nervenendigungen und die Muskelsubstanz. *Skandinawisch Arch. f. Phys.*, p. 394.

Schenck. — Ueber den Einfluss der Spannung auf die Erschlaffung der Muskels. *Pflug's Arch.*, Bd. 55, p. 175.

— Notiz betreffend Registrirung der Muskel-Spannung. *Pf. Arch.* Bd. 55, p. 621.

— Ein einfacher Versuch zur Demonstration der Einfluss der Spannung auf den Ablauf der Contractionsprocesse. *Pflug's Arch.* Bd. 65, p. 626.

1895.   **Paton.** — Muskelenergy. The present stibe of veer. *Edinburgh Med. Journal*, n° 6, p. 108.

Brodic. — The work of muscle. *Proceeding of Phys. Society. J. of Phys.* VI.

1895.   **Biedermann.** — *Elektrophysiologie.* p. 59 et p. 65.

Burdon. Sanderson — The Electrical Response to stimulation of muscle and its relation to the mechanical Response. *J. of Phys.*, p. 117.

Fick. — Ueber Arbeitsleistung des Muskels dürch seine Verdickung. *Verhand. d. phy. med. Gesel. zu Würzburg.*

Schenck. — Ueber die Summation der Wirkung von Entlastung und Reiz im Muskel. *Pf's Arch.* Bd. 59, p 395.

1895.   **Schenck.** — Weiteren Untersuchungen über den Einfluss der Spannung auf der Zuckungsverlauf. *Pf's Arch.*, Bd. 61, p. 77.

— Untersuchungen über die Natur einiger Dauercontractionen des Muskels. *Pflug's Arch.*, Bd. 61, p. 494.

1896.   **Kaiser (Karl).** — Zur Analyse der Zuckungscurve des q. st. M's. *Z. f. B.* Bd. 33, p. 157.

Schenck. — Zur Frage: ob der physiologische Contractionsact von der Spannung beeinflut wird. *Pflug's Arch.*, Bd. 62, p. 499.

Smith. — The maximum muscul. effort of the horse. *J. of Phys.*, p. 217.

Burdon-Sanderson. — *Physiol. Centralblatt*, IV, p. 186.

Engelmann. — *Pflug's Arch.*, Bd. 29, p. 466.

Fick. — *Pflug's Arch.* Bd. 4, p. 309.

Fick. — *Pflug's Arch.*, Bd. 41, p. 464.

Fick. — Versuche über isometrische Muskelzuckung. *Arch. f. Phys.*, XLV, p. 279.

Hermann. — *Handbuch der Phys.*, p. 75.

Luchsinger. — *Pflug's Arch.*, Bd. 26, p. 464.

Ludwig und **Luchsinger**. — *Pflug's Arch.*, Bd. 25, p. 231.

Minot. — *Journal of Anat. and Phys.*, XII, 297.

Münzer. — *Pflug's Arch.*, Bd. 46, p. 249.

Regeczy. — *Pflug's Arch.*, Bd. 43; Bd. 46, p. 249.

Richet. — Sur l'excitabilité du muscle pendant les différentes phases de sa contraction. (*C. R.*, LXXXIX).

Rossbach. — *Pflug's Arch.*, XIII, p. 607.

Muskelversuche am Warmblutern. *Pflug's. Arch.*, XV, p. 1.

Schœnlein. — *Z. f B.*, XXX, N. F. XII.

Tiegerstedt. — Mittheilungen aus dem physiol. Labor der Carolinischen Institutes in Stockholm, Heft. III, p. 1 ff.

Weber. — *Wagner's Handwörterbuch*, III, 2 vgl., p. 110 ff.

Influence de la température.

1811. **Nysten**. — *Recherches de physiologie et de chimie pathologique.* Paris, p. 395.

1857. **Cl. Bernard**. — *Leçons sur les effets des substances toxiques.* Paris, p. 128.

1860. **Du Bois-Reymond**. — *Untersuchungen über thierische Elektricität.* Berlin, Bd. II, Abh. II, p. 31.

1863. **Fick**. — *Vergleich. Phy. d. irritablen Substanzen*, p. 51.

1864. **Kühne**. — *Untersuchungen über das Protoplasma und die Contractilität*, p. 3.

1867. **Fick**. — *Untersuchungen über Muskelarbeit*. Basel.

Schmulewitsch. — Zu Muskelphysik im Physiologische. *Centralblatt für die medicinische Wissenschaften*, p. 81.

1868. **Marey**. — *Du mouvement dans les fonctions de la vie.* Paris, p. 255 et 344.

Schmulewitsch. — Étude sur la physiologie et la physique des muscles. *Journal de l'Anat. et de la Phys. normal. et pathol.*, vol. V, p. 27.

1869. — *C. R. Ac. d. S.*, LXVIII, p. 936.

1870. — Zur Frage über das Wesen der Muskelcontraction. *Centralblatt f. d. med. Wiss.*, p. 609.

1871. **Fick**. — *Pflüg's Arch.*, Bd. IV, p. 301.

1873. **Horwath**. — Ueber das verhalten des Frösche und deren Muskeln gegenüber der Kälte. *Verhandlung v. Phy. Med. Gesellsch. zu Würzburg*, t. IV, p. 12.

1874. **Hermann**. — Versuche über den Einfluss der Temperatur auf den Nerven und Muskelstrom. *Pf. Arch.*, Bd. IV, p. 163 et 189.

1875. **Adamkiewitsch**. — Der Wärmeleitung des Muskels. *Arch. f. A. and Phys.*

Samkowy. — Ueber den Einfluss verschied. Temper. Grade, auf die physiolog. Eigenschaften der Nerven and Muskeln. Inaug. Diss. Berlin.

P.

1876. **Steiner**. — Untersuchungen über den Einfluss der Temperatur auf die Muskelstrom. *Arch. f. A. und Phys.*, p. 382.

1878. **Marey**. — *La méthode graphique*. Paris, p. 520.

1880. **Boudet**. — *De l'élasticité musculaire*. Th. Inaug., Paris.

1882. **Fick**. — *Mechanische Arbeit und Warmeentwickelung*, etc., etc., p. 109.

Pfalz. — *Ueber das Verhalten glatter Muskeln verschied. Thiere gegen Temp. Differenzen und elect. Reizung*. Inaug. Diss. Leipzig.

Richet. — *Physiologie des muscles et des nerfs*, p. 48.

1884. **Biedermann**. — *Sitzungsber. d. Wiener Acad.*, LXXXIX, III Abth. p. 19 ff.

Fick. — Myothermische Fragen und Versuche. *Würzbürger Abhandlungen*, Bd. XVIII, p. 301.

Grünhagen. — *Pfluger's Arch.*, XXXIII, p. 59

Kühe. — *Ueber den Einfluss der Wärme und Kälte auf verschiden irritable Gewebe warm und Kaltblütiger Thiere*. Inaug. Diss. Bern.

Lauder Brunton and **Theodore Cash**. — Influence of heat and cold upon Muscles poisoned by veratria. *J. of Phys.*, p. 1.

1885. **Biedermann**. — *Sitzungsber. d. Wiener. Acad.* XCLIII Abth. p. 29 ff.

Fick. — Mechaniche Untersuchungen der Wärmestarre des Muskels. *Verhandl. d. Phys. Med. Gesellsh. zu Würzburg*, Bd. XIX. p. 1.

Rubner. — Versuche über den Einfluss der Temp. auf die Respiration des ruhenden Muskels. *Arch f. A. und Phys.*, p. 38 et 66.

Tiegerstedt. — Untersuchungen über die Latenzdauer der Muskelzuckung in ihrer Abhängigkeit von verschiedenen Variabeln. *Arch. f. A. und Phys.* Supp. Bd., p. 253.

1887. **Edwards**. — The Influence of Warmth upon the Irritability of Frog's Muscle and Nerve. *Studien from the Biological Laboratory. Martin John Hopkin's University*. Baltimore, vol. IV, p. 19.

Waller and **Reid**. — *Philosoph. Transaction*, vol. 178, 1887, B.

1888. **Stokwis**. — Over ders invlaed van einige Stoffen uit de digitalis grrep op het geisoleerde Kikvorschhart bij verschillende temperaturen. Feest bundel van het Donders Jubileum.

Yeo. — On the normal duration and significance of the laten period of excitat. in Muscle contraction. *J. of Phys.*, vol. IX, p. 425.

1890. **Bernstein**. — *Untersuchungen aus d. physiol. Inst. der Universität. Halle* II Heft, p. 160.

Gad et **Heymans**. — *Arch. f. Anat. und Phys.*, Supp., Bd. p. 59-116.

Sobieransky. — Die Aenderung in die Eigenschaften der Muskelnerven mit dem Wärmegrad. *Arch. f. Anat. und Phys.*, p. 244-255.

1892. **Patrizi**. — Oscillations quotidiennes du travail musculaire en rapport avec la température du corps. *A. i. B.*, p. 134.

Schenck. — *Pfluger's Arch.*, Bd 52, p. 117.

1893. **Gad**. — Einige Grundgesetze des Energieumsatz in thätigten Muskels. *Sitzungsbericht, d. Königl. preuss. Acad. d. Wiss. Berlin. Sitz. v. 20 avril* XX. p. 275.

1893. **Gotschlich**. — Ueber den Einfluss der Wärme auf Länge und Dehnbarkeit des elastischen Gewebe und des quergestreitlen Muskels. *Pfluger's Arch.* LIV, p. 109.

Patrizi. — L'action de la chaleur et du froid sur la fatigue des muscles chez l'homme. *A. i. B.*, p. 105.

1895. **Biedermann**. — *Elektrophysiologie*. Iena, p. 82.

Malmström. — Ueber den Einfluss der Temper. auf die Elasticität des ruhenden Muskel. *Skandinarische Arch. f. Physiol.*, VI. p. 230.

Tissot. — Étude des phénomènes de survie dans les muscles après la mort générale. *T. 1. (F. S.)*, p. 148.

1897. **Brodie** and **Richardson**. — The change in length of striated muscle under varying loads brought about by the influence of heat. *J. of Phys.*, v. XXI, p. 353.

Schultz. — Ueber den Einfluss der Temperatur auf die Leistungsfähigkit der längestreiften Muskeln der Wirbelthiere. *Arch. f. Anat. und Phy.*, p. 1.

Biernath. — *Ueber die Irisbewegung einiger Kalt und Warmblüter bei Erwärmung und Abkühlung*. Inaug. D. Leipzig.

Horwath. — *Pfluger's Arch.*, XIII.

Grünhagen und **Samkowy**. — *Pflug's Arch.*, Bd. IX. p. 399.

TROISIÈME PARTIE

LA CHALEUR MUSCULAIRE

CHAPITRE PREMIER

Historique.

Dans l'ensemble des transformations énergétiques qui constituent l'acte de la contraction musculaire, la chaleur occupe une place prépondérante, soit qu'on la considère comme étant la première forme d'énergie cinétique dérivant de l'énergie potentielle, soit qu'on la mette à la fin du cycle énergétique.

Nous ne chercherons pas à assigner la place de l'énergie calorifique ; nous n'entrerons pas dans le mécanisme intime de la contraction au point de vue énergétique, pas plus que, traitant du travail mécanique du muscle, nous ne nous sommes occupée du mécanisme élémentaire du travail de chaque disque élastique. Nous avons considéré seulement la résultante de toutes les déformations partielles, le raccourcissement musculaire ; de même, nous allons considérer la chaleur comme résultante des phénomènes physico-chimiques se passant dans l'intimité du protoplasma musculaire, phénomènes fort nombreux, probablement, et dont les uns dégagent de la chaleur, tandis que d'autres en absorbent.

Qu'une *transformation chimique* est à l'origine de toutes les transformations énergétiques qui se passent dans le muscle, c'est là un fait bien acquis. Que ce phénomène est de la nature d'une combustion, qu'il est essentiellement exénergétique, que de l'oxygène vient s'unir au carbone et que de cette combinaison il en résulte un dégagement d'énergie. les preuves abondent.

Par exemple, le besoin de respirer profondément et, de ce fait, d'introduire plus d'oxygène et d'en exhaler plus d'acide carbonique pendant le travail que pendant le repos; le fait que le sang veineux du muscle contient plus d'acide carbonique pendant la contraction. sont pour nous démontrer l'exactitude de l'assimilation de la transformation chimique, cause de la contraction, à un processus de combustion. Mais le muscle dégage plus d'acide carbonique qu'il n'en conviendrait, vu la quantité d'oxygène absorbé : tout l'acide carbonique ne provient donc pas d'un processus d'oxydation. de combustion, à côté il doit exister d'autres transformations chimiques, dues à une fermentation ou à une hydradation. qui se passent sans oxygène.

L'expérience nous apprend qu'un muscle, mis à l'abri de l'oxygène, travaille tout aussi bien qu'un muscle dans l'air. Est-ce que dans ce cas travaillerait-il sans oxygène ? les transformations chimiques seraient-elles autres que normalement? Nullement. Le muscle peut fort bien contenir, dans une combinaison chimique de l'oxygène, faiblement uni et ne demandant pas une forte dépense énergétique pour s'en détacher et entrer tout de suite dans une autre combinaison qui, elle, a lieu avec un grand dégagement d'énergie.

En résumé, il semble que les transformations chimiques correspondant à la contraction, se font en deux phases :

1° Destruction de la glycose et formation d'acide lactique;

2° Destruction par combustion de l'acide lactique et formation d'acide carbonique et d'eau.

Telle est l'hypothèse de Fick. et elle semble être vraie.

Si nous cherchons à quel moment l'hypothèse qu'*un phénomène chimique est lié à la contraction musculaire et à la chaleur animale. fut émise pour la première fois. nous trouve-*

rons avec étonnement que cette hypothèse est antérieure à Lavoisier. Au XVIIe siècle, un médecin anglais nommé Mayow l'énonça clairement ainsi qu'il suit :

« La chaleur dégagée par les animaux à la suite des mouvements violents dérive des combinaisons chimiques qui ont lieu dans les organes du mouvement entre les particules *nitro-æræ* et *salino-sulhuræx*, et plus loin :

« Il est à admettre que la chaleur des muscles se contractant fortement dépend des particules *nitro-æræ* qui sont très actives à ce moment-là dans l'intérieur du muscle. »

Pouvait-on être plus clair, plus précis, plus net dans son temps ? Mais, Mayow eut le tort que, en faisant cette hypothèse, il l'énonça trop tôt, elle ne fut donc pas comprise, elle eut le même sort que ses vues étonnantes sur la respiration qu'il croyait identique à un processus de combustion. C'est là le sort de tout ce qui devance son époque !

A la fin du XVIIIe siècle, v. Madai, dans son travail : *Ueber die Wirkungsart der Reize und der thierischen Organe*, posant son principe : « Les phénomènes de la nature organique sont les effets des forces physiques communes, et la physiologie n'est qu'une partie de la physique », chercha à l'appliquer à ce qui se passe dans le muscle. Il fut amené à penser que dans le muscle il se fait un mélange, une combinaison entre l'oxygène du sang et le carbone de la fibre musculaire, et que, de cette combinaison, dérive de la chaleur, qui augmente ou diminue suivant l'intensité de la combinaison.

Les hypothèses de Mayow et de v. Madai n'étaient que des vues de l'esprit, et, quoique d'une grande justesse, il est vrai, elles n'eurent aucune influence sur les travaux ultérieurs et n'en suscitèrent aucun. La base expérimentale leur manquait, et il a fallu bien des années pour que celle-ci fût établie. Nous voyons combien les idées, fussent-elles de génie, ont eu une faible influence dans les sciences expérimentales, en comparaison de l'influence considérable exercée par des faits, quelque petits qu'ils paraissent.

Que des *mouvements forts, violents* et souvent *répétés échauffent*, c'est un fait d'observation vulgaire facile et admis depuis longtemps. Voilà comment s'exprime, en 1760, Haller à ce propos :

« Adeo vero certum est, a motu et corporis excitatione frigora superari, ut ipsi barbari, qui in eo gelido aere facile vitales supersunt, dum venantur, quando per viarum errores vident se perituros, quiete sola mortem inevitabilem accelerari norint. »

En 1819, Hochgeladen fit passer un courant électrique à travers le corps d'un chien, en plaçant une des électrodes dans le cerveau, tandis que l'autre était en contact avec le nerf tibial. Par cette excitation, le corps de l'animal était secoué par de fortes contractions, et, pendant ce temps, la température rectale montait de 90° F. à 100° F.

En 1820, Krimer, injectant dans la veine jugulaire d'un chien 10 gouttes d'huile d'amandes amères, vit la température rectale s'élever de 102° F. à 104° F. pendant que le chien se débattait fortement. Après quelques minutes, quand le chien avait cessé de se débattre, la température tombait à 101° F.

En 1844, Davy observa que, par la marche forcée et l'équitation, la température cutanée augmentait, tandis que la température des parties profondes, par exemple celle de la cavité buccale, ne s'élevait pas toujours.

Gierse (1842), observant la température des chiens quand ils cherchent à détacher leurs liens, vit qu'elle s'élevait de 39°,15 C. à 30°,85.

Baerensprung (1851), faisant des recherches sur la température des enfants nouveau-nés, a vu que, chaque fois qu'ils criaient et se débattaient, leur température rectale montait.

Wunderlich a fait des recherches thermométriques très intéressantes sur les malades ayant le tétanos.

Leyden rechercha jusqu'à quel degré pouvait s'élever la température du chien quand tous les muscles étaient contractés fortement. Il vit la température monter jusqu'à 44°,8 C. En outre, il observa, au début du tétanos électrique, un abaissement de température de $0°,1$ à $0°,15$ C. ; l'ascension ne commençait qu'après 1 à 3 minutes ; l'élévation de la température se maintenait pendant toute la durée du tétanos et continuait encore pendant quelques minutes après la cessation des contractions. Leyden attribua l'abaissement initial de la température au resserrement des vaisseaux.

Ce n'est pas seulement sur *les vertébrés* que portèrent les observations anciennes, *les insectes* fixèrent dès longtemps l'attention des observateurs. Ainsi, déjà en 1741, Réaumur disait : « Les abeilles s'échauffent en agitant leur ailes et en marchant, comme nous nous mettons en sueur pendant qu'il gèle très fort, en courant ou en faisant des efforts redoublés. »

En 1837, Newport, faisant des observations sur la température des ruches, a vu que leur température montait de $40°$ F. quand les abeilles étaient en mouvement. Il a fait aussi des recherches sur l'échauffement des papillons à l'état de chrysalide.

En 1840, Dutrochet fit des recherches thermo-électriques sur la température des hannetons en fixant des aiguilles dans leur abdomen. « Il est certain, dit-il, que le mouvement musculaire augmente la température. »

En résumé, dans toutes les observations que nous venons de citer, on recherche les variations de la température de tout le corps, quand les muscles d'un animal, volontairement ou expérimentalement, sont en état de contraction ; dans les expériences que nous allons exposer à présent on recherche la température des muscles mêmes.

Chaleur dégagée pendant la contraction musculaire chez les animaux à sang froid.

La découverte de l'équivalence entre le travail et la chaleur ne pouvait pas laisser indifférents les physiologistes et ne pas les susciter à chercher si ce principe pouvait s'appliquer aussi au muscle, source de travail et de chaleur.

Mayer, le premier, a émis l'hypothèse de l'existence d'un rapport entre le travail du muscle et la chaleur qu'il dégage. Dans son livre : *Die organische Bewegung in ihrem Zusammenhange mit dem Stoffwechsel* (Heilbronn, 1845), il dit page 87 : « Pendant que le muscle se raccourcit, il produit un travail tantôt important, tantôt faible ; en même temps, dans les capillaires du muscle, un processus d'oxydation a lieu, auquel correspond la production d'une certaine quantité de chaleur. De cette chaleur, une partie est employée par l'action du muscle. Cette dépense est proportionnelle soit au travail, donc au produit du poids par la hauteur de soulèvement, soit au produit du poids par le carré de la vitesse. En résumé, la dépense de la chaleur est proportionnelle au travail mécanique produit ; le muscle employant la chaleur *in status nascens* pour faire du travail. »

Pour avoir la démonstration expérimentale de ce fait, il fallait que les conditions expérimentales fussent des plus simples ; qu'il n'y eût de changé, dans plusieurs expériences, que le travail produit, chose facile à obtenir en faisant varier le poids que le muscle avait à soulever ; que l'intensité de l'excitation provocatrice de la contraction fût toujours identique ; que le sang ne vînt pas modifier pour son compte les phénomènes se passant dans le muscle, chose qu'on ne pouvait éviter qu'en faisant des expériences sur des muscles détachés du corps de l'animal. Ainsi quand en 1848 Helmholtz découvrit que les muscles des animaux morts, des muscles de grenouille séparés du corps, dégageaient de la chaleur pendant la contraction, il fit faire à la thermodynamique musculaire, en germe dans l'hypothèse de Mayer, un progrès considérable. On pouvait donc espérer réaliser plus ou moins les conditions idéales, et, appliquant la méthode thermoélectrique employée par Helmholtz, trouver la démonstration expérimentale de l'hypothèse de Mayer.

Déjà en 1856 Matteucci, employant la méthode thermométrique à l'étude de la chaleur dégagée par les muscles de grenouille, détachés du corps, avait cru pouvoir conclure de ses expériences que dans le muscle comme dans une machine à vapeur, la chaleur devient du travail. Mais on ne pouvait rien tirer du tout de ses expériences, vu la méthode qu'il employa, à plus forte raison la démonstration d'un tel fait.

En 1861. Béclard, avant d'entreprendre ses expériences sur l'homme, fit quelques expériences sur la grenouille. Pour faire ses recherches il commença par introduire dans la construction des aiguilles thermo-électriques une importante modification. Pour les empêcher d'abandonner le muscle au moment de la contraction, il munit leur extrémité d'un hameçon qui s'implantait dans les tissus. Un circuit cuivre et fer était relié aux deux aiguilles (dont une servait de soudure d'épreuve, l'autre de soudure témoin).

Un des membres postérieurs était fixé en extension, l'autre était laissé libre. Les deux aiguilles étaient placées dans les deux gastrocnémiens. Il faisait contracter les deux muscles en excitant la moelle. L'aiguille du galvanomètre montrait une déviation qui accusait dans le circuit une différence de température en faveur de la patte fixée. Libérant le membre fixé et le reliant à un fil qui, se réfléchissant sur une poulie, portait à son extrémité un poids de 5 grammes, et faisant contracter les pattes, l'aiguille du galvanomètre indiquait une élévation de température bien inférieure à celle observée dans la contraction du muscle fixé.

Béclard installa ensuite l'expérience d'une façon plus simple, ainsi qu'il suit : un des membres postérieurs est fixé, tandis que l'on attache un poids à l'autre membre; les aiguilles sont enfoncées dans les deux gastrocnémiens. En excitant la moelle, des contractions sont provoquées dans les deux muscles. Le muscle du membre fixé est en contraction statique, le muscle du membre libre en contraction dynamique. La déviation de l'aiguille du galvanomètre indique un excès de température dans le membre fixé. Donc :

La contraction statique dégage plus de chaleur que la contraction dynamique.

Mais les objections à faire à ces expériences ne manquent pas. Béclard fut un des premiers à le reconnaître, et pour établir la conclusion de ses expériences sur la grenouille sur des bases plus solides, en se mettant plus à l'abri des causes d'erreur, croyait-il, il s'adressa au muscle biceps de l'homme.

Presque toutes les recherches instituées dans le but de vérifier, sur le muscle, la loi de l'équivalence entre la chaleur et le travail, manquèrent leur but, soit par manque de précision dans les méthodes employées, soit que les expérimentateurs se trouvèrent arrêtés chemin faisant par d'autres constatations.

En 1862, Solger, dans ses recherches sur l'échauffement du gastrocnémien de la grenouille, faites à l'aide de la pile thermo-électrique de Helmholtz, crut avoir établi l'existence de deux faits très intéressants :

1° Un refroidissement précède l'échauffement dû à la contraction, phénomène qu'il appelle du nom de : *variation négative.*

2° *L'échauffement se continue* après la cessation des contractions.

En 1863, Meyerstein et Thiry constatèrent aussi la variation négative qui apparaît brusquement au moment de la contraction ; elle est d'autant plus importante que le raccourcissement est plus grand et que le poids soulevé est plus faible ; elle varie selon les muscles considérés.

Leurs expériences ont porté sur le gastrocnémien qu'ils excitaient pendant 10″ par des excitations tétanisantes, pour avoir un échauffement assez notable, car leur système thermo-électrique n'était pas très sensible. Pour faire varier le travail effectué par le muscle, le poids étant toujours le même, il fallait faire varier la hauteur de soulèvement ; dans ce but ils variaient l'intensité de l'excitation, ou bien laissaient agir la fatigue. On voit que dans ces conditions ils ne pouvaient pas trouver la solution du problème posé : la relation entre la chaleur et le travail. Ce qu'ils pouvaient constater était donc : 1° la relation qu'il y a entre l'échauffement d'un muscle et sa fatigue ; 2° la relation entre l'échauffement et l'intensité de l'excitation. En effet, ils trouvèrent que *la chaleur variait proportionnellement avec la hauteur des secousses*, c'est-à-dire avec l'intensité de l'excitation.

Quand ils ont fait varier le poids que le muscle avait à soulever, ils virent que : un *muscle sans charge dégage moins de chaleur qu'un muscle chargé*, mais ce n'était pas là un fait se produisant à coup sûr, d'après eux, mais ce qu'on voyait le plus souvent, c'était que le poids n'avait aucune influence sur la chaleur produite par le muscle.

Heidenhain, en 1864, reprit la question et l'étudia avec force détails, employant une technique non pas nouvelle, mais très perfectionnée, et dont il sera question plus loin. Ici nous donnerons les résultats de ses expériences sans craindre d'y insister trop, vu que bien des physiologistes les considèrent comme une découverte des plus importantes de la physiologie, et comme pouvant éclaircir en quelque sorte le mécanisme intime de la contraction.

Le fait capital qui se dégage de ses recherches est le suivant : *l'état du muscle dépend des circonstances extérieures dans lesquelles se passe la contraction.*

En ce qui concerne *le rapport* entre le *poids soulevé* et la *chaleur dégagée*, Heidenhain, au lieu de voir une diminution de la chaleur quand le poids augmentait, et par suite le travail aussi, comme il s'attendait qu'il en fût, selon l'hypothèse de Mayer, vit que *la chaleur dégagée est d'autant plus grande que le poids est plus fort*, c'est-à-dire que les processus chimiques augmentaient avec le poids. Mais cette augmentation n'est pas illimitée, à partir d'un certain poids la chaleur commence à diminuer, de sorte qu'elle est moins grande pour le poids de 100 grammes qu'elle n'est pour le poids de 70 gr.

Si l'on fait le *rapport* entre la chaleur dégagée et le travail mécanique produit, on voit que la valeur dudit rapport *diminue* quand le travail augmente.

La chaleur dégagée par un muscle que l'on empêche de se raccourcir est plus grande que celle produite quand le raccourcissement peut s'accomplir librement.

La chaleur augmente avec la tension initiale.

Entre deux muscles ayant la même tension initiale, celui dont on augmente la tension pendant la contraction produit plus de chaleur que celui dont la tension n'a pas varié. L'augmentation de tension était réalisée par Heidenhain en faisant travailler le muscle en surcharge.

Tous ces faits se résument ainsi : plus les résistances que le muscle a à vaincre sont grandes, soit dès le début, soit au cours de la contraction, plus la chaleur que ce muscle dégage est grande; autrement dit, les transformations chimiques augmentent avec les résistances. Comme le travail mécanique augmente aussi, dans certaines limites, avec le poids, on pourrait comparer la fibre musculaire à ces moteurs à gaz qui ne puisent pas nécessairement à chaque tour une quantité déterminée de gaz pour l'explosion, mais seulement quand la vitesse de rotation a été ralentie, par les résistances extérieures, au delà d'une certaine mesure. Donc ces moteurs dépensent d'autant plus que la résistance à vaincre, et par suite le travail produit, a été plus grand.

Un muscle *fatigué dégage moins de chaleur*. Cette diminution apparaît avant que la fatigue se soit manifestée par une diminution du travail, et quand celle-ci apparaît, elle est moins considérable que celle de l'échauffement. Ainsi, un muscle fatigué transforme moins d'énergie chimique, il travaille plus économiquement.

En ce qui concerne la *chaleur dégagée par le tétanos*, Heidenhain a vu que :

Si l'on tétanise plusieurs fois un muscle, tendu par le même poids, avec un courant de même intensité et pendant une égale durée (de 2" à 5"), la chaleur dégagée diminue d'expérience en expérience plus vite que la hauteur du tétanos. Donc, on retrouve pour le tétanos, ce que nous avons vu pour des secousses isolées, c'est-à-dire que : un muscle fatigué produit par rapport au travail mécanique, moins de chaleur que le muscle non fatigué.

Un muscle, tétanisé pendant le même temps avec un courant d'égale intensité, produit d'autant plus de chaleur que le poids qu'il soulève est plus fort ; quand le poids est très lourd, la chaleur n'augmente plus.

Un muscle qu'on tétanise et qu'on empêche de se raccourcir, dégage plus de chaleur qu'un muscle se contractant librement ; et la chaleur est d'autant plus grande que le muscle a été plus tendu au début.

Si l'on charge un muscle pendant le tétanos, l'échauffement augmente et d'autant plus que la charge ajoutée est plus grande.

La chaleur produite pendant le tétanos est d'autant plus grande que le muscle a été plus tendu pendant son repos.

La chaleur n'augmente pas avec l'augmentation de la fréquence des excitations tétanisantes, une fois que le tétanos a atteint sa hauteur maxima ; tant que celle-ci augmentait, la chaleur augmentait aussi.

Les excitations employées par Heidenhain étaient des excitations maximales. Le muscle qui lui a servi d'objet d'étude a été le gastrocnémien de la grenouille.

Nawalichin, en 1876-77, dans des expériences faites dans le laboratoire de Heidenhain et avec sa méthode, rechercha quel était le rapport entre la hauteur des secousses et la chaleur dégagée. La variation des hauteurs était obtenue en faisant varier l'intensité de l'excitation. On sait que l'intervalle de l'échelle des intensités auquel correspondent des secousses sous-maximales est très petit, donc, d'une part, la difficulté de produire avec sûreté des secousses de différentes hauteurs, d'autre part, la petitesse de l'échauffement donné par de telles secousses, rendaient ces expériences très difficiles et extrêmement délicates.

Nawalichin a vu que *la chaleur augmentait avec l'intensité de l'excitation*, tant que celle-ci produisait un accroissement de hauteur. La hauteur maximale une fois atteinte, la chaleur n'augmentait plus, quelle que fût l'intensité de l'excitation.

Un autre fait qui ressort de ses expériences est le suivant : la chaleur augmente plus vite que la hauteur des contractions, c'est-à-dire plus vite que le travail (le poids étant le même dans toutes les expériences).

Faisant le rapport entre l'échauffement W et la hauteur de la secousse correspondante H, on a $\frac{W}{H}$, la grandeur de l'échauffement pour l'unité de raccourcissement, donc par unité de travail, quand le poids est le même, la quantité de chaleur correspondant à l'unité de travail est moins grande pour les petites secousses que pour les grandes ; donc le muscle travaille plus économiquement quand il se contracte par petites secousses.

L'apport de Fick à l'étude de la chaleur dégagée par les muscles de grenouille isolés est considérable. Ses premières recherches furent faites en 1867, et depuis il n'a pas cessé de publier de nouveaux travaux.

Sa *pile thermo-électrique* est un précieux appareil de mesure des échauffements ; elle lui a servi et a servi aux autres à trouver des faits très intéressants. Son *collecteur* du travail a permis à Danilewsky de trouver sur le muscle l'équivalent mécanique de la chaleur.

Avec Dybowsky, il fit des recherches *sur la chaleur dégagée* par un muscle quand il devient *rigide*. Ils ont vu que la température du muscle est supérieure à la température de l'eau qui provoque la rigidité ; pour les muscles de grenouille, la différence est de $0^m,07$; pour les muscles de chien, elle est de $0^o,23.$ Leurs recherches ont été faites à l'aide de deux thermomètres;

dont l'un donnait la température du muscle dont son réservoir était recouvert, l'autre la température de l'eau chaude, dans laquelle le muscle était plongé pour provoquer la rigidité. La rigidité produite par la chaleur dégage plus de chaleur qu'une seule secousse, car l'échauffement de celle-ci ne peut être apprécié qu'à l'aide d'appareils thermo-électriques très sensibles.

Des expériences, faites à l'aide de la pile de Heidenhain, ont montré à Fick que la production de chaleur est limitée au temps pendant lequel a lieu la rigidité ; une fois le muscle devenu rigide, il n'y a plus de processus chimique, il n'y a plus de dégagement de chaleur ; donc, si un muscle a soulevé un poids pendant le commencement de la rigidité, il le soutient ensuite sans dépenser de l'énergie, comme il ferait si le soutien était dû au tétanos.

La rigidité musculaire après la mort est un processus analogue à celui de la rigidité de chaleur, seulement elle se fait avec plus de lenteur, de sorte que la chaleur qui se dégage pendant son accomplissement n'est appréciable que si l'on a une grande masse musculaire, car alors elle ne se disperse pas rapidement. D'ailleurs, on a souvent observé une élévation de température sur les cadavres.

En 1874, Fick, faisant des recherches sur la chaleur développée pendant le tétanos, établit les faits suivants :

Dans le cas de tétanos maximal, la chaleur dégagée est indépendante de la fréquence des excitations ; il s'ensuit que la quantité de chaleur développée par chaque excitation est en raison inverse de la fréquence des excitations.

Il n'en est pas de même si le tétanos n'est pas maximal ; la chaleur dégagée est d'autant plus grande que la hauteur du tétanos est plus grande.

Si l'on tétanise complètement un muscle pendant un temps déterminé et ensuite le même muscle est de nouveau excité pendant le même temps, le poids à soulever et l'intensité de l'excitant étant les mêmes, seulement la fréquence des interruptions est telle que les secousses n'arrivent pas à se fusionner complètement ; la chaleur dégagée dans cette seconde expérience est plus grande que dans la première. Ce fait est d'accord avec ce que Kronecker a vu pour la fatigue, c'est-à-dire qu'un muscle se fatigue plus vite par des secousses fréquentes distinctes que par un tétanos continu.

En 1878, Fick transforma les mesures d'échauffement en mesures de quantité de chaleur, en *microcalories*. Jusqu'à présent, il n'a été question que de degrés d'échauffement, et quand nous employons le mot de chaleur, ce n'est pas dans le sens de calorie. On peut passer d'une mesure thermométrique à une mesure calorimétrique quand on connaît la chaleur spécifique et le poids du muscle. C'est ce que fit Fick.

Comme dans ses expériences le poids montait et descendait alternativement, Fick considère que la chaleur dégagée était exactement la mesure de l'énergie chimique dépensée ; donc, connaissant en calories la quantité de chaleur produite, on pourrait savoir quelle a été la *quantité de combustible employée par une secousse musculaire*.

Ce que le muscle peut brûler est de l'hydrate de carbone ou de la graisse.

On connaît la chaleur dégagée par la combustion de ces deux décompositions chimiques. On sait, d'après les recherches de Danilewsky, qu'un milligramme d'hydrate de carbone donne à peu près 4000 microcalories, et qu'un milligramme de graisse produit en brûlant 9600 microcalories. Donc la production des 26 microcalories correspondant à trois secousses musculaires très fortes, exige, soit 0,065 milligrammes d'hydrate de carbone, soit 0,027 milligrammes de graisse, si c'était de la graisse que le muscle employait. Pour savoir quelle est la *quantité de combustible qu'un gramme de muscle de grenouille brûle pour donner une secousse*, il faudra diviser les chiffres 0,065 milligrammes et 0,027 milligrammes par le poids du muscle qui travaille, et qui est égal à 3 gr. 6, et le nombre des secousses, qui est égal à trois ; on trouve ainsi les chiffres 0,006 milligrammes et 0,025 milligrammes. Donc :

Un gramme de substance musculaire brûle pour donner une forte secousse, soit 0,006 milligrammes d'hydrate de carbone, soit 0,025 milligrammes de graisse. Pour des secousses moins fortes, ces quantités sont naturellement moindres. Il n'y a donc pas lieu de s'étonner qu'un muscle de grenouille détaché puisse donner, aux dépens de sa provision de combustible, une centaine de fortes secousses, quoique 1 gramme de substance musculaire ne contient qu'une faible quantité d'hydrate de carbone.

Fick, recherchant le *rendement* du muscle, a trouvé qu'un muscles tendu par un poids de 203 grammes a un rendement égal à 1/4, c'est-à-dire que 25 p. 100 de l'énergie dépensée devient du travail ; tandis que pour un muscle tendu par un poids de 23 grammes, seulement 6 p. 100 de l'énergie chimique dépensée devient du travail mécanique.

Il était très intéressant de démontrer que, pour une même dépense d'énergie chimique provoquée par une excitation d'égale intensité, la *quantité de travail est moindre* quand le muscle produit seulement du *travail positif*, que quand il produit alternativement du travail positif et du travail négatif. Un muscle produit du travail positif quand il ne soutient le poids que pendant son soulèvement, et l'abandonne quand le relâchement musculaire commence ; au contraire, le muscle produit du travail négatif quand le muscle soutient le poids pendant sa descente qui suit le relâchement musculaire. *A priori*, la chaleur dégagée par un muscle qui n'effectue que le soulèvement d'une charge devrait être moins grande, car le travail positif absorbe de l'énergie ; tandis que le travail négatif en restitue.

Le *collecteur du travail* permit à Fick de réaliser des expériences dans lesquelles le muscle ne faisait que du travail positif, et il put vérifier l'exactitude du fait énoncé plus haut.

Le principe du collecteur du travail est le suivant : à une roue assujettie à se mouvoir seulement dans un sens, sont attachés, d'une part le muscle, d'autre part le poids ; le muscle en se contractant fait tourner la roue, et avec elle soulève le poids. Pendant son relâchement le muscle n'est plus tendu par le poids, car celui-ci, étant attaché à la roue, ne peut se déplacer qu'avec elle ; or celle-ci, pendant ce temps, est fixe. D'après le nombre de tours que la roue aura effectué, on connaîtra la somme des hauteurs de soulèvement du poids.

En 1885, Fick fit des recherches sur *l'influence de la température sur la chaleur* dégagée pendant la contraction *isotonique et isométrique*. Il vit qu'un muscle refroidi dégage pendant la contraction isométrique deux fois plus de chaleur que pendant la contraction isotonique. Par l'échauffement, la chaleur augmente également pour la contraction isotonique et pour la contraction isométrique.

La *fatigue égalise* la chaleur produite pendant la contraction *isotonique* et pendant la contraction *isométrique*, tandis que normalement la dernière dégage plus de chaleur que la première.

Danilewsky (1880-89) fit des expériences extrêmement intéressantes sur *l'échauffement provoqué* dans un muscle par la *traction* que lui fait subir la chute d'un poids. Il constata que la chaleur produite était équivalente au travail effectué par le poids ; il put déterminer ainsi, comme il l'avait fait auparavant sur le caoutchouc, l'équivalent mécanique de la chaleur. Danilewsky a vu que dans les premières expériences la quantité de chaleur est plus grande que ne l'indique son équivalent mécanique.

En plus, Danilewsky put vérifier l'équivalent mécanique de la chaleur, non pas seulement sur les muscles échauffés passivement par des tractions, mais aussi sur des muscles dont l'échauffement est actif, étant dû à la contraction. Après avoir mesuré l'échauffement d'un muscle qui produit alternativement du travail positif et du travail négatif, il fit exécuter au même muscle, pendant le même temps et l'excitant par des courants électriques de même intensité, seulement du travail positif, en l'attachant au collecteur du travail de Fick. Transformant les échauffements observés en microcalories, divisant la différence qui existe entre la chaleur dégagée par le muscle qui ne produit pas du travail mécanique, et la chaleur de celui qui fait du travail positif, par le travail produit dans ce dernier cas, il trouva l'équivalent mécanique de la chaleur.

Danilewsky a vu, dans certaines circonstances, le muscle se refroidir pendant la contraction au lieu de s'échauffer.

Schönlein (1883) s'est occupé, dans un travail assez étendu, seulement de la chaleur dégagée par le tétanos dû à des excitations tétanisantes de différentes fréquences. Nous n'entrons pas dans les détails de ses expériences, nous proposant d'en faire plus tard l'objet d'une analyse approfondie, comme nous le ferons aussi d'ailleurs pour les autres travaux qui ne sont ici que mentionnés.

Blix (1885), se proposant d'élucider cette question si controversée : est-ce que le muscle transforme de la chaleur en travail ? fut conduit à faire une série d'expériences extrêmement intéressantes qui touchent à bien des points que nous avons déjà vus.

Metzner (1893), dans son travail très fourni en détails techniques, et par lequel il se proposait de résoudre l'éternel problème du rapport entre la chaleur et le travail musculaire, n'est arrivé, il nous semble, à aucun résultat nouveau digne d'attention, tout au moins de l'attention d'un exposé rapide de la succession des faits se rapportant à la chaleur musculaire.

Schenck (1892-94) reprit presque tous les points qui touchent aux variations de la chaleur dégagée par les muscles. Ainsi, il étudia l'influence de la tension ; avec Brandt (1894) il rechercha les variations de la chaleur pendant le tétanos ; enfin il rechercha l'influence de la température sur la chaleur dégagée par la contraction isotonique et par la contraction isométrique.

Störring (1895) entreprit des recherches thermo-électriques

pour prouver l'exactitude de l'hypothèse de Fick et Gad, c'est-à-dire l'hypothèse que le raccourcissement et le relâchement musculaires sont dus à un double processus chimique. Voici les résultats de ses expériences, qui, à notre avis, ne prouvent rien quant au but proposé.

Il vit la variation négative, qui a été tour à tour admise et rejetée par les physiologistes.

Comparant les échauffements produits par des excitations d'intensité variable, avec les hauteurs des courbes isotoniques et isométriques, il observa que, pour la contraction isométrique l'échauffement, de même que la force de tension correspondante, augmente proportionnellement avec l'intensité de l'excitation, du seuil de l'excitabilité jusqu'aux excitations supermaximales; pour la contraction isotonique cette proportionnalité ne se retrouve pas: l'échauffement augmente plus vite que la hauteur des contractions quand on passe des excitations faibles ou de moyenne intensité aux excitations fortes, mais toujours bien plus lentement que l'échauffement correspondant aux contractions isométriques. Pour les excitations tétanisantes qui donnent un tétanos complet, l'échauffement qui correspond au tétanos isométrique augmente bien plus vite que la hauteur du tétanos, quand on passe des excitations moyennes aux excitations fortes.

En ce qui concerne la fatigue d'échauffement, le fait vu par Heidenhain n'est vrai qu'après 10 ou 15 secousses, quand, après la fin du phénomène de l'escalier observé par Lucini, les secousses sont devenues égales aux secousses primitives. Pour les 6 à 8 premières excitations, l'échauffement augmente si les secousses deviennent plus hautes et plus longues.

Greife (1896) étudia l'influence de l'intensité de l'excitation sur la chaleur dégagée par les contractions isométrique et isotonique.

Chauveau (1897) par des expériences très ingénieuses put obtenir la démonstration expérimentale du fait que le travail négatif donne en tout ou en partie, au muscle, qui l'amortit ou l'éteint, l'énergie calorifique dont ce travail est l'équivalent.

Qu'il soit dit, une fois pour tous les travaux mentionnés, qu'ils ont porté exclusivement sur les muscles de la grenouille.

Chaleur dégagée par la contraction musculaire chez les animaux à sang chaud.

Nous citons à titre de curiosité l'expérience faite par Bunzen en 1805, sur une vache morte, car elle est la plus ancienne des recherches thermométriques faites sur les animaux morts. Un thermomètre à air était plongé dans la masse des muscles internes de la cuisse d'une vache préalablement tuée. Les nerfs crural, obturateur et sciatique étaient chargés sur une mince plaque de zinc, tandis que les muscles de la jambe étaient mis en contact avec une plaque en argent. Quand les deux armatures étaient réunies, le mercure formant l'index du thermomètre montait de neuf lignes. On ouvrait et on fermait alternativement le courant et l'index montait chaque fois. Mais cet effet n'était qu'un effet physique, car à mesure que l'excitabilité musculaire diminuait, le thermomètre accusait une température de plus en plus haute.

En 1835, Becquerel et Breschet employèrent la méthode thermo-électrique à l'étude du muscle biceps de l'homme. Une des soudures cuivre-fer était appliquée étroitement à la surface de la peau qui recouvre le muscle ; l'autre soudure était plongée dans un réservoir dont la température, par un moyen quelconque, était maintenue constante à 36°. Par cette méthode, ces auteurs constatèrent que, à chaque flexion du bras correspondait un déplacement du thermo-multiplicateur, égal à un ou deux degrés de l'échelle ; pour plusieurs flexions et extensions successives, le déplacement était de 5 degrés, ce qui correspondait à 0°,5 C. Ils ont observé même une élévation de température de 1° C. quand les mouvements étaient très forts et souvent répétés.

En 1857, Ziemsen fit aussi des recherches sur l'homme, mais à l'aide d'un thermomètre appliqué intimement à la surface de la peau qui recouvrait les muscles servant à l'expérience. Les muscles étaient mis en état de contraction par l'excitation tétanisante de leurs nerfs (méthode de Duchenne). Pour la plupart de ses expériences, les membres étaient laissés à découvert; dans des expériences de contrôle on entoura le membre de bandes de flanelle. Voici quels furent les résultats de ses recherches.

La température des muscles s'élève quand on les fait contracter par des excitations faradiques, la peau qui recouvre les muscles s'échauffe par conductibilité, sa couleur et sa circulation veineuse n'étant pas modifiées.

L'élévation de la température est d'autant plus grande que la contraction est plus énergique et qu'elle dure plus longtemps. Dans les premières minutes de la mise en contraction des muscles, on observe toujours un abaissement de la température d'environ 0″.1 à 0″.5 C.; elle ne commence à monter que dans la troisième minute, et ensuite continue à monter régulièrement. La durée des excitations était généralement de 1/2 — 5 minutes. Pour les contractions faibles ou de moyenne intensité, la température monte plus vite dans les premières minutes. Lors d'une première série d'excitations, la température met 4 à 6 minutes pour arriver à son maximum; pour les excitations ultérieures, quand l'intervalle qui les sépare n'a pas été suffisamment grand pour que la température ait eu le temps de revenir au degré initial, le maximum de l'échauffement est atteint plus vite, dès la fin de la première minute même. Le refroidissement se fait lentement et régulièrement, comme l'échauffement.

Dans l'expérience VII, la durée de l'excitation étant de 23 minutes, les variations de la température furent les suivantes : la température initiale étant de 33″,7 C., elle tombe quand les muscles entrent en contraction à 33°,3 C. ; ensuite, dans la troisième minute elle commence à monter et arrive à 36°,3 C. à la fin des 23 minutes, mais quand l'excitation cesse, la température commence à baisser tout de suite.

La différence entre la température des muscles qui travaillent et celle des tissus environnants peut être très grande.

La personne qui sert de sujet d'expérience a la sensation de chaleur dans les muscles qui travaillent.

Les expériences de Ziemsen ont été faites sur les muscles de l'avant bras et de la cuisse ; prenant la mesure de la circonférence de ces membres, il vit que celle de l'avant-bras augmentait par le travail de 1/2 à 1 centimètre, et celle de la cuisse de 1 à 2 centimètres.

Valentin fit des recherches thermo-électriques sur la température des muscles de la marmotte pendant son sommeil hibernal. Il observa une élévation de température quand les muscles se contractaient à la suite d'une excitation volontaire ou réflexe.

En 1861, Béclard se proposa non seulement de faire des mesures d'échauffements, mais, connaissant le travail d'un muscle, voir dans quel rapport il est avec la chaleur dégagée.

Dans la manière d'être du muscle pendant la contraction, Béclard distingue la *contraction dynamique* pendant laquelle le muscle produit du travail mécanique, de la *contraction statique* pendant laquelle l'effort musculaire est employé à soutenir un poids sans le soulever, donc sans produire du travail mécanique.

La longue série de ses recherches fut faite sur le muscle biceps de son bras droit. Un thermomètre très fin, dont la graduation allait de 31° à 37° et dont chaque degré était divisé en cinquante parties, était appliqué, à l'aide de bandes de flanelle, à la surface de la peau du bras. Le travail à effectuer consistait dans le soulèvement d'un poids connu à une hauteur déterminée, mesurée sur une règle. Le poids portait une poignée que la main pouvait saisir ; en plus, il était attaché à une corde qui, passant par deux poulies de renvoi, redescendait de telle façon que son autre extrémité puisse être saisie par la main non active de l'expérimentateur. Les méthodes employées dans ses expériences furent les suivantes :

1° PREMIÈRE MÉTHODE. — a) *Contraction statique.* — Le poids était soutenu pendant cinq minutes, mais pas continuellement ; après 10 à 20 secondes de soutien, le bras gauche, soutenant le poids à l'aide de la corde, déchargeait le bras droit pendant un temps égal. Ainsi, par cette succession de repos et de travail, le muscle ne travaillait pas pendant toutes les cinq minutes que durait l'épreuve, mais seulement pendant deux minutes et demie.

b) *Contraction dynamique.* — Le même poids qui a servi dans l'expérience précédente était soulevé par la flexion de l'avant-bras, à la hauteur de 16 centimètres. La descente du poids était effectuée par le bras gauche, de sorte que le bras droit n'avait à faire que du travail positif pendant 5 minutes. La durée de l'activité musculaire n'était en réalité que de deux minutes et demie. Dans ces conditions, Béclard a vu que :

L'échauffement était toujours moins grand dans le cas de contraction dynamique à travail positif, que dans le cas de contraction statique.

2° DEUXIÈME MÉTHODE. — a) *Contraction statique.* — Le bras droit soutenait le poids pendant 5 minutes sans interruption.

b) *Contraction dynamique.* — Pendant 5 minutes le bras droit montait et descendait le même poids ; la hauteur du soulèvement était de 16 centimètres. Dans ce cas, la contraction peut être aussi considérée comme une contraction tonique ininterrompue, mais cette tonicité n'est pas uniforme comme dans la contraction statique ; elle augmente à la montée du poids, et elle diminue à la descente.

L'échauffement du muscle est égal dans ces deux expériences car :

« Si d'un côté la montée du poids pendant deux minutes et demie a tendu à diminuer la température musculaire dans la proportion du travail mécanique produit, d'un autre côté, la descente du même poids (descente qui n'est pas libre, soutenue qu'elle est par le muscle contracté) détermine dans le muscle un effet précisément opposé, qui tend à augmenter la température musculaire suivant une proportion équivalente à la destruction d'une quantité égale au travail mécanique. D'un côté, il y a tendance à l'élévation de la température ; de l'autre, il y a tendance à l'abaissement ; ces deux effets mesurés par le même poids se compensent ; on doit avoir et on a en effet, dans l'expérience du mouvement, une température égale à celle de l'expérience de l'équilibre. »

3° TROISIÈME MÉTHODE. — Partant de l'idée qu'un muscle qui produit du travail positif s'échauffe moins qu'un muscle qui ne produit pas du travail mécanique, d'une part ; d'autre part, qu'un muscle qui effectue du travail négatif s'échauffe plus qu'un muscle qui ne fait pas du travail mécanique, Béclard fit deux expériences qui devaient être les expériences cruciales de sa théorie.

a) *Primo* : Le bras droit ne devait effectuer que du travail négatif, le bras gauche étant chargé de la montée du poids.

b) *Secundo* : Le bras n'avait à faire que du travail positif, le bras gauche étant chargé de la descente du poids.

Le nombre des soulèvements et des descentes était le même dans ces deux expériences ; leur durée était aussi la même.

Par cette méthode on devait donner, pour les deux expériences, une différence de température supérieure à celle trouvée par la première méthode ; mais, contrairement à l'attente de Béclard, leurs résultats ne furent ni constants ni précis.

En 1880, Brissaud et Regnard, faisant des recherches thermo-électriques sur 10 personnes, virent les faits suivants :

Au début de la contraction, la température baisse, il y a un refroidissement ; ensuite l'échauffement survient, et si la contraction dure longtemps, il s'établit une sorte d'équilibre ; dès que la contraction cesse, l'équilibre se trouve rompu et la température monte rapidement. Les auteurs attribuent ces effets aux troubles circulatoires.

Lorsqu'on fait contracter un muscle librement, sans opposer de résistance au mouvement, on constate une élévation progressive de la température une minute après la contraction; le muscle garde la chaleur acquise pendant un temps relativement considérable (3/4 d'heure ou 1/2 heure au minimum) après la cessation de la contraction.

Lorsqu'on fait contracter un muscle pendant qu'on résiste énergiquement à l'exécution du mouvement, on voit un léger abaissement de température, l'équilibre s'établit pendant une minute, puis l'échauffement survient, mais il est toujours inférieur à celui qui correspondait précédemment à la contraction libre du musle. Si du même coup on fait cesser la contraction et l'on supprime la résistance, l'aiguille du galvanomètre repart immédiatement dans la même direction et finit par s'équilibrer à peu près au même point que dans l'expérience précédente. En d'autres termes, le muscle redevenu flaccide est plus chaud qu'il n'était pendant la contraction à laquelle on fait résistance.

Les auteurs pensent que certaines conditions de conductibilité, variables selon la densité de l'organe, sont seules capables de déterminer les rapides changements dont il vient d'être question. Or il n'y a guère que des modifications de la circulation intramusculaire auxquelles il soit possible de rapporter ces variations brusques de conductibilité. Le tassement des fibres chassant le sang des petits vaisseaux, il se produit un refroidissement; ensuite l'activité déployée par le muscle finit par prendre le dessus, et l'échauffement apparait. Toutefois comme l'étendue du champ circulatoire est restée restreinte, la chaleur produite n'est pas évaluée par la déviation de l'aiguille au taux des conditions circulatoires normales.

Lorsque, après la décontraction du muscle et la rapide ascension thermique qui s'en est suivie, on fait de nouveau contracter le muscle, en même temps qu'on l'empêche de se raccourcir, l'aiguille révèle immédiatement un abaissement de température, quoique normalement un membre échauffé par des contractions conserve longtemps la température acquise. On ne voit pas, en dehors des modifications circulatoires, qui viennent d'être signalées, quelles causes seraient capables de déterminer un abaissement de chaleur aussi immédiat.

Les mêmes auteurs, faisant des recherches sur la température des muscles contracturés du côté de l'hémiplégie, ont trouvé qu'ils étaient plus froids que les muscles du côté sain.

Laborde et Muron (1880) trouvèrent des résultats analogues à ceux de Brissaud et Regnard. Leurs recherches thermo-électriques ont porté sur des animaux normaux et strychnisés.

En 1881, Meade Smith a fait, dans le laboratoire de Ludwig, une série d'expériences sur le chien. La méthode qu'il employa est tout à fait différente de celle dont on s'était servi jusqu'alors. En voici l'exposé sommaire :

L'animal étant anesthésié, un thermomètre très fin était introduit par l'artère carotide gauche jusque dans l'aorte ; on pouvait ainsi connaître la température du sang artériel. Un autre thermomètre était placé dans la veine qui transporte le sang des muscles servant à l'expérience, qui étaient les muscles extérieurs de la jambe. Ce dernier thermomètre était assez petit pour ne pas entraver trop le cours du sang dans la veine.

Dans plusieurs expériences un thermomètre était placé soit entre les muscles, soit entre les muscles et l'os, soit enfin entre les muscles et la peau. En attachant différents poids à la jambe, on pouvait opposer ainsi différentes résistances à la contraction des muscles extenseurs, dont le nerf chargé sur des électrodes était excité par des courants d'induction assez fréquents pour pouvoir donner le tétanos.

Meade Smith vit que : régulièrement après quelques minutes d'excitation on observe une élévation de la température des muscles et du sang veineux. La température des muscles et du sang veineux arrivait à dépasser la température du sang artériel de plusieurs dizaines de centièmes parties de l'échelle thermométrique. Il a vu que le tétanos d'un muscle à circulation intacte, produit plus de chaleur qu'un tétanos d'égale durée, d'un muscle dont la circulation est arrêtée. La différence doit être en réalité plus grande que celle indiquée par le thermomètre, car, dans le muscle à circulation intacte, une partie de la chaleur est emportée par le sang. Donc, le processus de nutrition qui a lieu dans un muscle baigné de sang, produit aussi de la chaleur.

La température d'un muscle tétanisé n'est pas toujours supérieure à celle du sang artériel. Ainsi Meade Smith vit dans quelques cas, peu nombreux, il est vrai, que même à la fin du tétanos la température du muscle et du sang veineux n'avait pas atteint la température du sang artériel. Dans ce cas, le muscle est réchauffé par le sang, et d'autant plus que, la circulation étant active pendant la contraction, la quantité de sang qui le traverse est plus grande.

Quant à l'influence de la résistance à vaincre et du poids à soulever, Meade Smith n'est arrivé à aucune conclusion.

Fick fait remarquer qu'on pourrait objecter aux expériences sur les muscles anémiés, le fait suivant : En liant l'artère crurale ou aorte, on n'arrête pas seulement le cours du sang dans le muscle qui travaille, mais aussi dans tous les tissus environnants. Ceux-ci devenus plus froids, prendront plus de chaleur au muscle qui s'échauffe en travaillant, de sorte que, l'échauffement moindre, constaté dans ces conditions, pourrait tenir plutôt à une augmentation de la perte, qu'à une diminution réelle de la production de chaleur.

En 1886, Lukjanow fit des recherches thermométriques sur des chiens dont il anémiait les muscles par la ligature de l'aorte. L'arrêt de la circulation n'avait lieu que pendant les expériences, dans l'intervalle, on détachait le lien, afin que la circulation se faisant librement, les muscles puissent se réparer. Les muscles de la cuisse, dans la masse desquels se trouvait fixé un thermomètre, étaient excités jusqu'à ce que leur échauffement arrivait à un degré déterminé choisi d'avance.

D'après le temps mis par l'échauffement pour arriver à la limite voulue, et d'après l'intensité et la durée de l'excitation nécessaire pour provoquer la contraction musculaire correspondante, on déduisait que telle circonstance fait augmenter ou diminuer la quantité de chaleur dégagée par le muscle.

On voit que la méthode est bien compliquée; elle n'offre aucune certitude quant à l'exacte identité de toutes les autres conditions, quand on ne veut avoir que l'influence des variations d'une seule d'entre elles.

De plus, le thermomètre dont il s'est servi n'était pas très sensible et sa graduation n'était pas très étendue.

C'est pourtant par cette méthode qu'il rechercha les choses suivantes :

Quelle était la quantité de chaleur qu'un muscle anémié pouvait produire; comment sa propriété de produire de la chaleur s'épuisait à la suite des excitations; la marche et l'échauffement en fonction du temps; l'influence des excitations d'égale intensité, mais de fréquences différentes, et l'influence du poids. Faisant le rapport du travail produit à la chaleur dégagée, il vit que ce rapport passait par un minimum qui correspondait au travail maximum.

Laborde et Tapie (1880) ont fait des expériences sur des animaux morts. Un lapin étant tué par la section du bulbe, un thermomètre était plongé dans l'épaisseur des muscles du mollet; des électrodes étaient placées dans la masse musculaire qu'on excitait par des courants à interruptions très fréquentes. La température initiale étant de 39°, elle montait après 50 secondes de 5 dixièmes de degré; après repos, une seconde excitation ne donne plus que deux dixièmes de degré.

Sur un chien mort, ces auteurs ont vu que pendant le tétanos

P.

électrique (c'est-à-dire la contraction de tous les muscles par l'excitation de la moelle), la température diminuait progressivement, de sorte qu'en 45 secondes elle avait baissé de sept vingtièmes de degré. Après la cessation de l'électrisation elle remontait rapidement au-dessus de la température initiale. En renouvelant l'excitation pendant quatre fois de suite, ils virent toujours le même phénomène se produire.

Les auteurs ont cru pouvoir attribuer ce refroidissement produit pendant la contraction au fait suivant : le chien fixé par ses quatre pattes ne pouvait accomplir des mouvements autres que l'élévation de son corps : or, il faisait ainsi du travail positif, qui absorbe de la chaleur, donc cela explique le refroidissement.

Que ce soit là la vraie explication, ou bien qu'il faille en chercher une autre, peu importe ; un fait est certain : l'existence d'un refroidissement initial dans certaines expériences, dont les conditions ne sont pas encore bien établies. Nous l'avons mentionné bien des fois dans notre exposé, soit qu'il s'agit des muscles de la grenouille, soit qu'il s'agit des muscles des animaux à sang chaud ; dans des expériences des plus anciennes, aussi bien que dans des expériences plus récentes.

Ainsi en 1896, Broca et Richet, par des expériences thermo-électriques, ont vu, sur des chiens refroidis et fatigués, un refroidissement musculaire survenir graduellement et lentement, pendant toute la durée de l'excitation : celle-ci une fois arrêtée, le refroidissement cessait et la température revenait au degré initial. Quand on arrêtait la circulation en pinçant l'aorte, ce phénomène devenait encore plus frappant, le refroidissement du muscle augmentant beaucoup.

La variation négive n'est pas un fait isolé, rencontré une fois par hasard, elle mérite donc d'être étudiée avec soin, et ne pas se contenter de l'attribuer soit à un déplacement des aiguilles thermo-électriques (Heidenhain, Gad, etc.), soit seulement à des troubles circulatoires (Brissaud et Regnard, Chauveau, etc.).

Chauveau (1887-94) a fait des recherches thermométriques sur l'échauffement du muscle biceps. Voici quelles sont les conclusions de ses expériences :

1° Échauffement produit par une contraction statique. — A égalité de raccourcissement musculaire, l'échauffement croît comme la charge.

A égalité de charge, l'échauffement croît comme le raccourcissement musculaire.

Donc, l'échauffement, qui, dans la contraction statique, donne la mesure proportionnelle de l'énergie créatrice de la force élastique des muscles, est, comme cette dernière fonction du raccourcissement musculaire, multiplié par la charge soutenue.

2° Échauffement produit par la contraction dynamique. — Quand un muscle est en contraction dynamique alternativement positive et négative, si l'étendue et la durée de la contraction restent les mêmes dans tous les cas, l'échauffement qu'éprouve l'organe est proportionnel aux charges qu'il entraîne dans son travail moteur.

Quand un muscle exécute un travail moteur uniforme, avec même charge et même longueur du chemin parcouru par cette charge, à la montée et à la descente, l'échauffement musculaire est proportionnel à l'état de raccourcissement moyen sur lequel l'organe accomplit son travail.

3° De la comparaison de l'énergie mise en jeu dans le cas de contraction statique et de contraction dynamique correspondante, il ressort que l'élasticité relative d'un muscle passant, par l'effet d'une contraction dynamique, d'un certain état de raccourcissement à un autre, représente, d'après la cote des échauffements, la moyenne de l'élasticité active possédée par le muscle dans chacun de ces deux états statiques. La valeur de l'énergie dépensée par la contraction dynamique étant, en effet, la moyenne des deux valeurs qui appartiennent à l'énergie statique, dans les deux positions extrêmes entre lesquelles oscille la charge lorsqu'elle est entraînée par la contraction dynamique, si la position inférieure répondait à l'extrême allongement du muscle, l'énergie consommée passerait, comme le raccourcissement musculaire, de zéro au maximum ; elle deviendrait ainsi équivalente à la moitié de celle que dépense la contraction statique correspondante.

4° Quant à *l'influence qu'exerce sur l'échauffement musculaire le nombre des mouvements* accomplis par un muscle en contraction dynamique, on voit que : la multiplication, même faible, des mouvements augmente très sensiblement l'échauffement.

Ce phénomène n'est pas d'accord avec ce que Béclard a vu. C'est-à-dire que : le biceps de l'homme s'échauffe exactement de la même manière en faisant du travail moteur avec des oscillations nombreuses, entre deux raccourcissements extrêmes déterminés, ou du travail de soutien dans un état de raccourcissement fixe d'une valeur intermédiaire. D'après Chauveau, l'échauffement est toujours moins grand dans ce dernier cas.

Chauveau et Kaufmann faisant des expériences thermo-électriques sur le releveur de la lèvre supérieure du cheval, ont observé que : l'échauffement de ce muscle, quand, par la section de son tendon, il se contracte à vide sans production d'effet utile, est sensiblement supérieur à celui qu'il éprouve quand il accomplit son travail extérieur normal, quoique le travail chimique correspondant ne soit pas sensiblement supérieur.

D'après les résultats des expériences faites sur le releveur de la lèvre supérieure du cheval. Chauveau a calculé le rendement de ce muscle. Il trouva que le travail produit n'est que la 1/7 ou la 1/8 partie de l'énergie totale mise en jeu par la contraction régulière et spontanée du muscle. C'est un rapport faible en harmonie avec le rôle de l'organe. Il ne doit pas être généralisé au travail des autres muscles.

Comparaison entre l'échauffement musculaire des animaux à sang froid et l'échauffement musculaire des animaux à sang chaud.

Est-ce que les résultats des expériences faites sur la grenouille peuvent être généralisés et appliqués aux animaux à sang chaud? Certains auteurs n'admettent pas cette généralisation, Meade Smith entre autres. Son objection est basée sur le fait que, les températures les plus hautes observées sur des muscles de grenouille tétanisés, ne dépassent pas $0°,1$; tandis que, par la tétanisation des grosses masses musculaires du chien on a pu voir des échauffements de plusieurs degrés. Meade Smith se croit autorisé à conclure que les processus chimiques, producteurs de chaleur, sont plus faibles et peut-être même tout à fait différents de ceux qui se passent chez les animaux à sang chaud.

Fick, au contraire, pense que la chaleur produite par les muscles de grenouille, n'est pas inférieure à celle qui est dégagée par les muscles des animaux à sang chaud. D'abord, il fait observer à Smith qu'il ne tient pas compte du volume et de la surface des muscles comparés. Les muscles de grenouille, vu leur petit volume, ont une grande surface, donc les déperditions de chaleur seront plus grandes, comparativement à celles qui correspondent aux muscles de chien, de là il s'ensuit que l'échauffement mesuré sera inférieur. Ensuite il fait le petit calcul suivant :

On sait que 3 gr. 6 de muscle de grenouille produisent environ 30 microcalories quand le muscle donne trois fortes secousses. Supposons que 3 gr. 6 de muscle ne donne pas plus de chaleur quand le muscle est excité par un courant tétanisant pendant une seconde. On pourra se demander quelle est la quantité de chaleur dégagée par une grenouille pesant 300 grammes, pendant un tétanos d'une seconde, sachant que 3 gr. 6 de muscle dégagent pendant le même temps 30 microcalories. La réponse sera que : une telle grenouille produira 2500 microcalories par seconde.

Considérons à présent l'échauffement des muscles des animaux à sang chaud. D'après M. Smith l'échauffement musculaire ou la différence entre la température du sang artériel et celle du sang veineux, ne dépasse pas 0°,5. Le poids des muscles extenseurs du chien qui a servi à cette expérience ne devait pas être inférieur à 300 grammes (le poids du chien était de 21 kilogrammes). Cette grande masse musculaire, étant irriguée par le sang, devait en recevoir 3 c.c., 6 par seconde (si la vitesse de la circulation est dans toute l'artère crurale, celle que Dogiel a observée). Cette quantité de sang aurait donné, si elle avait traversé 300 grammes de muscle de grenouille, pour un tétanos d'une seconde, 0°,7 d'échauffement si toute la chaleur provenait du sang. En réalité, ce n'est pas ainsi que les choses se passent; de plus, une partie de la chaleur est perdue par rayonnement, une autre est gardée par le muscle, et sert à élever sa température au-dessus de la température du sang artériel.

Donc une quantité de chaleur, de l'ordre de grandeur de celle qui a été observée chez la grenouille, est capable de donner une telle élévation de température, et en outre, dans quelques minutes, échauffer le muscle d'un degré.

CHAPITRE II

Technique expérimentale.

Pour mesurer l'échauffement musculaire, les expérimentateurs se sont servis de deux méthodes :

1° *La méthode thermométrique.* — Cette méthode, la plus ancienne, a été surtout employée avec succès sur l'homme, comme Béclard et Chauveau l'ont fait. Le thermomètre qui sert à ce genre d'expériences est formé, habituellement, d'une tige longue, dont la graduation va entre deux limites rapprochées, de 31° à 37° pour le thermomètre de Béclard ; de 32° à 38° pour celui de Chauveau. Un degré est divisé en cinquante parties ; à l'aide d'une loupe, on peut lire les centièmes de degré même. Meade Smith et Lukjanow ont appliqué cette méthode à l'étude de l'échauffement des muscles du chien.

2° *La méthode thermo-électrique.* — C'est à cette méthode qu'il faut avoir recours quand il s'agit de faire des recherches précises.

Le *principe* sur lequel repose cette méthode est le suivant : Si l'on prend un circuit formé de deux métaux et que l'on établisse une différence de température entre les deux soudures, il s'établira également, entre ces deux points, une différence de potentiel qui donnera naissance à un courant électrique. Les soudures constituent ainsi un électro-moteur dont la force électro-motrice dépend : 1° de la nature des métaux qui forment le circuit ; 2° dans certaines limites, de la différence des températures des soudures. Si t_1 représente la température de la soudure chaude, t_2 la température de la soudure froide, K une constante dépendant de la nature des métaux formant le circuit et E la force électro-motrice produite, on a :

$$E K = (t_1 - t_2).$$

Cette formule n'est applicable que lorsque, pour les deux métaux donnés, les températures t_1 et t_2 ne sortent pas de certaines imites indiquées par l'expérience.

Si, dans la formule, on fait $t_1 - t_2 = 1°$ centigrade, on a :

$$E = K$$

K représente donc le pouvoir *thermo-électrique du circuit.* Il est avantageux de choisir les deux métaux, de manière que leur pouvoir thermo-électrique soit aussi grand que possible.

Réciproquement si l'on connait le pouvoir thermo-électrique formé de deux métaux et que l'on mesure la force électro-motrice engendrée par une différence de température $t_1 - t_2$ des soudures, il sera facile de connaitre d'après la formule ci-dessous cette différence. En effet :

$$t_1 - t_2 = \frac{E}{K}$$

Donc les appareils thermo-électriques ne peuvent faire connaitre que des *différences* de température. Ce sont des thermomètres différentiels. Indirectement, ces appareils pourront faire connaitre t_1 ou t_2 si l'on détermine au préalable, et avec un thermomètre ordinaire, t_2 ou t_1, mais cette détermination concomitante sera absolument indispensable.

Habituellement, dans les appareils thermo-électriques, on ne mesure pas la force électro-motrice produite entre les soudures par la différence de température, on mesure l'intensité du courant qui en résulte dans un circuit de résistance invariable, intensité qui est alors proportionnelle à la force électro-motrice produite.

Pour mesurer cette intensité et ces variations, on se sert de galvanomètres d'une résistance très faible. En effet, les pouvoirs thermo-électriques d'un couple de métaux aussi bien choisis que possible étant seulement de quelques microvolts $\left(\dfrac{1^{\mathrm{v}}}{1,000,000}\right)$ et la résistance intérieure du couple étant ordinairement très faible, il est nécessaire que la résistance du galvanomètre soit aussi très faible pour avoir sur l'aiguille de celui-ci, de la part du courant, le maximum d'effet utile ; en se servant d'un galvanomètre à miroir, on a une sensibilité beaucoup plus grande.

Au point de vue pratique, tout circuit thermo-électrique propre à des observations de température, se compose essentiellement de deux *métaux*, ayant des pouvoirs thermo-électriques aussi grands que possible, soudés l'un à l'autre de manière à présenter deux soudures. Dans leur circuit on intercale un galvanomètre.

Avant de procéder à une mesure quelconque au moyen de cet appareil, il convient de l'*étalonner* de manière à savoir à quelle différence de température entre les soudures, correspond telle ou telle déviation de l'aiguille galvanométrique, et dans le cas où l'on se sert d'un galvanomètre à miroir, à quel déplacement de son image sur l'échelle. On admet, pour les galvanomètres à miroir et pour les petites déviations, sans erreur sensible, que les déviations sont proportionnelles aux intensités et, par conséquent, aux différences de température entre les deux soudures. On n'a donc, pour effectuer l'étalonnage du galvanomètre, qu'à déterminer une fois pour toutes, à quelle déviation correspond une différence de température d'un degré centigrade.

Pour cela, on dispose de deux bains, munis de thermomètres précis; on établit une différence de température entre les deux bains, l'on mesure cette différence au moyen des deux thermomètres lus au même instant. On note également, au même moment, la déviation galvanométrique et l'on a tous les éléments pour effectuer, par un calcul très simple, la valeur du degré centigrade des déviations galvanométriques.

Lorsqu'on veut déterminer la température exacte d'un corps,

et non plus une différence de température, il est nécessaire de connaître directement la température de l'une des soudures, l'autre étant en contact avec le corps. Pour cela, on s'est servi de plusieurs procédés. Becquerel, dans ses recherches sur la température de l'homme, plaçait la soudure (témoin) dans la bouche du sujet servant à l'expérience. On la place habituellement dans un bain muni d'un régulateur de température, ou encore dans de la glace fondante.

La *sensibilité* de cette méthode est très grande, elle dépend de la sensibilité du galvanomètre utilisé, qui peut être très grande, du choix des métaux composant le couple thermo-électrique.

Ainsi Heidenhain est arrivé à mesurer une différence de température de 0°,00049 à 0°,00050 C., qui correspondait à un degré de l'échelle du galvanomètre, et comme on pouvait lire le 1/2 d'un degré il pouvait mesurer avec exactitude une différence de 0°,000245 — 0°,000 250 C.

Cette sensibilité, déjà très grande, a été dépassée par Danilewsky qui a pu mesurer 0°,000160 C.

Le galvanomètre que Heidenhain employa, fut, au commencement, le galvanomètre de Weiedmann à miroir, qu'il modifia plus tard et arriva à avoir une sensibilité égale à celle que présentait l'électro-galvanomètre de Meyerstein.

AIGUILLES ET PILES THERMO-ÉLECTRIQUES

Les soudures de l'appareil thermo-électriques, d'après leur forme, ont pris le nom d'aiguille, ou pile. Il ne suffit pas que les métaux dont se composent les soudures présentent une grande force électro-motrice, il faut encore que leur forme s'adapte à l'emploi qu'on veut en faire.

a° *Les aiguilles* employées peuvent être divisées en :

1° Aiguilles à *soudure médiane*, que Becquerel employa

le premier. Elles sont formées de deux tiges de fer et de cuivre soudées bout à bout. Pour introduire ces aiguilles au sein des tissus il fallait se livrer à une véritable opération chirurgicale, qui n'est pas sans inconvénient chez l'homme.

2° Les aiguilles à *soudure termino-latérale* de Dutrochet sont formées d'un fil de fer recourbé sur lui-même et soudé à deux fils de cuivre. Ces aiguilles ne peuvent donner que la différence de température de deux points rapprochés. Après la soudure les fils sont recouverts d'un vernis dans le double but de les isoler l'un de l'autre et de les garantir de toute action chimique extérieure.

Un élément thermo-électrique commode en certains cas est le suivant : les deux fils hétérogènes, disposés parallèlement, sont soudés entre eux par un de leurs bouts, par l'autre ils sont soudés à des fils de cuivre de très grande longueur, destinés à compléter le circuit au moyen du galvanomètre. Les deux dernières soudures sont maintenues à une température constante et bien connue ; pour cela on les renferme dans un verre plein d'alcool ou d'huile de pétrole, de part et d'autre du réservoir d'un thermomètre sensible. Le tout, verre et fils, est protégé par une gaine thermiquement et électriquement isolante.

3) Aiguilles à *soudure concentrique et terminale* de d'Arsonval. L'un des métaux a la forme d'un cône creux très aigu et c'est vers le sommet de ce cône et à l'intérieur, que le second métal sous forme de fil vient se souder.

Des soudures longues et flexibles peuvent être construites sur le même principe, elles ont été utilisées par Cl. Bernard dans ses recherches sur la température du sang et des vaisseaux.

Les métaux employés dans les aiguilles d'Arsonval sont le fer et le nickel.

Nous avons vu que Becquerel et Breschet ont employé des aiguilles ; de même, Valentin, Meyerstein, et Thiry et Béclard.

Helmhotz et Solger ont employé une sorte de pile dont chaque élément comprenait une lame de *fer* soudée à chacun de ses bouts à une lame de *maillechort* moitié plus courte et terminée en pointe afin de pouvoir transpercer les tissus.

b) *Les piles.* — Dans tous les éléments thermo-électriques que nous venons de passer en revue, nous voyons que les métaux employés sont : le fer, le cuivre, le nickel, le maillechort, non pas que les couples formés par ces métaux présentent la plus grande force électro-motrice, mais parce qu'ils sont les seuls qu'on peut employer quand il s'agit de rechercher les températures profondes des tissus et quand il faut leur donner une forme *pointue* pour pouvoir y pénétrer. Le couple métallique donnant le courant le plus intense est le couple : *bismuth - antimoine,* le bismuth étant le métal le plus thermo-positif et l'antimoine, le métal le plus thermo-négatif; mais ces métaux étant très cassants on ne peut pas les employer sous forme d'aiguille — mais de pile.

La *pile* de Nobili, perfectionnée par Melloni, est formée de barreaux de bismuth et d'antimoine très déliés, soudés et repliés sur eux-mêmes en zigzag, de manière que toutes les soudures paires soient d'un côté et les soudures impaires de l'autre. Les deux extrémités de la chaîne aboutissent à deux bornes qu'on relie au galvanomètre.

Quelquefois les barreaux sont disposés en une seule rangée et constituent une *pile linéaire ;* ordinairement on les dispose en plusieurs rangées parallèles de manière à former un parallélipipède que l'on place dans une garniture en laiton et sur l'une des faces duquel se présentent toutes les soudures impaires, tandis que les soudures paires sont sur la face opposée. C'est d'un tel appareil que se servit Melloni pour mettre en évidence la chaleur chez les insectes, les mollusques et les corps phosphorescents, et Janssen pour étudier l'absorption de la chaleur par les milieux transparents de l'œil.

Heidenhain a réduit une telle pile à des dimensions qui lui

permettaient de l'appliquer à l'étude de l'échauffement du muscle gastrocnémien de grenouille. Les faces de la pile peuvent être entièrement recouvertes par le gastrocnémien d'une grenouille de moyenne grosseur. L'extrémité de la pile, sur laquelle le muscle doit être appliqué, est enchâssée dans un cadre de liège, dont la face intérieure forme la continuation de celle de la pile et sert à fixer le tendon du muscle au moyen d'aiguilles.

La pile est fixée à un système de leviers qui lui permettent de légers mouvements de haut en bas et d'avant en arrière, tout en maintenant sa face parallèle à un plan vertical déterminé ; elle peut ainsi suivre la contraction du muscle. Les extrémités de la pile se continuent avec des fils de cuivre recourbés en bas et dont les extrémités plongent dans de grands godets à mercure, auxquels aboutissent aussi les extrémités des fils du galvanomètre.

La pile avec ses accessoires est enfermée dans une chambre humide. Le fémur étant saisi dans une pince, le muscle pend verticalement et recouvre la face de la pile où il est fixé ; un fil, attaché à l'extrémité inférieure du tendon, se rend à un myographe, à travers un trou pratiqué dans le fond de la chambre. Un mécanisme externe particulier permet d'exciter à volonté le muscle. Cette pile a été aussi celle dont s'est servi Nawalichin.

Fick fit construire une pile d'une masse bien plus réduite encore. C'est une pile linéaire. Elle se compose de lames excessivement minces, de *maillechort* et de *fer* blanc. Les soudures d'un même côté, superposées en série, constituent un peigne, dont les dents ont à peu près l'épaisseur d'une feuille de papier. Pour consolider la pile, on a coulé en son milieu un petit bloc de plâtre duquel se détachent en avant et en arrière les soudures paires et les soudures impaires. Les extrémités de la pile formées par de forts fils de cuivre sont également noyées dans le gypse. Elles sortent de chaque côté, s'infléchissent en bas et aboutissent au fond des godets, où plongent aussi les fils du galvanomètre ; cette disposition permet de légers mouvements de la pile, tout en maintenant la fermeture du circuit.

C'est avec cette pile qu'ont été faites les plus récentes recherches qui se rapportent à la thermodynamique musculaire. C'est en se servant de cette pile que Danilewsky est arrivé à la grande sensibilité que nous avons mentionnée plus haut, et qu'il réussit à mesurer l'équivalent mécanique de la chaleur sur le caoutchouc.

On a donné aussi une autre forme aux appareils thermo-électrique destinés à la mesure des températures locales.

Gavarret a décrit, sous le nom de disques thermo-électriques, un appareil très commode à appliquer sur les parties les plus éloignées d'un animal : chaque couple est formé d'un cylindre de bismuth étallé inférieurement en disque de 1 centimètre de diamètre au plus, et coudé à un mince disque de cuivre d'égal diamètre. Le cuivre est recouvert d'un vernis protecteur. Le cylindre de bismuth est soudé supérieurement à un cylindre de cuivre terminé par une poupée à vis à laquelle se fixe le fil galvanométrique. Un tube de bois ou d'ivoire, muni d'un manche, entoure les cylindres de cuivre et de bismuth, et permet de manœuvrer le couple tout en le garantissant de la chaleur de la main.

Redard décrit aussi un appareil destiné aux mêmes recherches. Son appareil se compose de deux plaques constituées par la soudure de deux métaux : fer et maillechort à soudure concentrique.

CHAPITRE III

Recherches personnelles.

§ 1ᵉʳ. — **Notions préliminaires.**

La chaleur dégagée par les muscles des animaux à sang chaud n'a pas été jusqu'à présent l'objet d'une étude systématique et rigoureuse, analogue à celle qui a été faite sur les muscles des animaux à sang froid.

Comme nous avons vu dans le chapitre premier, les principales recherches ont été faites par la méthode thermométrique ; or, cette méthode, seule applicable quand il s'agit de faire des expériences sur l'homme, n'est pas celle à laquelle il faut s'adresser pour faire une analyse, un tant soit peu approfondie, de l'échauffement musculaire. En ce cas, la méthode de choix est la méthode thermo-électrique, qui permet de mesurer la température de l'intérieur même du muscle qui travaille, par des soudures qui se mettent rapidement en équilibre de température avec le milieu ambiant. De plus, elle permet facilement d'apprécier des différences de température d'un millième de degré même, ce qui n'est pas sans importance, car dans les expériences comparatives faites au point de vue des modifications de la chaleur dégagée sous l'influence de la variation d'une des conditions de l'expérience, il faut éviter les effets des expériences antérieures. Or, si l'on avait affaire à de grandes quantités de chaleur, produites par des contractions de longue durée, il faudrait attendre longtemps le retour de la température à l'état primitif, ou au moins à l'état d'équilibre, avant lequel il ne faut pas entreprendre une nouvelle expérience. Si, la contraction étant de courte durée, on a des petits échauffements, le retour à l'état d'équilibre se faisant plus vite, on peut, sur le même animal, faire un plus grand nombre de recherches, et les conditions autres que celle dont on étudie les effets risquent moins d'être changées. Pour ces raisons, une méthode permettant de faire la mesure de petites quantités de chaleur n'est pas utile seulement chez les animaux qui, comme la grenouille, ne peuvent donner que de faibles échauffements, mais aussi chez les animaux à sang chaud, capable de fournir de grandes quantités de chaleur.

Cette méthode, précieuse à plus d'un point, est pourtant difficile et laborieuse, car les précautions à prendre pour éviter toute cause qui pourrait influencer sur le galvanomètre, et par suite troubler les résultats des expériences, sont nombreuses.

C'est à cette méthode que nous devions nous adresser, quand nous nous sommes proposé d'entreprendre des recherches systématiques sur la chaleur musculaire des animaux à sang chaud. Le cobaye a été choisi pour cette étude, d'une part pour la commodité des recherches, d'autre part parce qu'il se prête facilement, tant au point de vue du travail mécanique qu'au point de vue de la chaleur dégagée, à des expériences analogues à celles faites sur la grenouille, qu'il soit vivant ou mort. Dans ce dernier cas, étant donné que les muscles perdent rapidement leur irritabilité, et que la préparation des expériences est longue, il faut faire cette dernière sur l'animal vivant et chloralisé, et, quand tout est prêt pour faire l'observation, on tue l'animal par la section du bulbe.

Nos expériences, faites dans ces conditions sont, jusqu'à présent, peu nombreuses ; le plus grand nombre porte sur des animaux vivants. Leur but a été *la recherche des variations de la chaleur* quand :

1° *Le poids que le muscle a à soulever varie* ;

2° *L'excitation qui fait contracter le muscle change d'intensité* ;

3° *La température de l'animal varie.*

Nous avons dit souvent : quantité de chaleur, mesure de chaleur, variation, etc. Mais ce n'est pas que nous entendions la vraie mesure de la chaleur en calories, mais en degrés d'échauffement. Le galvanomètre, comme le thermomètre, ne donne pas autre chose. Pour passer, d'après leurs données, d'une mesure thermométrique à une mesure calorimétrique, il faut connaître le poids du muscle qui s'échauffe, sa chaleur spécifique, la chaleur perdue par rayonnement, et la quantité de sang qui le traverse. Bien des conditions qui sont des inconnues dans nos expériences.

Parmi celles-ci, la présence du sang qui circule dans le muscle est une des grosses difficultés qu'on éprouve, quand il s'agit de faire l'étude de la chaleur dégagée par les muscles des animaux à sang chaud.

Car le sang, d'une part par sa température propre, peut chauffer ou refroidir le muscle, échauffement ou refroidissement qui augmente ou diminue l'échauffement produit par la contraction; d'autre part, par l'apport d'oxygène et de substances combustibles et réparatrices, fait naître des combinaisons chimiques qui ne sont sûrement pas indifférentes au point de vue thermique. Pour ces raisons, certains physiologistes ont été conduits à considérer l'étude de l'échauffement musculaire chez les animaux à sang chaud, comme peu propre à donner des résultats pouvant servir à une connaissance plus intime des transformations énergétiques de la contraction. S'ensuit-il qu'il faille l'abandonner ? Peut-être. C'est à cause de ces difficultés mêmes que cette étude est plus intéressante, car c'est dans ce complexus physico-chimique qu'a lieu le fonctionnement physiologique du muscle.

Ainsi, dans l'échauffement produit, déterminer ce qui est dû à l'acte même de la contraction, ce qui est dû au sang et aux phénomènes physico-chimiques qui s'y rattachent, tout en étant de la plus grande difficulté, n'est pas sans importance, et mérite d'être cherché.

Le fait que les muscles des animaux morts dégagent encore de la chaleur, facilite beaucoup cette recherche ; ainsi, quand on sera dans le doute s'il faut attribuer tel phénomène au sang, variable par sa quantité et sa température, on n'aura qu'à tuer l'animal, dans le cours de l'expérience, et voir, après l'arrêt du cœur, si l'on obtient le même phénomène.

C'est ce que nous avons fait relativement à l'influence du poids sur la chaleur dégagée.

§ 2. — Technique expérimentale.

Le cobaye étant chloralisé on procédait à la préparation des muscles gastrocnémiens. Les nerfs sciatiques étaient coupés, et au début, dans quelques-unes de nos expériences, la partie inférieure de la moelle était détruite, afin d'éviter tout trouble vaso-moteur ; mais la section des nerfs sciatiques suffit.

Le système thermo-électrique se composait d'un fil de fer, long de 15 à 20 centim. et très fin, dont chacune des extrémités était soudée à un fil de cuivre également très fin. Les soudures n'avaient pas la forme d'aiguilles, mais les trois fils soudés formaient dans leur ensemble un fil continu, qu'on passait en séton (par transfixion) à travers les deux gastrocnémiens, de sorte que les soudures se trouvaient complètement contenues dans l'intérieur de la masse charnue de chacun de ces muscles.

Un des gastrocnémiens servait d'organe actif, l'autre d'organe passif dans la mesure de l'échauffement. On mesurait ainsi la différence de température qui existe entre un muscle qui travaille et un muscle qui ne travaille pas. La soudure mise dans ce dernier muscle a été appelée soudure *témoin*, celle qui est dans le muscle actif a été appelée soudure *d'épreuve*. C'est ainsi qu'on procède, quand on fait l'étude de l'échauffement sur des muscles de grenouille ; c'est ainsi aussi que procéda Chauveau, quand il fit ses recherches sur le releveur de la lèvre supérieure du cheval.

La fixation des aiguilles a été de tout temps un grand sujet de préoccupation pour les expérimentateurs, qui se sont ingéniés de toutes façons à éviter leurs déplacements. Il suffit d'un léger déplacement, et combien n'est-il pas facile à se produire dans un milieu continuellement en mouvement, pour que les résultats des expériences soient perdus.

Dans nos expériences, pour bien fixer les soudures, on faisait passer les fils à travers les deux trous de quatre boutons étroitement appliqués à la surface des deux muscles.

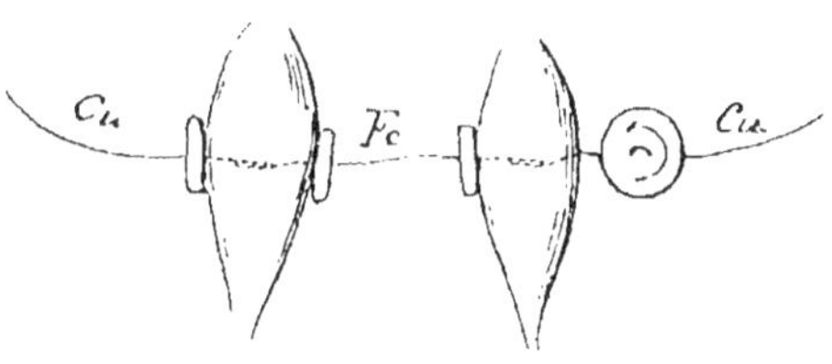

FIG. 26.

Les extrémités libres des deux fils de cuivre se rendaient au galvanomètre de W. Thomson (voir Pl. B. B.) dont la sensibilité, la plupart du temps était telle, que un millimètre de l'échelle placée au-devant du miroir du galvanomètre, correspondait à 0°,00125.

Le tendon d'un des muscles gastrocnémiens était attaché au levier du myographe vertical, comme on peut le voir sur la pl. B, mais, pour faciliter l'expérience, on prenait l'inscription du mouvement même du levier, en mettant une plume à son extrémité. Le poids que le muscle avait à soulever était attaché au levier au même point que le muscle.

Le nerf sciatique était excité par des courants d'induction donnés par le chariot de Du Bois-Reymond ; le courant inducteur provenait de deux accumulateurs. La durée des excitations variait de 6 secondes à 30 secondes. La fréquence des interruptions était de 4 à 6 par seconde.

Pour faire varier la température de l'animal, on le plaçait dans un manchon formé par un tuyau en plomb, dans l'intérieur duquel on faisait circuler de l'eau chaude (v. pl. B, A). On prenait la température rectale et la température du milieu ambiant.

Les muscles contenant les soudures, de même que tous les contacts métalliques du galvanomètre, étaient recouverts d'une épaisse couche d'ouate.

§ 3. — Influence du poids.

Depuis les recherches de Heidenhain sur les muscles de la grenouille, on sait, et le fait a été vérifié par d'autres auteurs (Fick, Danilewsky, etc.), que si l'on charge un muscle avec des poids de plus en plus forts, le travail mécanique et la chaleur dégagée augmentent, et cela seulement jusqu'à une certaine limite à partir de laquelle ils diminuent, et l'échauffement plus vite que le travail (Heidenhain. *Mechanische Leistung*. IV. ed 1864. p. 141.

Chez les homéothermes les recherches thermométriques faites sur le chien par Meade Smith *Arch. f. A. und Phys.*, 1884, p. 105, et Lukjanow *Arch. f. A. und Phys.*, 1886, p. 117), aussi bien sur des muscles à circulation intacte, qu'anémiés, n'ont pas donné des résultats concordants : ces auteurs en concluent que la chaleur dégagée par le muscle est indépendante du poids qu'il soulève. Chauveau *C. R., t. C. V. p. 300, 1887), dans ses recherches thermo-électriques sur le releveur de la lèvre supérieure du cheval, a vu que l'échauffement de ce muscle est plus grand quand il se contracte à vide, c'est-à-dire quand son tendon est coupé, que quand il travaille ayant son tendon intact.

Il résulte de ces expériences que :

A mesure que le poids augmente, la chaleur va en diminuant.

La figure 27 représente ce fait. L'examen des planches nous dispense d'entrer dans des détails d'expérience et des descriptions forcément incomplètes et obscures. Les courbes ont été

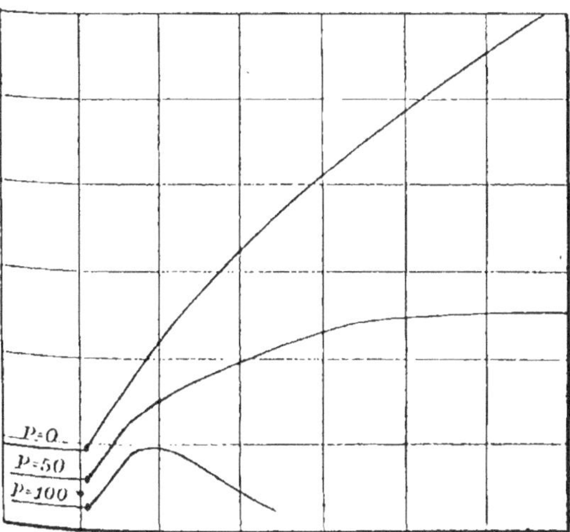

FIG. 27. — *Influence de la charge sur l'échauffement.*

construites d'après les chiffres donnant la grandeur de l'échauffement, observé toutes les 10 secondes, et quelquefois même toutes les 5 secondes. Dans toutes les planches, à part la planche 21, un millimètre considéré horizontalement représente une seconde, considéré verticalement, à peu près $0^m,00125$ ou davantage, jamais moins. Dans la planche 21, un millimètre sur l'ordonnée représente 0,004 millièmes de degré, et sur l'abscisse un millimètre représente 3 secondes.

Expérience 1 (Fig. 1, pl. 21, B, 15 mars 1897). — Cobaye chloralisé. Moelle détruite. Échauffement du gastrocnémien isolé et à extrémité inférieure détachée. Excitation du nerf sciatique, pendant 15 secondes, quand le muscle se contracte sans poids ; pendant 30 secondes quand il soulève le poids de 50 ou de 100 grammes. Fréquence des excitations : 4 par seconde. Voici les résultats de cette expérience :

1° L'échauffement est plus grand quand le muscle se contracte sans poids.

2° L'échauffement atteint plus vite son maximum quand le poids est fort, que quand il est faible ou nul.

L'ordre suivi dans cette expérience : 1° Le poids est nul ; 2° Poids égal 50 grammes ; 3° Poids égal 100 grammes.

On pourrait se demander si les échauffements qui suivent ne sont pas moins grands que le premier à cause de la fatigue du muscle. On sait depuis Heidenhain que, à la suite de la fatigue, la chaleur diminue avant le travail.

Expérience II (Fig. 3, pl. 21, B. 18 mars 1897). — Dans cette expérience on voit que si en effet l'échauffement du muscle sans poids, pour une même intensité d'excitation, de fréquence et de durée égales, est moins grand quand on excite le muscle pour la troisième fois que quand il a été excité pour la première fois, il est tout de même plus grand que l'échauffement observé quand le muscle soulève un poids de 50 grammes, quoique dans ce cas il ait été excité antérieurement. Les conditions de cette expérience ont été les mêmes que celles de l'expérience précédente, sauf que la moelle était intacte.

Expérience III (Fig. 2, pl. 21, B. 22 mars 1897). — Les poids soulevés ont été de 50 grammes lors de la première série d'excitations ; de 20 grammes lors de la seconde. L'échauffement a été bien plus grand dans ce dernier cas. Les conditions de cette expérience étaient les suivantes : les muscles gastrocnémiens n'avaient subi aucune préparation. Le nerf sciatique était excité pendant 30 secondes.

Expérience IV (Pl. 22, 10 avril 1897). — L'échauffement est plus grand quand le muscle se contracte sans poids que quand il soulève un poids de 50 ou de 100 grammes. Les muscles gastrocnémiens étaient détachés ; le nerf sciatique était excité par des courants tétanisants pendant 6 secondes.

Expérience V (Pl. 25, 21 avril 1897). — Expérience faite en vue de la recherche de l'influence de l'intensité de l'excitation. On voit aussi, en ce qui concerne le poids, que, quelle que soit l'intensité de l'excitation, à une égale intensité, la chaleur dégagée par un muscle non chargé est plus grande que celle dégagée par un muscle chargé de 50 grammes.

La température de l'animal était de 27°,5. Gastrocnémien détaché. Excitation pendant 6 secondes ; la fréquence des excitations était de 6 par seconde.

Expérience VI (Pl. 24, 23 avril 1897). — Poids soulevés : 550, 130, 50 grammes et enfin nul. L'échauffement augmentait à mesure que le poids diminuait. La température de l'animal était de 38°-40°. Gastrocnémien détaché. Durée des excitations égale à 6 secondes ; fréquence des excitations de 6 par seconde.

Expérience VII (Pl. 28, 26 avril 1897). — Poids soulevés : 500 gr., nul, 200 gr., nul, 500 gr. et nul. L'échauffement minimum correspond à 500 gr. Température = 27° à 30°. Les autres conditions comme dans l'expérience précédente.

Expérience VIII (Pl. 29, 26 avril). Cobaye qui a servi à l'expérience précédente. Poids, 500 gr., 200 gr. et nul. Température = 39° à 40°. Même résultat :

Expérience IX (Pl. 24, A, 6 mai 1897). — L'animal étant vivant, on fait contracter le muscle alternativement pendant 5 fois, lui faisant soulever un poids de 100 grammes ou un poids nul. Toujours l'échauffement correspondant dans ce dernier cas a été plus grand que dans le premier. On tue l'animal par la section du bulbe, et on répète l'expérience. Les résultats en sont identiques. Le gastrocnémien était détaché ; on excitait le nerf sciatique pendant 6 secondes.

Expérience X (Pl. 24, B, 7 mai 1897). Poids : 0 gr., 100 gr., 0 gr., 300 gr. et 0 gr. Animal mort. Mêmes conditions que celles de l'expérience précédente. Résultat identique.

Expérience XI (Pl. 23, 25 mars 1897). — La méthode employée dans cette expérience diffère de celle qui a été employée précédemment. Les muscles choisis étaient les muscles internes de la cuisse ; ils contenaient les soudures. Par des excitations fortes de la moelle, on faisait contracter simultanément les deux pattes, dont l'une se contractait librement, tandis que l'autre avait à soulever des poids, ou, étant fixée, se contractait isométriquement.

Les courbes d'échauffement, déterminées par cette méthode, correspondent à la différence d'échauffement entre les deux membres, l'aiguille du galvanomètre se déplaçant dans un sens ou dans l'autre, selon que c'était la soudure droite ou la soudure gauche qui était plus chaude. Sur les courbes, on désigne par le signe — les valeurs des échauffements correspondant à la cuisse gauche qui se contracte librement ; dans ce cas les courbes sont ascendantes. Par le signe +, on désigne les échauffements qui correspondent à la cuisse droite, qui se contracte isométriquement ou isotoniquement en soulevant des poids ; les courbes qui leur correspondent sont descendantes. L'examen des courbes montre que, quand les deux cuisses se contractent dans les mêmes conditions, c'est-à-dire librement, n'ayant à supporter aucun poids, l'échauffement est tout à l'avantage de la cuisse droite (nᵒˢ 2 et 7 ;

les courbes sont descendantes : à peine si l'échauffement de la cuisse gauche se manifeste par une légère élévation de la courbe, après la cessation des excitations.

Quand la cuisse droite soulève un poids de 100 grammes ou de 400 grammes (nºˢ 1 et 3), on voit que, pendant les premières 40 secondes, c'est l'échauffement de la cuisse gauche, sans poids, qui l'emporte, ayant 1 centim. d'échauffement à son avantage, quand la cuisse droite soulève 100 grammes; ou bien les échauffements des deux cuisses se font équilibre, et la courbe est presque une ligne droite, quand la cuisse droite soulève 400 grammes. Ensuite pendant 40 secondes, c'est l'échauffement du côté de la patte qui a soulevé des poids, qui se manifeste ; cet échauffement est plus grand pour le poids de 100 grammes que pour le poids de 400 grammes. Enfin, à partir de la ligne C, c'est de nouveau l'échauffement de la patte gauche, sans poids, qui l'emporte.

Dans le cas des contractions isométriques (nºˢ 4, 5 et 6), l'échauffement, tout en étant moins grand que celui qui correspond à la même cuisse, quand elle se contracte isotoniquement et sans poids, est plus grand que celui qui correspond aux contractions isotoniques avec soulèvement de poids. Les courbes sont tout de suite descendantes. L'échauffement est d'autant moins grand que le raccourcissement musculaire a été mieux empêché. L'échauffement qui correspond à la courbe 5 de la planche a été donné quand le muscle était mieux fixé que quand il a donné l'échauffement représenté par la courbe 4; enfin la courbe 6 correspond à une contraction isométrique plus parfaite que les deux précédentes.

Si l'on considère la marche de l'échauffement en fonction du temps, on voit que, suivant la ligne A, qui correspond à la quinzième seconde après le début de l'excitation, c'est l'échauffement de la cuisse droite quand elle ne soulève pas de poids ou est en contraction isométrique, qui prédomine ; au contraire, quand cette patte soulève 100 ou 400 grammes, c'est l'échauffement de la cuisse gauche qui l'emporte. A la fin de l'excitation, à la trentième seconde, suivant la ligne B, les choses sont dans le même état. Entre les lignes B et C, c'est l'échauffement de la cuisse droite qui se manifeste sur toutes les courbes. Entre les lignes C et D, c'est-à-dire entre 1 m. 20 secondes après le début de l'excitation, et la troisième minute, l'échauffement de la patte gauche sans poids dépasse celui de la patte droite, sauf le cas où celle-ci se contracte sans poids. Il en est de même suivant la ligne C qui correspond à la 3ᵐ.40ˢ.

En résumé, de cette expérience, compliquée si l'on ne lisait que la description, simple si l'on examine les courbes, il résulte que l'échauffement dû à la contraction soit isotonique, soit isométrique d'un muscle sans poids, est plus grand que l'échauffement d'un muscle ayant à soulever des poids.

Expérience XII 5 avril 1897. — L'une des soudures étant placée dans les muscles internes de la cuisse droite, l'autre est placée dans le muscle gastrocnémien de la patte gauche, dont le nerf sciatique a été sectionné, de sorte que, en excitant la moelle, ce muscle ne peut pas se contracter. Dans ces conditions, excitant pendant 15" par des courants intenses la moelle d'un cobaye profondément chloralisé, la sensibilité du galvanomètre étant faible, on obtient pour valeur des échauffements, les chiffres suivants :

$$
\begin{aligned}
&\text{Centim.}\\
P = 0 &\dots\dots\dots\dots\dots\dots\dots\dots\dots\dots\dots\text{Eff.} = 2, 4\\
P = 100 &\dots\dots\dots\dots\dots\dots\dots\dots\dots\dots\dots = 0, 9\\
P = 400 &\dots\dots\dots\dots\dots\dots\dots\dots\dots\dots\dots = 0.\\
P = 0 &\dots\dots\dots\dots\dots\dots\dots\dots\dots\dots\dots = 1, 8\\
P = 200 &\dots\dots\dots\dots\dots\dots\dots\dots\dots\dots\dots = 0, 4
\end{aligned}
$$

Expérience XIII (5 avril 1897). — Expérience unique, dans laquelle on cherche quel est l'échauffement d'un muscle qu'on empêche de se raccourcir quand il est tendu par différents poids, comparativement à l'échauffement du muscle quand il peut effectuer librement son raccourcissement. Muscle gastrocnémien. Excitation du nerf sciatique pendant 15".

$$
\begin{aligned}
P = \ 50 &\dots\dots\dots\dots\text{Eff} = 6 \text{ cent. Contraction isotonique.}\\
»\ » &\dots\dots\dots\dots\dots = 3, 6 \qquad - \qquad \text{isométrique.}\\
P = 100 &\dots\dots\dots\dots\text{Eff} = 1, 2 \qquad \dots \qquad \text{isotonique.}\\
»\ » &\dots\dots\dots\dots\dots = 0, 8 \qquad - \qquad \text{isométrique.}
\end{aligned}
$$

De cette expérience il résulte que :

1° L'échauffement est moins grand pour un poids fort que pour un poids faible.

2° La chaleur dégagée par une contraction isotonique est plus grande que celle dégagée par une contraction isométrique.

Nous ne pouvons pas affirmer l'exactitude de ce dernier fait, d'après une seule expérience.

§ 4. — Influence de l'excitation.

A mesure que l'intensité de l'excitation augmente, la chaleur dégagée par le muscle augmente aussi.

Voici quelques expériences qui montrent ce fait :

Expérience I (Pl. 25, 21 avril 1897). — Expérience type, instituée dans ce but. On voit que le poids étant nul, l'échauffement augmente avec l'intensité de l'excitation; il en est de même des hauteurs des secousses correspondantes, comme on peut le voir pl. 19, fig. 1.

Il en est de même quand le muscle soulève un poids de 50 grammes. Muscle gastrocnémien. Excitation du nerf sciatique pendant 6″. — La lettre de la planche veut dire induit; les chifres indiquent l'écart de la bobine du chariot; donc, à mesure que l'écart est plus grand, l'intensité de l'excitation est plus faible. Le courant inducteur provenait de deux accumulateurs.

Expérience II (Pl. 24, pl. A). — L'échauffement est presque nul pour I = 15 (1), il augmente quand I = 10 (2). Une excitation qui ne donnait rien

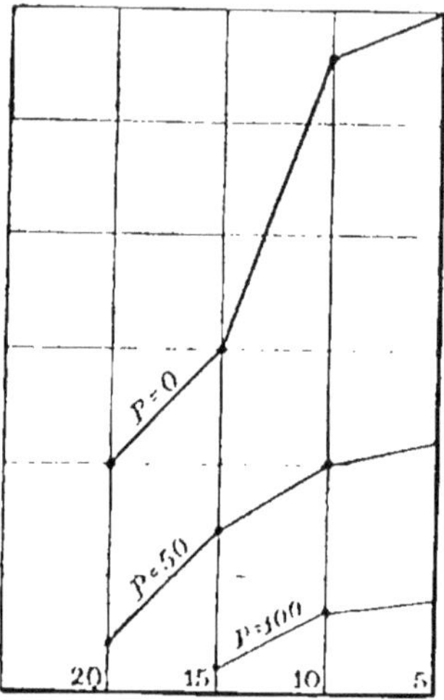

Fig. 28. — *Influence de la charge et de l'intensité de l'excitation.*

La hauteur des ordonnées représente la grandeur de l'échauffement. L'intensité de l'excitation est indiquée sur l'abscisse par les chiffres 20, 15, 10 et 5; elle va en augmentant de 20 à 5, car ces chiffres indiquent l'écart de la bobine du chariot de Du Bois-Reymond.

quand le muscle était tendu par un poids de 100 grammes, donne un échauffement notable quand le poids est nul.

Les conditions de cette expérience ont été les mêmes que celles de l'expérience précédente.

Expérience III (Pl. 27). — L'échauffement pour un poids de 550 grammes est plus grand quand I = 10 (2) que quand I = 15 (1). Il en est de même pour le poids de 150 grammes. Les conditions de cette expérience étaient les mêmes que celles de l'expérience précédente, sauf que la température de l'animal était de 38°,10.

§ 5. — Influence de la température.

La chaleur dégagée pendant la contraction est d'autant plus grande que la température de l'animal est plus élevée.

La comparaison des planches 25 et 26, qui donnent les résultats de deux expériences faites le même jour dans des conditions identiques, sur deux cobayes, montre que la chaleur dégagée par le muscle gastrocnémien de l'animal à la température de 27°-29° (Pl. 25) est inférieure à celle dégagée par le muscle gastrocnémien de l'animal à 38°-40° (Pl. 26).

De même, planche 27, on voit que la chaleur dégagée par le muscle d'un animal maintenu à 38° est supérieure à celle qu'on voit dans les autres planches. Un animal chloralisé et immobilisé se refroidit beaucoup, de sorte que dans presque toutes nos expériences la température des cobayes était inférieure à 30°.

Voici deux expériences qui au premier abord sembleraient ne pas être d'accord avec ce que nous venons de dire.

Expérience I (Pl. 28 et 29). — On mesure l'échauffement du muscle gastrocnémien qui n'a subi aucune préparation, quand la température de l'animal est de 30° (Pl. 28). Ensuite on réchauffe l'animal jusqu'à la température de 38°-40°; en faisant contracter le muscle, on voit que les premières excitations du muscle, même sans être chargé, donnent de faibles échauffements bien inférieurs à ceux que le muscle avait donnés avant que l'animal fût réchauffé (Pl. 29, fig. 2). Quand on excite le muscle pour la quatrième fois on voit que l'échauffement dépasse non seulement les échauffements donnés par les trois excitations antérieures, mais aussi celui donné par le muscle de l'animal à température basse quand il était excité pour la sixième fois. (N. 6, pl. 28, ou fig. 1, n. 1, pl. 29.)

Expérience II (Pl. 30 et 31). — La planche 30 donne les échauffements du muscle gastrocnémien du cobaye à la température de 29°-30°. La planche 31, ceux du même animal quand sa température est de 39°-40°. On voit que les premières excitations donnent un faible échauffement, mais, à mesure qu'on répète les excitations, l'échauffement augmente, et enfin il arrive à être plus grand que celui donné par le muscle de l'animal à température basse.

Le fait que les premières contractions musculaires d'un animal qu'on échauffe, donnent une quantité de chaleur moindre que celle donnée par l'animal à température basse; de même que la forme générale des courbes d'échauffement d'un animal à température élevée, forme qui indique que l'échauffement ne se maintient pas longtemps, le refroidissement survenant tout de suite, tiennent probablement à des troubles circulatoires.

La circulation d'un animal chauffé est activée. Le sang qui circule doit être plus froid que le muscle d'après ce que la différence entre la température rectale et la température du milieu environnant indique, car cette dernière est supérieure à la première. Donc, le sang emportera plus vite la chaleur dégagée par le muscle pendant la contraction. Nous nous croyons autorisé à dire que la chaleur dégagée par un animal à température haute est supérieure à celle dégagée par un animal à température basse.

§ 6. — Chaleur dégagée pendant la contraction musculaire volontaire ou réflexe.

Pour faire des recherches de ce genre, il faut, bien entendu, que l'animal ne soit pas complètement anesthésié, que sa sensibilité ne soit pas abolie. Les soudures étant placées dans les muscles gastrocnémiens, qui n'ont subi aucune opération et, dans quelques expériences, après avoir sectionné le nerf sciatique d'une des pattes, afin de n'avoir que l'échauffement musculaire de l'autre, on provoque la contraction musculaire, soit en excitant par des courants d'induction la peau d'une des pattes antérieures, ou du dos, soit par piqûre de la patte postérieure dont on veut mesurer l'échauffement musculaire. Quelquefois, on n'excitait pas, mais on attendait que des contractions volontaires se produisent.

Dans ces conditions nous avons vu que :

La *chaleur dégagée est d'autant plus grande que le poids soulevé est plus fort.*

Les expériences sont difficiles à réaliser.

Voici les résultats de quelques-unes d'entre elles :

Expérience I (7 avril 1897). — Échauffement de la patte droite. Le nerf sciatique de la patte gauche était sectionné.

Excitation par piqûre de la patte droite qui est chargée.

$$P = 100 \text{ gr} \dots\dots\dots\dots\dots\dots\dots \text{Eff} = 8 \text{ cm}$$
$$P = 20 \dots\dots\dots\dots\dots\dots\dots\dots = 2,5$$
$$P = 100 \dots\dots\dots\dots\dots\dots\dots\dots = 5$$
$$P = 0 \dots\dots\dots\dots\dots\dots\dots\dots = 1,4$$

Expérience II (Pl. 33, 17 avril 1897). — L'animal à peine anesthésié, présentait de temps en temps des contractions volontaires (CV) quand on chargeait une des pattes. Les deux nerfs sciatiques étaient intacts, on n'avait donc que la différence d'échauffement si le cobaye contractait simultanément les deux pattes. De temps en temps on excitait par des courants induits une des pattes antérieures. L'examen de la planche montre que l'échauffement est plus grand pour le poids 100 que pour le poids 50 ; et plus grand pour le poids 50 que pour le poids nul.

Expérience III (Pl. 32, 24 mars 1897). — On excite la peau du dos pendant 30" ou 1', de manière à provoquer des contractions dans les deux pattes, dont les gastrocnémiens contiennent les soudures. On mesure ainsi la différence d'échauffement des deux pattes, dont l'une a à soulever des poids. La patte droite est chargée, l'échauffement correspondant est marqué sur la planche par le signe + ; la courbe est descendante. L'échauffement de la patte gauche, qui se contracte librement, correspond aux courbes ascendantes; les chiffres qui expriment leurs hauteur sont précédée du signe —.

Quand les deux pattes se contractent librement, sans poids, la patte gauche s'échauffe plus que la droite. Au contraire, quand on charge cette dernière, on voit qu'à mesure que la charge augmente, l'échauffement augmente aussi. Pourtant, quand le poids est de 150 grammes, l'échauffement, soit pour une contraction de 30", soit d'une minute, est inférieur à celui qui correspond à 50 grammes dans le premier cas, à 100 grammes dans le second. Quand le poids est égal à 200 grammes, l'échauffement est encore moins grand, et on voit que la courbe monte (S), ce qui indique que l'échauffement de la patte sans poids prédomine.

Il semblerait donc, d'après cette expérience, d'une part, que l'échauffement augmente avec le poids, d'autre part, que cette augmentation a une limite à partir de laquelle l'échauffement diminue quand le poids continue à augmenter.

Comment pourrait-on expliquer ce fait qui, au premier abord, semblerait être en contradiction avec ce que nous connaissons de l'influence du poids? Il n'est nullement en contradiction. En voici la raison :

L'échauffement musculaire n'est pas seulement fonction du poids, mais aussi de l'intensité de l'excitation qui provoque la contraction, et de sa durée. Or, quand c'est le système nerveux central qui provoque la contraction, nous ne sommes pas maître de ces deux facteurs de l'échauffement, de sorte que la différence observée entre les résultats de l'échauffement provoqué par une excitation neuro-musculaire et une excitation due au fonctionnement des cellules nerveuses, tient à une différence d'intensité des excitations.

On pourrait essayer de mesurer l'intensité des excitations nerveuses, par la différence d'échauffement qui existe entre une contraction neuro-musculaire directe et une contraction réflexe.

La chaleur dégagée augmente non parce que le poids augmente, mais parce que le système nerveux envoie une excitation d'autant plus forte que la charge que les muscles ont à soulever est plus grande.

De nos expériences, nous croyons pouvoir conclure que :

1° La chaleur dégagée par les muscles des animaux à sang chaud diminue quand le poids tenseur augmente.

2° La chaleur dégagée augmente quand l'intensité de l'excitation augmente.

3° La chaleur dégagée pendant la contraction musculaire augmente quand la température de l'animal s'élève.

4° La chaleur dégagée pendant la contraction musculaire volontaire ou réflexe augmente avec le poids, parce que l'excitation envoyée par le système nerveux est d'autant plus intense que le poids est plus fort.

APPENDICE

Expériences sur la grenouille.

Le système thermo-électrique que nous avons employé ne nous permettant pas d'avoir une grande sensibilité, nous ne pouvions, chez la grenouille, faire que des expériences dans lesquelles par une excitation prolongée, on provoquait des échauffements relativement considérables.

Les muscles choisis ont été les adducteurs et le semi-membraneux qui forment la masse musculaire interne de la cuisse.

On enlevait les autres muscles : l'extrémité inférieure du fémur à laquelle les adducteurs viennent s'insérer, était sectionnée et on y attachait, par un fil, un poids. On plaçait une des soudures dans la masse musculaire, l'autre dans les muscles de l'autre patte séparée de la première, mais placée à côté ; elles étaient recouvertes d'une couche d'ouate.

Naturellement la grenouille était décapitée avant de lui faire subir cette préparation.

On excitait les nerfs du plexus lombaire.

Un degré de l'échelle du galvanomètre correspondait à $0°,00125$.

Expérience I (Pl. 21, A, 9 mars 1897). — Dans les conditions décrites, le poids à soulever étant de 20 grammes, l'intensité de l'excitation de $I=10$, on a obtenu pour valeurs des échauffements :

1° Durée de l'excitation : 30″.

```
(Fig. 1) Eff. . 10 c. s. . . . . . . . . après 0′,30″
          13,   8. . . . . . . . . . . . . . 1′
          13,   1. . . . . . . . . . . . . . 2′
          12,    . . . . . . . . . . . . . . 3′
          11,   4. . . . . . . . . . . . . . 4′
          10,   9. . . . . . . . . . . . . . 5′
          10,   9. . . . . . . . . . . . . . 6′
```

2)

(Fig. 2) Pour 50 excitations, l'échauff. $= 2$ c. 7 en 40"

    — 64   —   — $= 3$ — 50"

3) Durée de l'excitation $= 1',30$"

(Fig. 3) Eff. $= 5$ c. 9 après 1',10".

Le refroidissement commence même avant que l'excitation ait pris fin.

4) Durée de l'excitation $= 5'$

(Fig. 4) Eff. $= 3$ centim. 3 après 1'.

Le refroidissement commence, comme précédemment, pendant la durée de l'excitation même, après la première minute.

5) Des excitations d'une très grande intensité ne donnent ni contractions ni échauffement, quelle que soit la durée de l'excitation.

6) L'excitation directe des muscles, avec l'induit $= 0$, donne de très belles contractions, et des réchauffements très considérables.

Durée de l'excitation $= 2',30$".

$$
\begin{aligned}
\text{Eff.} = 10,5\ &\ldots\ldots\ldots \text{ après } 0',30" \\
14\ &\ldots\ldots\ldots\ldots 1' \\
18\ &\ldots\ldots\ldots\ldots 1',30" \\
20\ &\ldots\ldots\ldots\ldots 2' \\
22,5\ &\ldots\ldots\ldots\ldots 2',30". \text{ Arrêt de l'excit.} \\
20,5\ &\ldots\ldots\ldots\ldots 3' \\
18,7\ &\ldots\ldots\ldots\ldots 3',30" \\
17\ &\ldots\ldots\ldots\ldots 4' \\
14,5\ &\ldots\ldots\ldots\ldots 5' \\
10,8\ &\ldots\ldots\ldots\ldots 6' \\
8,6\ &\ldots\ldots\ldots\ldots 7'
\end{aligned}
$$

7) Durée de l'excitation $= 5'$. — Contractions faibles. Excitation directe.

Eff. $= 24$ c. 6 après 5'.

Le refroidissement commence tout de suite après l'arrêt de l'excitation.

8) Durée de l'excitation $= 2'$. Pas de contraction.

Eff. $= 12$ c. 2.

9) Durée de l'excitation $= 3'$. Pas de contraction.

Eff. $= 12$ c.

On voit donc, que même sans se contracter, un muscle excité directement par un courant intense s'échauffe. C'est là un effet purement physique, comme l'expérience suivante le montre.

P.

Recouvrant une des soudures avec un tampon d'ouate trempé dans la solution physiologique, on voit que si l'on fait passer un courant d'induction à travers cette préparation, l'aiguille du galvanomètre se déplace du côté de l'échauffement, comme les chiffres suivants l'indiquent.

```
Eff. = 4 c. 4 . . . . . . .   après 0',30"
       9.   9 . . . . . . . . . . . . . . 1',30"
      12.   7 . . . . . . . . . . . . .  2'     Arrêt de l'excit.
      13.     . . . . . . . . . . . . .  2',30
      13.   8 . . . . . . . . . . . . .  3'
      13.   2 . . . . . . . . . . . . .  3',30
      14.   3 . . . . . . . . . . . . .  4'
```

Il ne faut donc pas, dans les recherches de la chaleur musculaire, exciter directement les muscles.

Expérience II (15 mars 1897). — Muscles adducteurs. Excitation du nerf, I = 10. Durée de l'excitation 2'.

1) P. = 100 grammes.

```
Eff. 1 c. 2 . . . . . . .   après 0',30"
     2    . . . . . . . . . . . . . .  1'
     3    . . . . . . . . . . . . . .  1'30"
     3,4  . . . . . . . . . . . . . .  2'     Arrêt de l'excitation.
     4,2  . . . . . . . . . . . . . .  2',30"
     4    . . . . . . . . . . . . . .  3'
```

2) P. = 50 grammes.

```
Eff.  3 c. . . . . . . .   après 1'
      4    . . . . . . . . . . . .  1',30"
      4,3  . . . . . . . . . . . .  2'     Arrêt de l'excitation.
      5,5  . . . . . . . . . . . .  2',30"
      6,2  . . . . . . . . . . . .  3'
```

Il semble, d'après cette expérience, que l'échauffement est plus grand pour le poids 50 grammes que pour le poids 100 grammes.

Expérience III (Pl. 21, A, 9 mars 1897). — Contraction anaérobie. Grenouille décapitée est mise dans de l'huile minérale. On fait contracter le muscle adducteur d'une des cuisses, en le excitant par des courants d'induction d'intensité 10, pendant 15". Le poids à soulever était de 20 grammes.
Dans ces conditions on obtient par l'échauffement les chiffres suivants:

1° Durée de l'excitation, 2'. Belles contractions.

$$
\begin{aligned}
(\text{Fig 5}) \; \text{Eff} = 3 \; \text{c.} \; &\dots\dots \text{après } 0',30'' \\
4,4 \; &\dots\dots\dots 1' \\
5,1 \; &\dots\dots\dots 1',30'' \\
5, \; &\dots\dots\dots 2' \quad \text{Arrêt de l'excit.} \\
4,5 \; &\dots\dots\dots 2',30'' \\
4, \; &\dots\dots\dots 3', \\
3,7 \; &\dots\dots\dots 3',30'' \\
3, \; &\dots\dots\dots 4'.
\end{aligned}
$$

La contraction anaérobie dégage aussi de la chaleur.

Conclusions.

1° A part l'échauffement produit par la contraction musculaire, l'excitation directe du muscle fait apparaître un échauffement qui n'est pas dû aux phénomènes chimiques qui constituent la contraction musculaire, car on l'obtient aussi sur des
muscles qui ont perdu depuis longtemps leur irritabilité.

2° L'échauffement d'un muscle qui soulève un poids de
100 grammes est moins grand que celui d'un muscle qui soulève 50 grammes.

3° Un muscle qui se contracte dans un milieu privé d'oxygène
dégage de la chaleur.

BIBLIOGRAPHIE

D'Arsonval. — Production de chaleur dans les muscles. *C. R. S. d. B.*, 1886, p. 124.

Baerensprung. — *Muller's Archiv*, 1851, p. 152.

Béclard. — Mémoire présenté à l'Ac. d. Sc., le 5 mars 1860.
— *Archives générales de Médecine*, janvier, février, mars 1861.

Becquerel et Breschet. — Sur la chaleur animale. *Ann. des Sciences naturelles, Zoologie*. 2ᵉ série, Bd. III, p. 257, ff.; t. IV, p. 243.

Bergonié. — Leçons sur la chaleur et la thermodynamique animale, 1887-88. Bordeaux.

Billroth und Fick. — Versuche über der Temperaturen bei tetanus. *Vierteljahresschrift der Züricher naturforschenden Gesellschaft*. Bd. 8, p. 427, 1863.
— In *Myothermische Untersuchungen aus dem Physiologischen Lab. W.-Z.* Fick (1889), p. 1.

Blix (Magnus). — Tel belysning of fragen hurnwida wärme. *Upsal läkarf forh*, t. XVI, 1881.
— Zur Beleuchtung der Frage, ob Wärme bei der Muskel Contraction sich in mechanische Arbeit umsetze. *Z. f. B.*, 1885, Bd. 21, p. 190; et in *Myothermische Untersuchung* (1889.) (Fick) p. 195.

Bœhm und Fick. — (Voir Fick.)

Brandes. — Versuch über die Lebenskraft. Hanover (1795), p. 125.

Brissaud et Regnard. — Études expérimentales sur la température dans la contraction musculaire. *C. R. S. d. B.*, p. 13, 17 et 51, 1884.

Bunzen. — *Gilbert's Annalen*, Bd. XXV, 1807, p. 157.
— Beitrag zu einer künftigen Physiologie. Kopenhagen (1805).

Chauveau. — Du travail physiologique et de son équivalence. *Revue Scientifiq.*, 1888, et *L. travail muse. et l'En. q. corp.*, 1891, p. 312.
— De la quantité de chaleur produite par les muscles qui fonctionnent utilement dans les conditions physiologiques de l'état normal (*C. R.*, t. CV), 1887, 8 avril; et dans *L. travail muse. et l'En. q. corp.*, p. 291.
— Du coefficient de la quantité de travail mécanique produit par les muscles qui fonctionnent utilement dans les conditions physiologiques de l'état normal. *C. R.*, t. CV, 1887, 16 août, et *T. et E.*, p. 391.
— Échauffement du muscle biceps, etc. *C. R.*, t. CXI, 7 juillet 1890, et *T. et E.*, p. 29.
— Le travail muscl. et l'énergie qu'il exprès ute, 1891.
— Comparaison de l'énergie mise en œuvre par les muscles dans le cas de travail positif et de travail négatif. *C. R.*, t. CXXI, 8 juillet 1895.
La dépense énergétique respectivement encourue dans le travail positif et le travail négatif des muscles, d'après les échanges respiratoires. *C. R.*, t. CXXII, 13 janvier.

Chauveau. — La loi de l'équivalence dans les transformations de la force chez les animaux. Vérification expérimentale par la méthode de comparaison de la dépense énergétique (évaluée d'après les échanges respiratoires) qui est respectivement engagée dans le travail positif et le travail négatif qu'exécutent les muscles. *C. R. t. CXXII, 22 janvier.*

— Du travail mécanique de cause purement extérieure, exécuté automatiquement, sans dépense supplémentaire d'énergie par les muscles en état de contraction statique. *C. R. t. CXXIV, 22 mars. p. 596.*

— Méthode nouvelle pour s'assurer si, dans les milieux vivants, comme dans le monde inanimé, le travail positif prend et si le travail négatif donne. *Arch. de Phys.*, 1897, p. 261.

Danilewsky. — Thermodynamische Untersuchungen der Muskel. *Pfluger's Arch.* Bd. 21. 1880. p. 109.

— *Pfluger's Arch.*, Bd. 30 ; 1883, p. 175.

— Weitere Thermodynamische Untersuchungen der Muskeln. *Pflug's Arch.*, 1889, Bd. 45, p. 315.

— *Versuche die Gültigkeit des Principes der Erhaltung der Energie bei der Muskelarbeit Experimentelle zu beweisen.* 1889. Wiesbaden. Bergmann.

— In *Myothermisch Untersuch* (FICK), p. 132.

Davy. — *Philosophical transaction*, p. 62, 1844.

Du Bois-Reymond. — *De reactione musculorum*. 1859. Berolini. p. 31.

Dutrochet. — Recherches sur la chaleur propre des êtres vivants à basse température. *Ann. des Sciences naturelles*, 2e série. Zoologie, Bd. XIII. 1840. p. 48.

Dybkowsky und **Fick**. — Ueber die Wärmeentwickelung beim Starrwerden der Muskels. *Vierteljahresschrift der naturforschenden Gesellschaft* in Zurich Jahrgauf, 1867. *Id*. In : *Untersuchungen aus dem physiologischen Laboratorien der Züricher Hochschule* Herausgegeben von FICK. — Wien, Braumüller, 1869, n° 11. — *Id*. In *Myothermische Untersuchungen* (FICK), p. 53.

Edwards (W.-F.). — Ast « Animal heat » in *Todd's Cyclopedia of anatomy and physiology*, 1839, London, p. 657.

Ellenberger. *Vergleichende Physiologia der Haussäugethiere*, T. II. p. 45, 1892.

Fick und **Vislicenus**. — In *Vierteljahresschrift der Züricher naturforschenden Geselschaft*, Bd. 10. p. 317. 1865. In *Myothermische Untersuchungen*, p. 14.

Fick. — Experimenteller Beitrag zur Lehre von der Erhaltung der Kraft bei der Muskelzusammenziehung. *Untersuchungen aus dem physiologischen Laboratorien der Züricher Hochschule*. Herausgegeben von FICK. Wien. Braumüller, 11, 1869. *Id*. In : *Myoth. Untersuch.* (FICK), p. 35.

Fick und **Dybkowsky**. (Voir DYBKOWSKY.)

Fick und **Böhm**. Ueber die Wirkung der Veratrin auf den Muskelfasser. *Verhandlung der phy. med. Gesellschaft zu Würzburg*. N. F. Bd. 3. 1872 *Id*. In : *Arbeiten aus dem physiologischen Laboratorien zu Würzburg*. Heft. 11, 1873. — Würzburg bei Stahel. *Id*. In : *Myoth. Untersuch.* (FICK), p. 75.

Fick. — Ueber die Wärmeentwickelung bei der Zusammenziehung der Muskels. *Beiträge zur Anatomie und Physiologie als Festgabe. Karl Ludwig zum 15 Oktober 1871 gewidmet von seinen Schülern.* — *Id*. In : *Myothermisch Untersuch.* (FICK), p. 88.

Fick. — Ueber die Warmeentwickelung bei der Muskelziehung. *Pfluger's Archiv*, Bd. 16, 1878, p. 59. — *Id.* In : *Myoth. Untersuch.* (FICK), p. 102.

— Myothermische Fragen und Versuch. *Verhandlung der physicalisch med. Gesellschaft zu Würzburg*, N. F., B. 18, 1884. — *Id.* In : *Myothermische Untersuch.*, p. 249.

— Mechanische Untersuchungen der Warmestarre des Muskels. *Verhandlung. d. phys.-med. Gesellsch. z. Wurzburg*, N. F. B 19, 1884. — *Id.* In : *Myothermische Untersuchungen* (FICK), p. 271.

— Versuche ueber Wärmeentwickelung im Muskel bei verschiedenen Temperaturen. *Verhandlung d. phy. med. Gesellsch. z. Würzburg*, N. F. Bd. 19, 1885. — *Id.* In : *Myothermische Untersuchungen.* (FICK), p. 283.

— *Myothermische Untersuchungen*, aus dem Physiologischen Laboratorien zu Zurich and Würzburg. *Neue Absdruck*, 1889.

— *Mechanisch Arbeit and Warmeentwickelung bei der Muskelthätigkeit.* — Leipzig.

Fuchs. — Ueber die Anwendung der mechanischen Wärmetheorie auf die Muskel. — *Pfluger's Arch.*, Bd 15, 1877, p. 536.

Gad. — Ueber einige Warmeversuche am Muskel. *Verhandlung d. physol. Gesellschaft zu Berlin* a. 3 Mai 1895. *Arch. f. A. und Phys.*, 1895, p. 553.

Gamage. — Experiences on the influence of the brain in the reproduction of animal heat and on the secretions. *The new England Journal of medicinal and surgery and the collateral branches of sciences.* Boston. Vol. IV, p. 18.

Gavarret. — Chaleur animale. *Dictionnaire encyclopédique des sciences médicales*, 1re série. t. XV, p. 79.

— De la chaleur produite par les êtres vivants, p. 31.

Gierse (Aug.). — *Quanam ratio sit caloris organici partium inflammatione laborantium.* Halae, 1842.

Greife (Moskau). — Ueber die Einfluss der Reizstärke auf die Warmeentwickelung im Tetanus. *Pfl's Arch.*, Bd. 62, 1896, p. 111.

Haller. — *Elementa physiologia*, II. Lausanne, 1760, p. 260.

Haughton (Samuel). — *Principles of animal mechanics.*

Heidenhain. — *Mechanische Leistung, Wärmeentwickelung und Stoffumsatz bei der Muskelthätigkeit. Ein Beitrag zur Theorie der Muskelkräfte*, 1864. Leipzig.

Helmholtz. — Ueber die Wärmeentwickelung bei der Muskelaction. *Müller's Archiv*, 1848, p. 144.

Herzen. — L'activité musculaire et l'équivalence des forces. *Revue scientifique*, janvier 1887.

Hirn. — Recherches sur l'équivalent mécanique de la chaleur, présentées à la Société de physique de Berlin et à ... Colmar.

Hochgeladen. — *De calore animale.* Diss. inaug., 1819, Berlin.

Humboldt. — *Versuche über die gereizte Muskel and Nervenfasser*, Bd II, 1797, p. 160.

Krimer. — *Physiologie de l'atmosphère*, p. ... Bonn, 1820, p. 150.

Laborde. — Des modifications de la température animale liées à la contraction musculaire et à leur cause. *C. R. S. d. B.*, 1886, p. 296.

Laborde et Muron. — *C. R. S. d. B.*, 1889, p. 17.

Lambling. — De l'origine de la chaleur et de la force chez les êtres vivants. Thèse d'agrégat., 1886, p. 114.

Legallois *(Œuvres de)*, 1812, t. II. Premier mémoire sur la chaleur des animaux, qu'on entretient vivants par l'insufflation pulmonaire.
— 1812. Deuxième mémoire, p. 56 et 57.

Lenhossek. — *Physiologiæ medicinalis*, III, Pestini, 1816.

Leyden. — Beiträge zur Pathologie des Tetanus. *Virchow's Archiv*, XXVI. p. 539.

Liebermeister. — *Arch. f. Anat. und Phys.*, 1862, p. 672.

Ludwig und **Sczelkow**. — *Sitzungsber. der Wiener Akademie*, Bd. XLV, p. 200.

Lukjanow. — Wärmelieferung und Arbeitskraft des blutleeren Säugethiermuskels. *A. f. A. und Phys.*, 1886, Supp. Bd., p. 116.

v. **Madai**. — Ueber die Wirkungsart der Reize und der thierischen Organe. *Reil's Archiv*, I, 1796, p. 99.

Malosse. — *Calorimétrie et thermométrie*. Th. d'agrégation, p. 48.

Matteucci. — Recherches sur les phénomènes physiques et chimiques de la contraction musculaire. *C. R.*, XLII, 1856, p. 648.

Mayer. — *Die organische Bewegung in ihrem Zusammenhangen mit dem Stoffwechsel*. 1845. Heilbronn p. 87.

Mayow. — *Londoniensis doctoris et medici nec non coll. omn. anim. in universitate Oxoniensis socii opera omnia medico-physica tractatibus quinque comprehensa*. Hagæ Comitum., 1681.

Mendelssohn. — Sur la phase de la contraction musculaire pendant laquelle se fait le début du dégagement de la chaleur, *C. R. S. de B.*, 1889, p. 469.

Meyerstein und **Thiry**. — Gött. Anz. vom. 28 janvier 1863. — *Henle und Pfeufer's Zeitschrift*. XX, p. 45, 1863.

Metzner. — Ueber das Verhältniss der Arbeitsleistung und Wärmebildung ein Muskel *A. f. A. und Phys.*, Suppl. Bd., 1893, p. 74.

Mosso. — Influence du système nerveux sur la température animale. *A. i. B.*, 1886, p. 306.

Muron et **Laborde**. — (Voir LABORDE.)

Nasse. — *Art : Thierische Wärme*. In *R. Wagner's Hdwrtsb:* IV, p. 59 ff.

Nawalichin. — Myothermische Untersuchungen. *Pflüg's Arch.*, Bd. 14, 1876-77, p. 293.

Newport. — *Philosophical Transaction*. 1837.

Pembrey. — On the relation of muscular activity to the regulation of heat production. *Proceeding of Phys. Society*, 1894. In *J. of Phys.* III.
— The development of the power of regulatory heat production. *Proc. of Phys. S. J. of Phys.*, XXVII.

Quinquaud. — Contraction musculaire et chaleur animale. *C. R. S. d. B.*, 1886, p. 110.

Réaumur. — *Mémoires pour servir à l'histoire des insectes*. t. V. Seconde partie. Amstelodami, 1741, p. 362.

Redard. — Sur un appareil thermo-électrique destiné à la recherche des températures locales. *C. R. S. d. B.*, 1880, p. 262.

Regnard. — (Voir BRISSAUD et REGNARD.)

Schenk. — Ueber die Einfluss der Spannung auf die Wärmebildung des Muskels *Pflüger's Arch.* Bd. 51, 1892, p. 509.

Schenck und **Brandt**. — Ueber Wärmebildung bei summirten Zuckungen. *Pflug's Archiv*, Bd. 55. 1894. p. 143.

Schenck. — Ueber die Wärmeblidung der thätigkten Muskels bei vesrschiedenen Temperaturen. *Pf's Archiv*. Bd. 57, 1894, p. 572.

Schönlein. — *Ueber das Veshalten der Wärmeentwickelung in Tetanis verschiedener Reiz-frequenz*. 1883, Halle.

Smith (Meade). Die temperatur der gereizten Säugethiermuskeln. *A. f. A. und P.*, 1881. p. 105.

— Die Wärme des erregten Saugethiermuskels. *A. f. A. und P.*, 1884, p. 216.

Solger. — *De musculi calore*. Inaug. Diss. Ratioslaviae, 1862, und Ueber Wärmeentwickelung bei der Muskelthätigkeit. *Studien des physiol. Instituts* zu Breslau, II, p. 125.

Starke. — Arbeitsleistung und Wärmeentwickelung bei der verzögerten Muskelzuckung. — *Abhandlungen der math-phys. Classe der königl. Sächsischen Gesellschaft der Wissenschaften*. Leipzig, 1891.

Steiner. — *Pflüger's Archiv*, XI p. 196.

Störring. — Experimentelle Beiträge zur Thermodynamik des Muskels. *A. f. A. und Phys.*, 1895, p. 499.

Stewart. — A method of mesuring local differences of Temperaturen in the bloodstream. *Proceeding of Physiol. Society.* — *J. of Phys.*, XXI, 1890.

Tapie — *Travail et chaleur musculaire*. Thèse d'agrégation, 1886, p. 66.

Thiry. — Voir MEYERSTEIN et THIRY.

Valentin. — *Moleschott's Untersuchungen*, Bd. IX. p. 227.

Voit. — *Untersuchungen über den Einfluss des Kochsalzes u. s. f. auf den Stoffwechsel*, 1860, München. p. 198 ff.

Weber. — *Wagner's Handwörterbuch*, III. 2 p. 88.

Wedemeyer. — *Physiologische Untersuchungen*, 1817, Hannover, p. 147.

Wilson Philipp. — Eine auf Versuche gegründete Untersuchung über die Gesetze der Functionen des Lebens. Nach der zweiten Ausgabe aus dem Englischem übersetzt, von Dr Jv. Sontheimer, 1822, Stuttgart.

Wunderlich. — *Arch. für Heilkunde*, II und III. — *Arch. für Heilkunde*, Bd. V. p. 205.

Ziemssen. — *Die electricität in der Medicin*, Berlin, 1857, p. 16 ff.

EXPLICATION DES PLANCHES

§ 1. — **La contraction musculaire**.

PLANCHE 1

MUSCLE DE LA PINCE DE L'ÉCREVISSE. — *Influence du poids.*

Myographe simple de Marey.

Les chiffres marqués à côté de chaque courbe indiquent le nombre de grammes mis dans le plateau du myographe. Le cylindre était animé de sa vitesse maxima quand avait lieu l'inscription des courbes représentées dans les six premières figures; il était animé d'un mouvement très lent pour les trois dernières figures.

Les figures 1, 2, 3 et 4 montrent l'influence du poids sur les contractions d'un muscle présentant la contracture.

Les figures 5 et 6, de même, mais sur un muscle sans contracture. Les courbes des secousses sont représentées comme commençant sur la même ligne, pour faire saisir plus facilement leurs différences ; en réalité les choses ne se passent pas ainsi. La figure 7 montre l'extensibilité du muscle qui a donné les figures 5 et 6.

L'intensité de l'excitation a été la même pour les deux muscles qui ont donné des courbes tellement différentes.

FIG. 8. — Autre muscle. Influence du poids.

FIG. 9. — Autre muscle. Influence du poids sur l'extensibilité et sur la hauteur des secousses.

FIG. 10. — Autre muscle. Influence du poids. Le muscle tendu par différents poids était excité plusieurs fois.

L'intensité de l'excitation a été la même dans toutes les expériences citées : 1 : : 5 (induit = 1 ; 5, l'écart de la bobine du chariot de Du Bois-Reymond). Le courant inducteur était donné par quatre éléments Daniell.

PLANCHE 2

MUSCLE DE LA PINCE DE L'ÉCREVISSE.   *Influence du poids sur le tétanos.*

Myographe simple de Marey. Vitesse minima du cylindre enregistreur. Excitations tétanisante. Intensité maximale.

PLANCHE 3

MUSCLE DE LA PINCE DE L'ÉCREVISSE. — *Influence de l'excitation.*

FIG. 1. — Tétanos d'un muscle fatigué. Poids nul. Quand l'excitation est faible ($I = 10$) on observe le *tétanos rythmique*. A mesure que l'intensité de l'excitation augmente, la phase d'ascension est plus rapide.

Les chiffres marqués à côté de la lettre I (induit) désignent l'écart de la bobine du chariot de Du Bois-Reymond. La fréquence des interruptions a été la même pour toutes les intensités.

FIG. 2. — Tétanos rythmique. Induit très faible ($I = 12$). Poids nul.

FIG. 3. — Secousses d'un muscle sans poids excité par des courants induits de rupture, d'intensité croissante.

Les chiffres marqués à côté de chaque courbe indiquent l'écart de la bobine du chariot de Du Bois-Reymond ; donc, à mesure que cet écart augmente, l'intensité de l'excitation diminue.

Vitesse maxima du cylindre.

FIG. 4. — Même muscle tendu par un poids de 100 grammes. Les autres conditions expérimentales étant identiques.

FIG. 5. — Tétanos d'un muscle tendu par un poids de 100 grammes. A mesure que l'intensité augmente (de 12 à 5), l'ascension de la courbe se fait plus vite.

FIG. 6. — Tétanos d'un muscle sans poids et qui n'est pas fatigué.

FIG. 7. — Même muscle tendu par un poids de 100 grammes.

PLANCHE 4

MUSCLE DE LA PINCE DE L'ÉCREVISSE. — *Influence de la température.*

Le cylindre était animé d'un mouvement très lent, de sorte que, dans les six premières figures, on n'a que la hauteur des secousses.

FIG. 1. — Température 14°. 1° Poids : 50 grammes ; 2° Poids : 100 grammes.

FIG. 2. — Température 25°. Même poids. Même intensité de l'excitation.

FIG. 3. — Température 0°. La hauteur des secousses est tellement grande pour le poids de 50 grammes, que la plume quitte la surface du cylindre.

FIG. 4, 5 et 6. — Autre muscle. Influence de la température et de l'intensité de l'excitation sur la hauteur des secousses d'un muscle tendu par différents poids.

FIG. 7. — Autre muscle. La vitesse du cylindre étant maxima, on voit l'influence de la température sur la durée de la secousse. Poids : 100 grammes. Température 0° et 20°. Intensité maximale $I = 0$). De plus, on voit aussi la forme d'une secousse donnée par le muscle à 0° quand il est excité par un courant faible ($I = 6$); et à 20° quand le poids est fort (200 grammes) et l'induit fort ($I = 0$).

PLANCHE 5

MUSCLE DE LA PINCE DE L'ÉCREVISSE. — *Influence de la température.*

FIG. 1. — Phase ascendante du tétanos d'un muscle tendu par un poids de 100 grammes. Température = 0° et 20°. Intensité de l'excitation : faible (I = 6) et forte (I = 0).

FIG. 2. — Courbes des secousses d'un muscle tendu par différents poids. Température = 20°. Intensité égale à I = 5.

FIG. 3. — Même muscle refroidi à 0°. Poids variable. Intensité de l'excitation constante. Les courbes étant très longues, on n'a représenté que la phase ascendante de la courbe. Vitesse maxima du cylindre.

FIG. 4. — Forme de la courbe des secousses d'un muscle tendu par un poids de 100 grammes. Température = 0° et 20°.

L'intensité de l'excitation a été la même que pour les courbes représentées par les figures 2 et 3.

PLANCHE 6

MUSCLE DE LA PEAU DE L'ÉCREVISSE. — *Influence de la température sur le tétanos.*

FIG. 1. — Phase ascendante du tétanos d'un muscle tendu par différents poids. Température = 0°.

FIG. 2. — Phase ascendante du tétanos tendu par différents poids. Température = 20°.

FIG. 3. — Courbe du tétanos d'un muscle tendu par un poids de 100 grammes, excité par un courant de même intensité et d'égale fréquence aux températures 0° et 20°.

PLANCHE 7

TORTUE

Les 8 premières figures représentent les contractions du muscle triceps brachial.

FIG. 1. — Influence de l'excitation. Les deux traits verticaux représentent les hauteurs des secousses pour l'intensité faible : I = 10 et l'intensité forte : I = 5. On voit ensuite la forme des courbes pour les mêmes intensités, la vitesse du cylindre étant maxima.

FIG. 2. — Influence du poids.

```
1.......
2.......  a.......  P = 100 gr.        4.......  d.......  P = 25 gr.
3.......  b.......  P =  75            5.......  e.......  P =  5
          c.......  P =  50
```

On a représenté les courbes comme si elles commençaient au même niveau, pour faciliter leur comparaison.

Sous les courbes sont représentées les vibrations d'un diapason qui donne 100 vibrations par seconde.

FIG. 3. — Influence de la température. — Poids = 50 grammes. Intensité égale : I = 0.

1. Temp. = 20°.

2. Temp. = 0°.

3. Poids = 75 grammes. Température = 0°. — Autre muscle.

FIG. 4. — Influence de la température. Vitesse moyenne du cylindre. Poids = 50 grammes. Intensité : I = 10. Température : 1 = 20°; 2 = 30° et 3 = 0°.

FIG. 5. — Tétanos. Vitesse minima du cylindre.

$$\text{Temp.} = 19° \begin{cases} 1\ldots & P = 50\ \text{gr.} \\ 2\ldots & P = 100\ \text{gr.} \end{cases} \qquad \text{Temp.} = 0° \begin{cases} 3\ldots & P = 100\ \text{gr.} \\ 4\ldots & P = 50\ \text{gr.} \end{cases}$$

FIG. 6, 7 et 8. — Influence de la température et du poids. L'intensité des excitations étant la même pour toutes les secousses. Vitesse minima du cylindre. A droite de ces figures on a représenté dans une figure d'ensemble trois secousses superposées, correspondant au même poids, mais à des températures différentes.

FIG. 9, 10 et 11 représentent les hauteurs de contraction d'une patte postérieure.

FIG. 9. — Influence de l'intensité de l'excitation. Poids = 200 gr. T. = 20°

FIG. 10 . . »   »   »   »   T. = 0°

FIG. 11. — Influence du poids et de l'excitation à la température de 20°.

PLANCHE 8

MUSCLE GASTROCNÉMIEN DE LA GRENOUILLE. — *Influence du poids sur l'extensibilité et sur la forme de la secousse. Influence de l'excitation et de la température.*

Les numéros des figures indiquent l'ordre de l'expérience.

FIG. 1. — Représente seulement l'influence de la température, l'intensité (I = 10) et le poids (P = 100) étant les mêmes. 1 = Température de 20° au début de l'expérience ; 2 = Température de 0° ; 3 = Température de 20°, et 4 = Température de 0°.

FIG. 2. — Température = 20°.

$$a_1\ldots P = 5\ \text{gr.}\ldots \begin{cases} 1\ldots & I = 12 \\ 2\ldots & I = 11 \\ 3\ldots & I = 10 \end{cases} \qquad a_2\ldots P = 50\ \text{gr.}\ldots \begin{cases} 1\ldots & I = 12 \\ 2\ldots & I = 11 \\ 3\ldots & I = 10 \end{cases}$$

$$a_3\ldots P = 100\ \text{gr.}\ldots \begin{cases} 1\ldots & I = 12 \\ 2\ldots & I = 11 \\ 3\ldots & I = 10 \end{cases}$$

$$b_1\ldots P = 5\ \text{gr.}\ldots \begin{cases} 1\ldots & I = 12 \\ 2\ldots & I = 11 \end{cases} \qquad b_2\ldots P = 100\ \text{gr.}$$

$$\ldots P \ldots \begin{cases} 1\ldots & I = 11 \\ 2\ldots & I = 10 \end{cases} \qquad b_3\ldots P = 50\ \text{gr.}$$

$$d\ldots P = 5\ \text{gr.}\ldots\ldots I = 10$$

1) *Remarque*. — De cette figure il résulte que la hauteur des secousses augmente avec le poids, avec l'intensité de l'excitation et avec la tension initiale.

Fɪɢ. 3. — Vitesse maxima du cylindre. On voit la forme et la durée des secousses à la température = 20°.

$$a\dots P = 5\ \text{gr.}\begin{cases}1\dots I = 12\\ 2\dots I = 11\ \text{et}\ 10\end{cases}\qquad b\dots P = 50\ \text{gr.}\begin{cases}1\dots I = 12\\ 2\dots I = 11\ \text{et}\ 10\end{cases}$$

$$c\dots P = 100\ \text{gr.}\begin{cases}1\dots I = 12\\ 2\dots I = 11\ \text{et}\ 10\end{cases}$$

$d =$ Vibrations d'un diapason donnant 100 vibrations par seconde.

2) *Remarque*. — La partie ascendante de la courbe fait naturellement, à cause des hauteurs différentes qu'elle a à atteindre, des angles différents ; ils sont d'autant plus aigus que le poids est plus faible.

La partie ascendante de la courbe change avec le poids, sa pente en est d'autant plus raide que le poids est plus fort.

Fɪɢ. 4. — Température = 0°.

$$a_1\dots P = 5\ \text{gr.}\begin{cases}1\dots I = 12\\ 2\dots I = 11\\ 3\dots I = 10\end{cases}\qquad a_2\dots P = 50\ \text{gr.}\begin{cases}1\dots I = 12\\ 2\dots I = 11\\ 3\dots I = 10\end{cases}$$

$$c_1\dots P = 5\ \text{gr.}\begin{cases}1\dots I = 12\\ 2\dots I = 11\end{cases}$$

$$b\dots P = 100\qquad c_2\dots P = 5\ \text{gr.}\qquad d\dots I = 11$$

Fɪɢ. 5. — Vitesse maxima du cylindre. On voit la forme et la durée des secousses à la température = 0°.

$$a\dots P = 5\ \text{gr.}\begin{cases}1.\ I = 12\\ 2.\ I = 11\ \text{et}\ 10\end{cases}\qquad b\dots P = 50\ \text{gr.}\begin{cases}1.\ I = 12\\ 2.\ I = 11\ \text{et}\ 10\end{cases}$$

$$c\dots P = 100\ \text{gr.}\begin{cases}1.\ I = 12\\ 2.\ I = 11\ \text{et}\ 10\end{cases}$$

3) *Remarque*. — L'augmentation de la hauteur par le refroidissement est surtout sensible pour les poids forts.

Fɪɢ. 6. — Température = 20°.

$$a_1\dots P = 5\ \text{gr.}\begin{cases}1\dots I = 11\\ 2\dots I = 10\\ 3\dots I = 10\\ 4\dots I = 17\\ 5\dots I = 16\end{cases}\qquad a_2\dots P = 50\ \text{gr.}\begin{cases}1\dots I = 17\\ 2\dots I = 15\\ 3\dots I = 12\\ 4\dots I = 10\end{cases}$$

$$a_3\dots P = 100\ \text{gr.}\begin{cases}1\dots I = 17\\ 2\dots I = 15\\ 3\dots I = 12\\ 4\dots I = 10\end{cases}\qquad\begin{array}{l}b\dots P = 100\ \text{gr.}\\ c_1\dots P = 5\ \text{gr.}\\ c_2\dots P = 5\ \text{gr.}\\ b\dots P = 100\ \text{gr.}\end{array}$$

Fɪɢ. 7. — Vitesse maxima du cylindre. On voit la forme et la durée de la secousse à la température = 20°.

$$a\dots P = 5\ \text{gr.}\begin{cases}1\dots I\ 17\\ 2\dots I\ 10\end{cases}\qquad b\dots P\ 50\ \text{gr.}\begin{cases}1\dots I\ 17\\ 2\dots I\ 10\end{cases}$$

$$c\dots P\ 100\ \text{gr.}\begin{cases}1\dots I\ 17\\ 2\dots I\ 10\end{cases}$$

4) *Remarque.* — La différence de durée des courbes pour différents poids porte surtout sur la partie descendante de la courbe.

FIG. 8. — Température $= 0°$.

$$a_1\dots P = 5 \text{ gr}\dots \begin{cases} 1\dots & 1 = 11 \\ 2\dots & 1 = 10 \end{cases} \qquad a_2\dots P = 50 \text{ gr}\dots \begin{cases} 1\dots & 1 = 11 \\ 2\dots & 1 = 10 \end{cases}$$

$$a_3\dots P = 100 \text{ gr}\dots \begin{cases} 1\dots & 1 = 11 \\ 2\dots & 1 = 10 \end{cases} \qquad c\dots P = 5 \text{ gr}\dots$$

FIG. 9. — Vitesse maxima. On voit la forme et la durée des secousses.

$$a\dots P = 5 \text{ gr}\dots \begin{cases} 1\dots & 1 = 11 \\ 2\dots & 1 = 10 \end{cases} \qquad b\dots P = 50 \text{ gr}\dots \begin{cases} 1\dots & 1 = 11 \\ 2\dots & 1 = 10 \end{cases}$$

$$c\dots P = 100 \text{ gr}\dots \begin{cases} 1\dots & 1 = 11 \\ 2\dots & 1 = 10 \end{cases}$$

FIG. 10. — Dans cette figure on voit le fait suivant : à mesure que l'intensité de l'excitation augmente, la hauteur diminue, après avoir augmenté au début quand l'excitation croît de $1 = 11$ à $1 = 9$. Ce fait est vrai pour tous les poids a, b et c qui correspondent aux poids 5, 100 et 50 grammes; il est vrai aussi quel que soit l'ordre dans lequel se fait la variation d'intensité.

Remarque. — Dans cette planche, comme dans celles qui la précèdent et la suivent, les chiffres marqués indiquent l'écart de la bobine du chariot; à mesure que ces chiffres diminuent, l'intensité de l'excitation augmente.

PLANCHE 9

GRENOUILLE. — *Influence du poids et de la température.*

Les figures 1, 2, 3 et 4 représentent les secousses d'un muscle aux températures 20°, 30° et 0°. Les variations de la température se faisant rapidement, on constate l'existence d'un minimum de hauteur à 20°. La marche de l'expérience a été la suivante : on part de 20°, on chauffe à 30°, et ensuite on refroidit la grenouille à 0°. Les chiffres marqués à côté de chaque courbe indiquent le poids dont le muscle était chargé.

Les figures 5, 6, 7 et 8 montrent les courbes des contractions d'un muscle chauffé lentement et pendant longtemps.

Les chiffres marqués à côté de chaque secousse indiquent le poids dont le muscle était chargé. Dans ce cas, on ne constate pas les deux maxima de la hauteur, car le muscle, pendant l'échauffement, a dépensé sa provision de combustible, de sorte que même le refroidissement ne peut plus faire augmenter la hauteur des secousses.

Dans les deux expériences citées, l'intensité de l'excitation a été maximale.

PLANCHE 10

GRENOUILLE. — *Influence de la température, du poids et de l'excitation.*

FIG. 1, 2, 3 et 4. — Donnent les courbes des secousses d'un muscle chargé de différents poids et excité par un courant d'égale intensité à différentes températures.

Les numéros des figures indiquent l'ordre de l'expérience. Les chiffres placés à côté des courbes représentent le poids dont le muscle est chargé. Les courbes sont superposées pour faire saisir plus facilement les modifications produites par le poids.

Fig. 5. — Autre muscle. Température = 0°. Poids variables.

Fig. 6, 7, 8 et 9. — Influence du poids et de la température.

Fig. 10, 11, 12, 13, 14 et 15. — Influence de la température et de l'intensité de l'excitation. Poids = 200 grammes.

Les chiffres marqués à côté de chaque courbe indiquent l'écart de la bobine du chariot. Les variations de la température se font rapidement, de sorte qu'on voit le second maximum qui correspond à 30° (fig. 13 et 15). Le muscle a été chauffé jusqu'à la rigidité (fig. 14).

Fig. 16, 17, 18, 19, 20, 21 et 22. — Influence de la température et de l'excitation. Expériences faites sur une grenouille d'automne (mois de novembre) ; celles citées jusqu'à présent ont été faites sur des grenouilles d'été. On ne retrouve pas le second maximum à 30°.

PLANCHE 11

GRENOUILLE. — *Influence de la température.*

Fig. 1. — Poids = 100 grammes. Intensité : 1 = 10. La température au commencement de l'expérience est égale à $20°_1$; on refroidit la grenouille à $0°_1$; on la réchauffe à $20°_2$ et enfin on la refroidit de nouveau à $0°_2$. On voit que la durée et la hauteur des courbes sont plus petites quand on refroidit le muscle pour la seconde fois, qu'elles n'étaient lors du premier refroidissement.

Fig. 2. — Un muscle refroidi à 0° est réchauffé rapidement jusqu'à 30° ; dans ces conditions on voit apparaître un minimum à 19°.

Fig. 3. — Même muscle refroidi de nouveau à 0°. On voit que la durée et la hauteur des secousses sont petites à cause du rapide épuisement par la chaleur.

Fig. 4. — Même fait. Un muscle maintenu pendant quelque temps à 30° ne donne plus, lorsqu'on le refroidit, des secousses pareilles à celles qu'il donne quand on le refroidit au début.

Fig. 5. — La courbe marquée $0°_1$ est celle qu'on obtient lors du premier refroidissement du muscle. Par l'échauffement à 30°, on voit que la hauteur des secousses diminue. Si à 30° on change le poids et au lieu de 200 grammes on ne met dans le plateau que 20 grammes, on voit que pour ce dernier poids la hauteur est plus grande. En refroidissant le muscle $(0°_2)$ on n'arrive plus à faire augmenter la hauteur ; la durée change à peine.

Fig. 6. — Muscle réchauffé de 0° à 17°.

Fig. 7. — Variations de la température de 0° à 19°.

Fig. 8. — Variations de la température de 20° à 0°.

Fig. 9. — Variations de la température de 21° à 0° et de 0° à 30°.

Fig. 10. — Variations de la température de 22° à 30°.

Fig. 11. — Variations de la température de 20° à 30°.

PLANCHE 12

GRENOUILLE. — *Influence de la température sur le tétanos.*

FIG. 1. — Patte gauche. Température : : 26°. Poids = 100 gr. Intensité :
I = 10. Vitesse du cylindre très lente 2 centim. 3 correspondent à 1'). Secousses
distinctes au début, les excitations n'étant pas assez fréquentes. — On l'augmente
ensuite.

FIG. 2. — Patte droite de la même grenouille. Température : 0°. Les autres
conditions expérimentales sont identiques.

FIG. 3. — Patte gauche. Température : 26°. Mêmes conditions expérimentales
que dans l'expérience précédente.

FIG. 4. — Patte droite de la même grenouille. Température : 0°.

De cette dernière expérience il résulte que le tétanos se maintient moins longtemps à 26° qu'à 0°. La hauteur du tétanos est plus grande à 0° qu'à 26°.

PLANCHE 13

GRENOUILLE. — *La fatigue musculaire.*

FIG. 1. — *a)* Fatigue d'un muscle à circulation intacte tendu par un poids
de 10 grammes. Le muscle travaille pendant 35' minutes pour s'épuiser complètement.

b) Réparation du muscle après quelques minutes de repos.

c) Contraction du même muscle tendu par un poids de 200 grammes jusqu'au
complet épuisement.

d) Le muscle tendu par un poids de 10 grammes, ne donne presque rien quand
on l'excite.

FIG. 2. — *a)* Contraction d'un muscle à l'air. Poids, 10 grammes.

b) Contraction du même muscle dans la solution physiologique bouillie.
Poids 10 grammes. Durée du travail 20'.

c) Réparation du muscle après 10' de repos.

d) Même muscle chargé de 200 grammes.

e) Muscle chargé seulement de 10 grammes.

FIG. 3. — Grenouille tuée par asphyxie dans de l'huile minérale à 20°-21°,5.

a) Contractions du gastrocnémien gauche. P. 200 grammes.

b) Même muscle chargé seulement de 10 grammes.

c) Contractions du gastrocnémien droit. P. 10 grammes.

d) Même muscle chargé de 200 grammes.

FIG. 4. — Grenouille tuée par asphyxie dans de l'huile minérale à 0°.

a) Contraction du gastrocnémien gauche. P. 200 grammes.

b) Même muscle chargé de 10 grammes ; ne donne pas que rien quand on l'excite.

c) Contraction du gastrocnémien droit. P. 10 grammes.

d) Contractions du même muscle chargé de 200 grammes.

Fig. 5. — Grenouille tuée par asphyxie dans de l'huile minérale à 30°-34°.

a) Gastrocnémien gauche. P = 200 grammes.

b) Même muscle. P = 10 grammes.

c) Gastrocnémien droit. P = 10 grammes.

d) Même muscle. P = 200 grammes.

e) Même muscle. P = 10 grammes.

f) Même muscle. P = 100 grammes.

Fig. 6. — Contractions du gastrocnémien d'une grenouille tuée par asphyxie dans de l'huile, et qu'on fait travailler dans de l'huile.

a) Contractions à l'air. P = 10 grammes.

b) Contractions dans de l'huile. Même poids. Même excitation. Température du bain d'huile = 22°.

c) Même muscle chargé de 200 grammes.

Fig. 7. — Grenouille morte par asphyxie dans de l'huile minérale à 15° (1).

a) Contractions dans un bain d'huile minérale. Gastrocnémien gauche. P = 10 grammes.

b) Même muscle. P = 100 grammes. Ne donne plus rien.

Le gastrocnémien droit ne répond pas aux excitations, quelle que soit l'intensité des excitations et quel que soit le poids dont le muscle est chargé.

PLANCHE 14

MUSCLE GASTROCNÉMIEN DU COBAYE.

a) *Influence du poids et de l'excitation.*

Fig. 1. — Intensité de l'excitation : Induit = 14. Le poids varie de 0 gr. à 200 gr.

Fig. 2. — Intensité : I = 10. Mêmes poids que dans l'expérience précédente.

Fig. 3. — Intensité : I = 5. Mêmes poids.

Fig. 4. — Intensité : I = 0. A remarquer l'existence de la contracture pour le poids nul, l'augmentation de la durée des secousses et la diminution de leur hauteur.

Fig. 5. — Le poids augmente au-dessus de 200 gr. : la hauteur commence à diminuer, tandis que jusqu'à 200 gr. elle avait augmenté avec le poids.

L'inscription des courbes précédentes a été faite à l'aide du myographe simple de Marey ; celles qui vont suivre ont été enregistrées à l'aide du myographe vertical. Les figures 6, 7, 8 et 9 montrent quel est l'effet des excitations d'intensité différente quand le muscle doit soulever différents poids.

Fig. 10. — Autre muscle. L'intensité et l'excitation constantes, le poids varie.

Fig. 11. — Cylindre immobile. Les secousses ne sont représentées que par leur hauteur. Influence de l'excitation du poids. On voit que le poids réel qui tend le muscle étant de 500 gr. il n'y a presque plus de contractions apparentes. Les irrégularités qu'on observe au bas des secousses sont dues aux défauts de l'inscription

(1) Expérience faite sur une grenouille d'automne (mois de novembre). Les expériences précédentes ont été faites sur des grenouilles d'été (au mois d'août 1896).

Fig. 12. — Autre muscle. Expérience analogue.

Fig. 13. - Influence de l'intensité de l'excitation. Poids = 0 gr.

Fig. 14. — »   »   »   »   Poids = 100 gr.

Les tracés de ces deux dernières figures ont été pris à l'aide du myographe simple de Marey.

b) *Influence de la température.*

Les figures de 15 à 21 représentent les variations des courbes de la contraction musculaire quand la température et l'excitation varient.

Les figures de 22 à 26 représentent la même chose.

L'inscription des contractions dans ces deux expériences a été faite à l'aide du myographe simple de Marey.

Les figures de 27 à 37 représentent le même fait que les précédentes. La forme des courbes est différente, parce que l'inscription a été faite à l'aide du myographe vertical.

c) *Mort du muscle.*

Fig. 32. - Contractions musculaires du gastrocnémien d'un cobaye mort, dont on excite le nerf sciatique jusqu'à la complète disparition de l'irritabilité. On voit que l'on laisse le muscle se reposer pendant quelque temps, les hauteurs des secousses augmentent, comme si le muscle avait eu le temps de se réparer. Ce fait est d'autant plus évident que le repos a été plus long (2 à 3 minutes).

PLANCHE 15

COBAYE. *Influence des toxines microbiennes.*

(Voir la description des expériences p. 131.)

At = avant l'intoxication.

Pt = après l'intoxication.

t d = toxine diphtérique

t p = toxine pyocyanique.

Pt d = Patte droite gastrocnémien droit .

Pt g = Gastrocnémien gauche.

a) *Intoxication chronique.*

Fig. 1 et 2. — Une expérience. Intoxication par la toxine diphtérique.

Fig. 3 et 4. — Autre expérience, t d.

Fig. 5. — t p.

Fig. 6. — Autre expérience, t p.

Fig. 7 et 8 — Autre expérience, t p.

b) *Intoxication aiguë.*

De la fig. 9 à la fig. 14. — t p.

De la fig. 15 à la fig. 19. — Autre expérience, t p.

c) Influence de la température sur :

1) L'intoxication aiguë. De la fig. 20 à la fig. 25, 1 p.
2) L'intoxication chronique. De la fig. 26 à la fig. 35, td.

PLANCHE 16

Cobaye. — *Influence du poids sur le tétanos* (1).

Fig. 1 — Phase ascendante du tétanos. Cylindre animé du maximum de sa vitesse. On voit que pour le P. = 100 grammes, l'ascension de la courbe se fait moins vite que pour le P = 0 (1). Pour le poids nul, la hauteur est plus grande quand le tétanos a lieu immédiatement après le tétanos du muscle tendu par le poids 100.

Fig. 2. — Secousses distinctes le muscle étant tendu par le poids 100 et par un poids nul. Vitesse minima du cylindre.

Fig. 3. — Trois tétanos consécutifs : a, b, c, d'un muscle sans poids. A chaque nouveau tétanos, le point de départ étant autre, le point d'arrivée de la hauteur du tétanos est aussi différent.

Fig. 4. — Influence de la tension initiale sur la hauteur du tétanos d'un muscle sans charge.

Fig. 5. — Influence du poids sur la hauteur du tétanos.

PLANCHE 17

Cobaye. — *Tétanos.*

Fig. 1, 2 et 3. — Influence de la tension initiale sur la hauteur du tétanos d'un muscle sans poids. Après le tétanos du muscle chargé par un poids de 150 grammes, la hauteur du tétanos du muscle sans poids est telle que la plume quitte la surface du cylindre.

Fig. 4. — Influence du poids : a : P = 550 grammes ; b : P = 400 grammes ; c : P = 0 gramme ; d : P = 150 grammes, et e : P = 50 grammes.

Fig. 5. — Influence de la fatigue sur la forme du tétanos, a : P = 350 grammes ; b, c et d : P = 150 grammes ; e : P = 0, et f : P = 50 grammes.

Fig. 6. — a : P = 550 grammes ; b : P = 400 grammes.

PLANCHE 18

Cobaye

Fig. 1. — *Contraction volontaire* d'une patte postérieure chargée de 100 grammes. — Vitesse maxima du cylindre.

Fig. 2. — *Contraction réflexe* de la même patte chargée de différents poids a : P = 100 grammes ; b : P = 200 grammes, et c : P = 400 grammes. Vitesse minima du cylindre.

(1) Inscription verticale.

PLANCHE 19

COBAYE. — *Influence de l'intensité de l'excitation et du poids.*

Inscription verticale. Vitesse minima du cylindre.
FIG. 1 — Température $= 27°-30°$

$$P = 0 \text{ gr.} \dots \begin{cases} 1 \dots & I = 20 \\ 2 \dots & I = 15 \\ 3 \dots & I = 10 \\ 4 \dots & I = 5 \end{cases} \qquad P = 50 \text{ gr.} \dots \begin{cases} 5 \dots & I = 20 \\ 6 \dots & I = 15 \\ 7 \dots & I = 10 \\ 8 \dots & I = 5 \end{cases}$$

$$P = 0 \text{ gr.} \dots \begin{cases} 9 \dots & I = 10 \\ 10 \dots & I = 10 \end{cases}$$

FIG. 2. — Température $= 38°-40°$. Autre cobaye.

$$P = 0 \text{ gr.} \dots \begin{cases} 1 \dots & I = 20 \\ 2 \dots & I = 15 \\ 3 \dots & I = 10 \end{cases} \qquad P = 50 \text{ gr.} \dots \begin{cases} 4 \dots & I = 20 \\ 5 \dots & I = 15 \\ 6 \dots & I = 10 \end{cases}$$

$$P = 0 \text{ gr.} \dots 7 \dots I = 10$$

PLANCHE 20

COBAYE

Trois expériences, faites dans le but de la recherche de l'influence de l'excitation et du poids sur la hauteur des secousses et sur la chaleur dégagée pendant la contraction.

L'annotation de la planche dispense de tout commentaire.

§ 2. — La chaleur musculaire.

PLANCHE 21

A. — GRENOUILLE. — *Muscles adducteurs.*

E = début de l'excitation.

A = arrêt de l'excitation.

Fig. 1, 2, 3 et 4. — Courbes des échauffements musculaires du même animal.

Fig. 5. — Échauffement dû à la contraction anaérobie.

50 E veut dire 50 excitations.

61 E   »   »   61   »

Les chiffres donnant les hauteurs des courbes mesurent l'échauffement en centimètres.

B. — COBAYE. — *Influence du poids* sur l'échauffement musculaire

e = début de l'excitation.

a = arrêt de l'excitation.

P = poids.

Les figures 1, 2 et 3 donnent les résultats de trois expériences faites sur trois animaux différents.

C. — *Influence du poids* sur l'échauffement musculaire.

Sur les ordonnées sont les grandeurs des échauffements.

Fig. 1. — Donne la marche de l'échauffement en fonction du poids pour deux expériences différentes : *a* (23 avril 1897) et *b* (26 avril 1897.

Les poids sont indiqués sur l'abscisse.

Fig. 2. — Influence de la charge et de l'intensité de l'excitation (expérience du 23 avril 1867).

Sur l'abscisse (i), les chiffres marqués marquent l'écart de la bobine du chariot de Du Bois-Reymond. A mesure qu'il diminue, l'intensité de l'excitation augmente.

PLANCHE 22

Influence du poids.

La durée de l'excitation ne se trouve pas indiquée. Elle a été de 6 secondes. Les excitations étaient tétanisantes. Les chiffres 1, 2, 3 et 4 indiquent la marche de l'expérience. Sur l'abscisse inférieure on a marqué l'échelle de durées.

Un millimètre de la hauteur des courbes correspond à 0,00125 environ.

PLANCHE 23

Muscles adducteurs de la cuisse.

Courbes donnant la résultante des échauffements des muscles des deux cuisses qui se contractent simultanément quand on excite la moelle. Durée de l'excitation = 30".

La patte gauche se contracte toujours librement ; son échauffement musculaire est marqué par le signe : la courbe est ascendante. La patte droite se contracte tantôt librement, sans poids, tantôt elle soulève par des contractions isotoniques un poids de 100 ou 101 grammes tantôt elle se contracte isométriquement. L'échauffement correspondant est affecté du signe + : la courbe est descendante.

Les lignes A, B, C, D et E ont été tracées afin de faciliter l'analyse des courbes en fonction de la durée. Un millimètre considéré horizontalement correspond à 1".

Les chiffres 1, 2, 3, etc., indiquent la marche de l'expérience.

PLANCHE 24

A. — *Influence du poids.* — Durée de l'excitation = 6". Les cinq premières courbes correspondent à l'échauffement musculaire du gastrocnémien du cobaye vivant les cinq autres sont dues à l'échauffement musculaire de l'animal mort.

B. — *Influence du poids.* — Conditions identiques à celles de l'expérience précédente.

C. — *Cobaye mort.* — On voit comment l'échauffement diminue à chaque série d'excitations, malgré l'intensité et la durée des excitations qui augmentent.

PLANCHE 25

Influence de l'excitation et du poids.

Température = 27-30. Durée de l'excitation = 6".
Intensité : I = 20, 15,10 et 5. Poids = 0,50 gr. Les chiffres 1, 2, 3, etc., indiquent la marche de l'expérience.

PLANCHE 26

Influence de l'excitation, de la température et du poids.

Température = 35-40. Les autres conditions sont identiques à celles de l'expérience de la planche 25.

On voit qu'à mesure que l'intensité de l'excitation augmente l'échauffement augmente aussi ; de plus, à mesure qu'on excite, l'échauffement augmente, de sorte que l'échauffement qui correspond à I = 10 et P = 50 est plus grand que celui qui correspond à P = 0 qui le précède, mais moins grand que celui qui correspond toujours à P = 0 mais qui le suit. L'échauffement de l'animal masque l'effet de l'influence de l'excitation et du poids.

PLANCHE 27

Influence de l'excitation, du poids et de la température.

Température de l'animal = 38°.

Les chiffres 1, 2, etc., indiquent l'ordre de l'expérience.

L'échauffement qui correspond aux contractions du muscle qui soulève le poids 550, est plus grand quand l'intensité de l'excitation est forte (I = 10) que faible (I = 15). A mesure que le poids diminue, l'échauffement augmente. Les valeurs absolues des échauffements sont plus grandes quand la température de l'animal est élevée, que quand elle est basse.

PLANCHE 28

Gastrocnémien en place. Durée de l'excitation = 6' 6''. Température de l'animal = 27° à 30°. — Poids variable.

PLANCHE 29

Les numéros 1 et 2 de la fig. 1 sont la reproduction des courbes 5 et 6 de la planche précédente.

FIG. 2. — Courbes de l'échauffement musculaire du même animal dont on a élevé la température à 39°-40°. — Les chiffres 1, 2, 3, etc. indiquent la marche de l'expérience. Durée de l'excitation = 6' 6''. Poids variable.

A mesure qu'on excite l'échauffement augmente.

PLANCHE 30

Température de l'animal de 28° à 30°. Durée de l'excitation = 6' 6''.

A remarquer la grandeur de l'échauffement qui correspond au poids de 520 grammes.

A quoi peut-il tenir ? C'est la première fois que nous rencontrons, dans nos expériences, un tel échauffement correspondant à un poids si fort.

Le maximum de l'échauffement est atteint quand le poids est nul, ensuite il diminue quand le poids augmente.

PLANCHE 31

L'animal qui a servi à l'expérience précédente est réchauffé jusqu'à ce que la température rectale ait atteint 38° à 40°.

On voit que les échauffements, petits au début de l'expérience, augmentent à mesure qu'on excite lo muscle.

PLANCHE 32

Influence du poids sur l'échauffement musculaire dû aux *contractions réflexes*. (Voir la description de l'expérience, III. p. 203.)

PLANCHE 33

Échauffements dus aux *contractions volontaires et réflexes.* — On voit qu'à mesure que le poids augmente, l'échauffement augmente aussi. Les chiffres 1, 2, 3 indiquent la marche de l'expérience. (Voir expérience II, p. 203.)

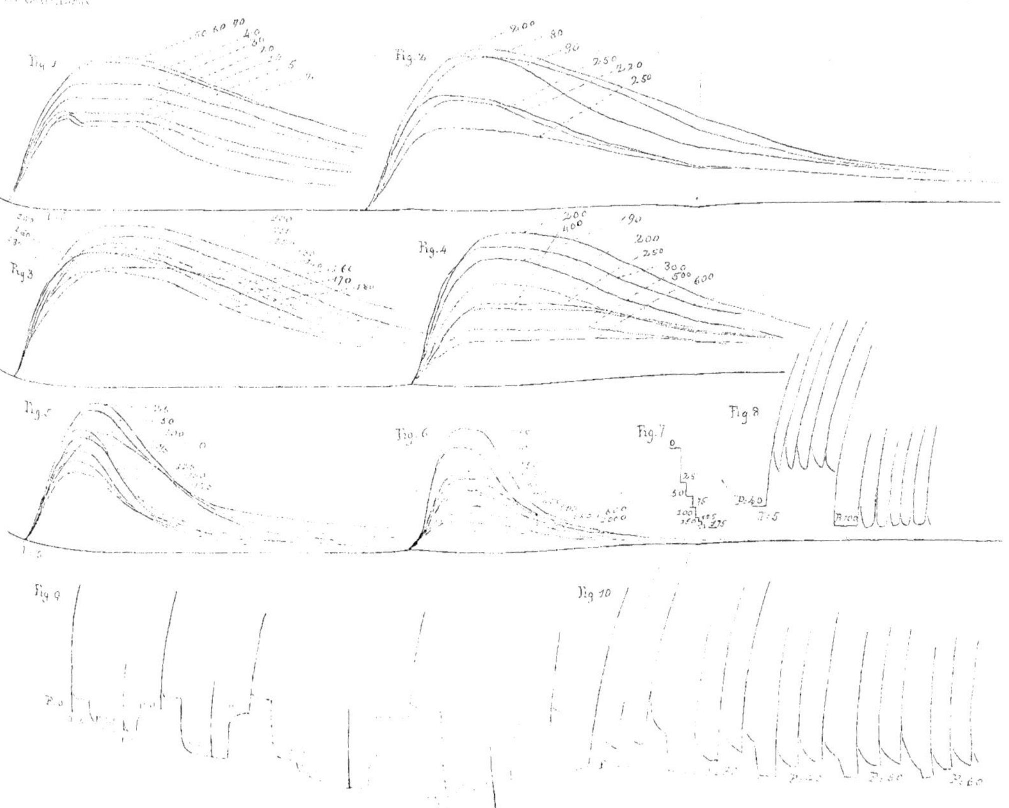

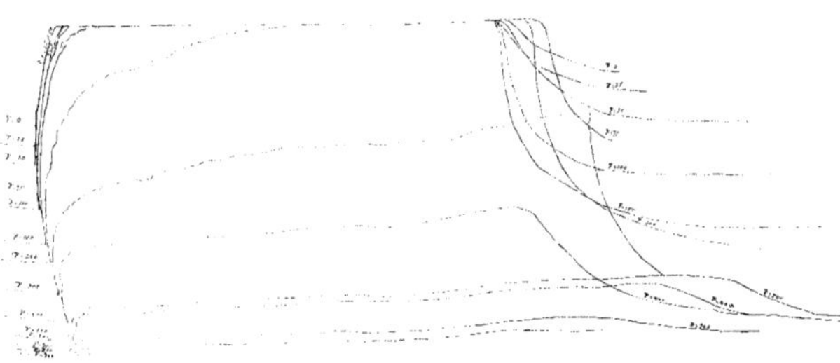

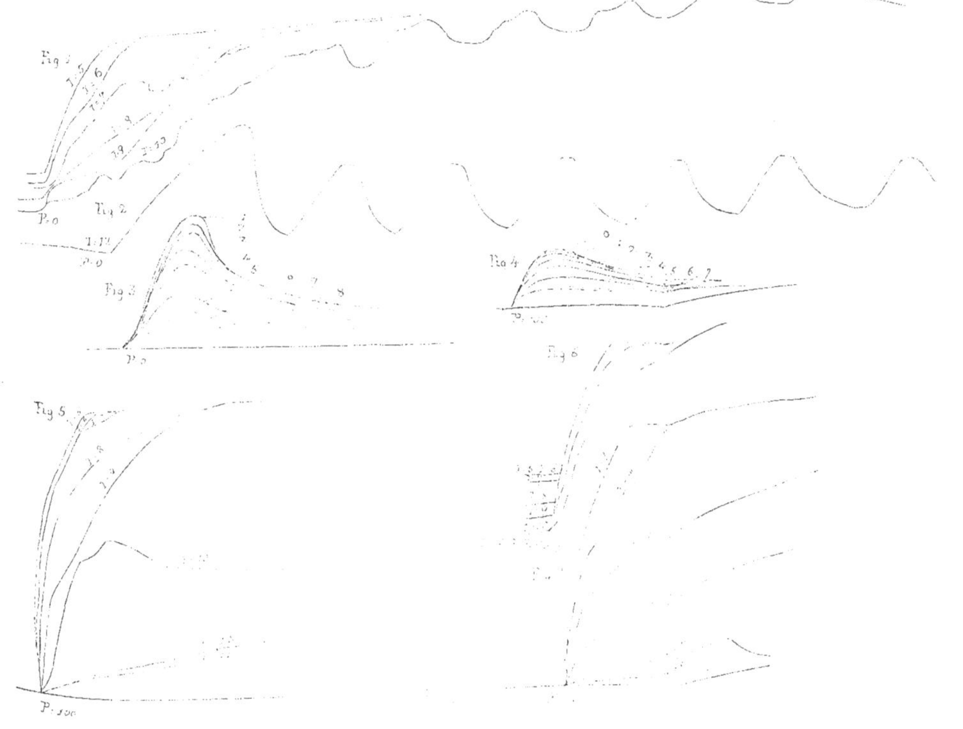

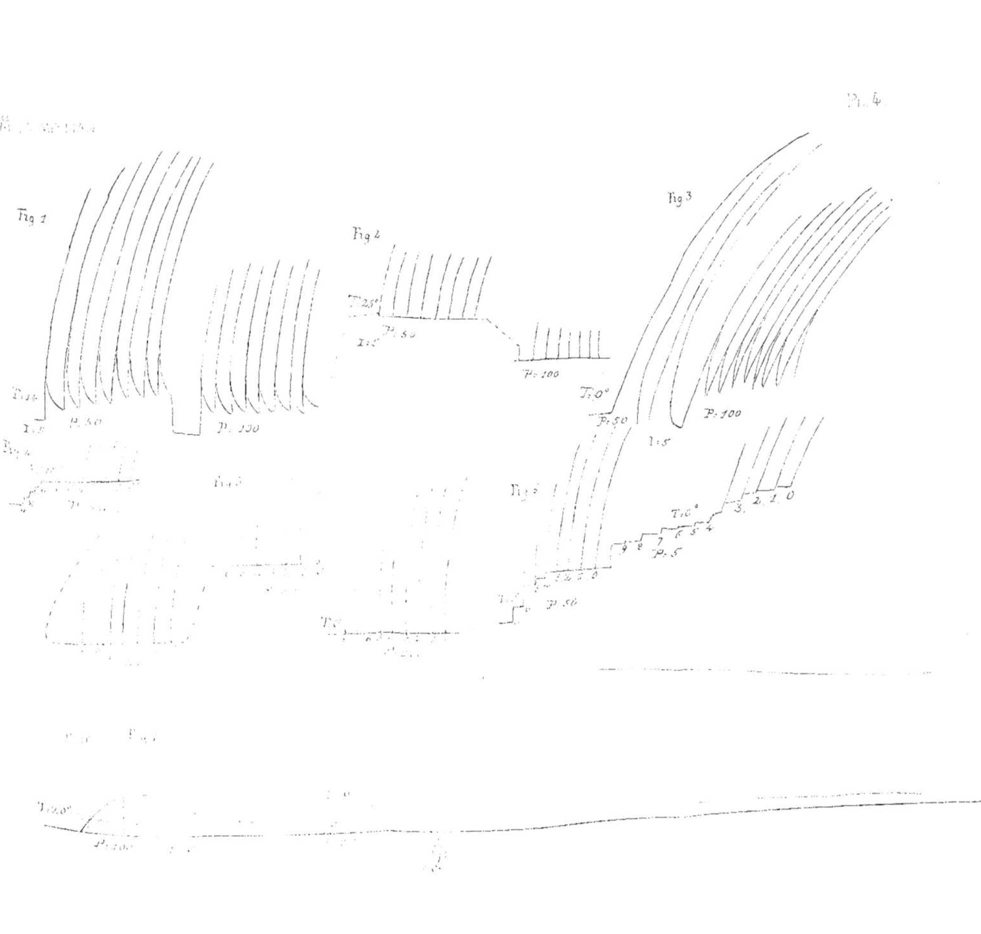

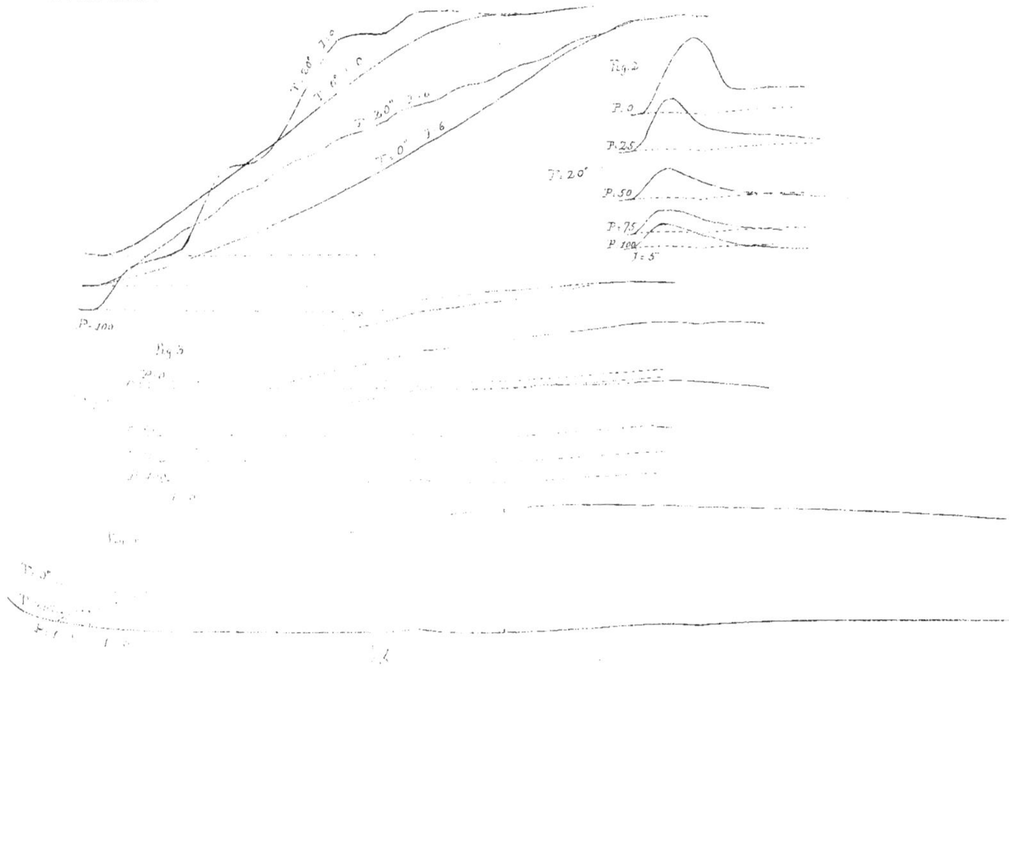

Fig. 2
P. 0
P. 25
T. 20'
P. 50
P. 75
P. 100
1 = 5"
T. 20' 1.0
T. 0' 1.0
T. 20" 1.0
T. 0" 1.6
Fig. 3
P. 100

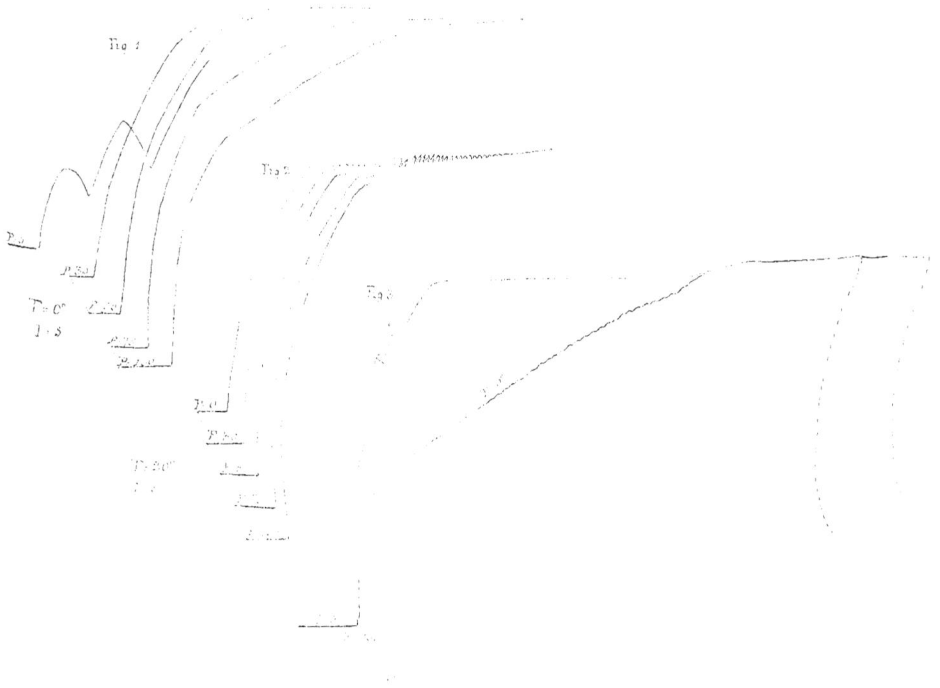

M. POMILIAN

Fig 1

Fig 2

Fig 3

Fig 4

Fig 5

Fig 6
P: 20
T: 10°
50
100
150
200

Fig 7
P: 20
T: 30°
40
60
100
150
200

Fig 8
P: 20
T: 20°
40
50
80
100
150
200

Fig 9
T: 20°

Fig 10

Fig 11
P: 200   P: 300   P: 250

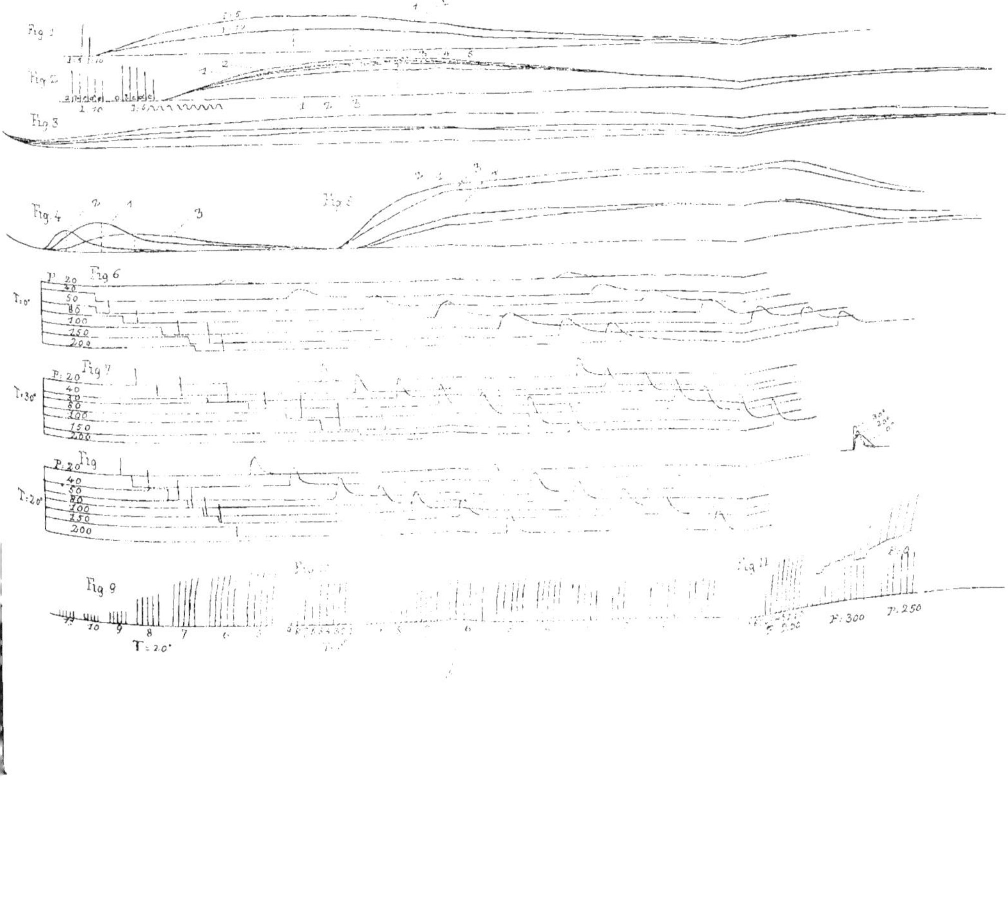

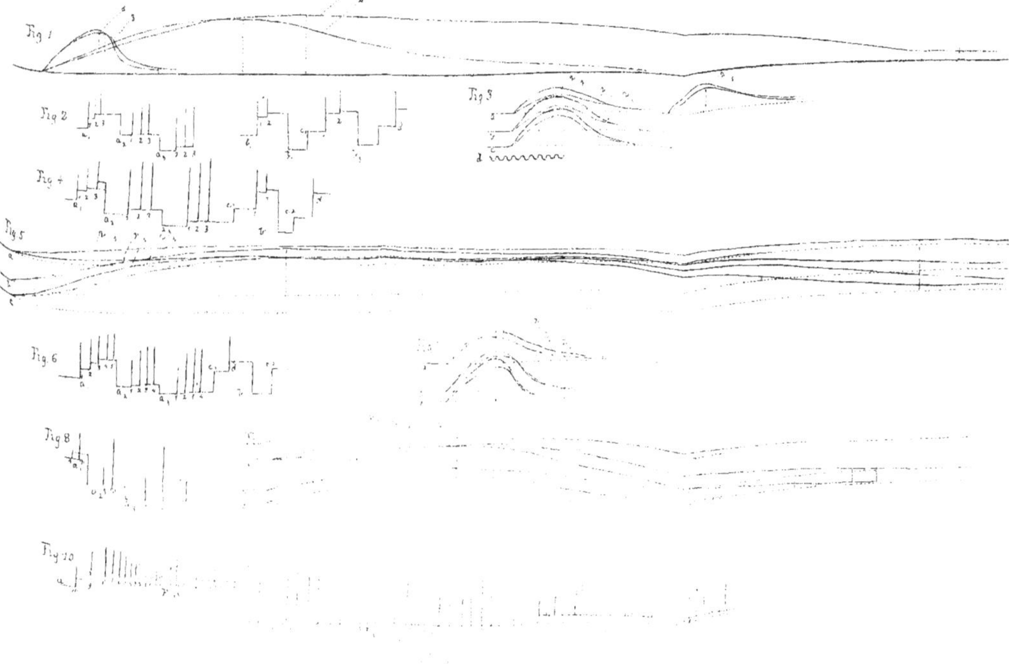

Fig 1
Fig 2
Fig 3
Fig 4
Fig 5
Fig 6
Fig 8
Fig 10

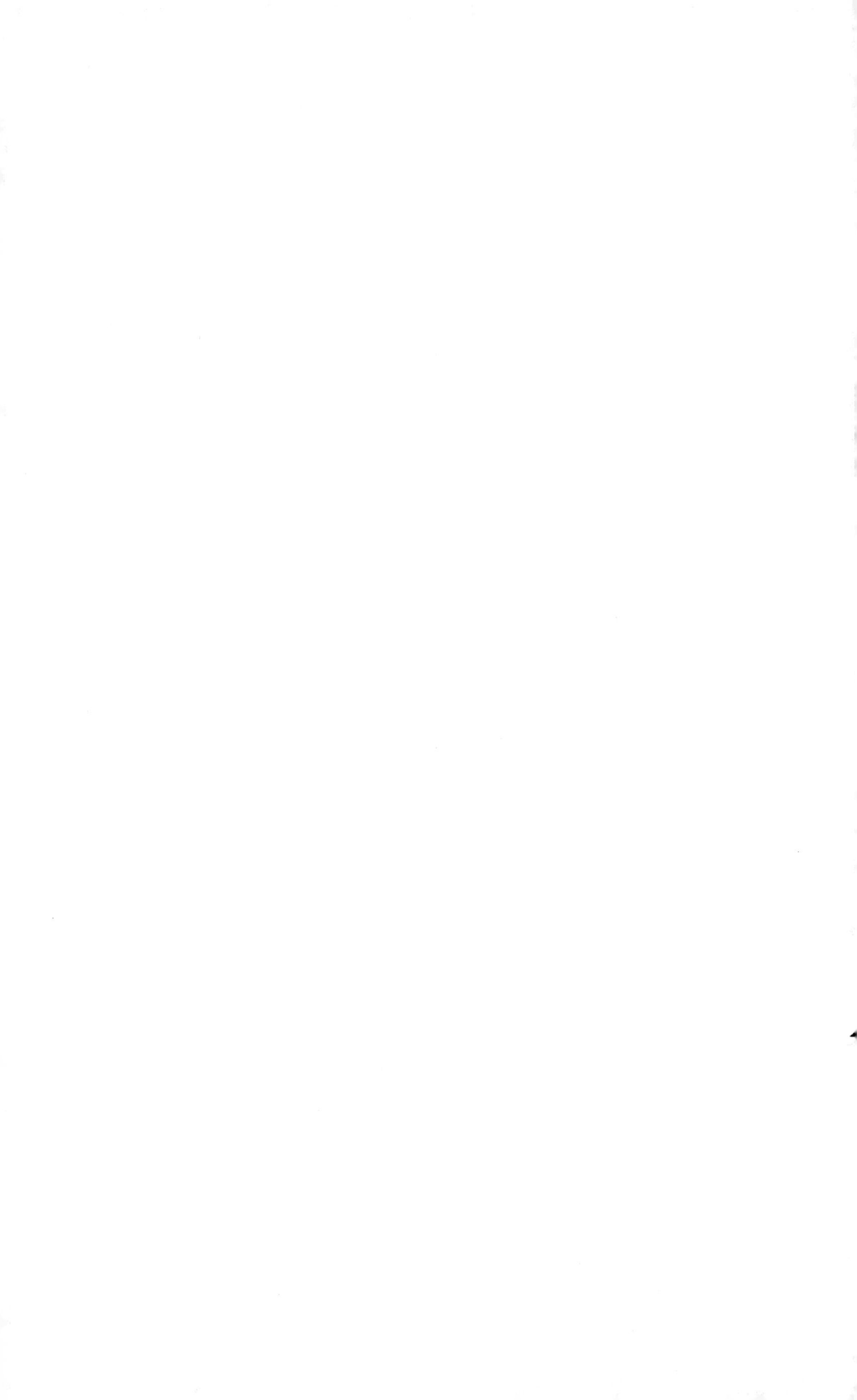

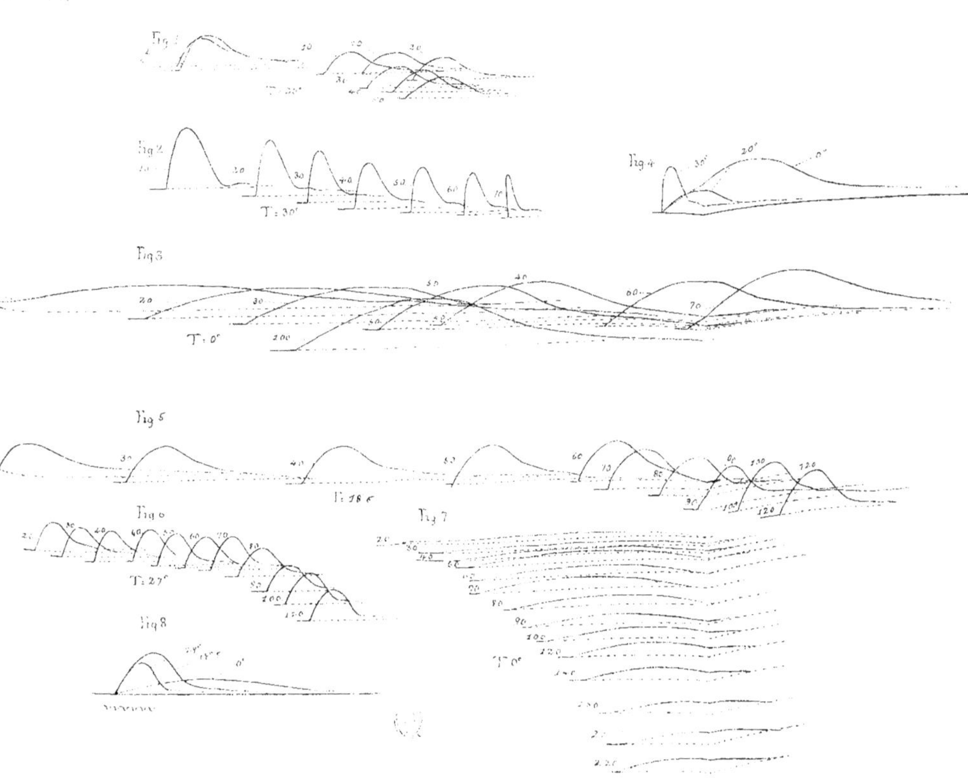
Fig 1
T: 30°
Fig 2
T: 30°
Fig 4
Fig 3
T: 0°
Fig 5
T: 18°
Fig 6
T: 27°
Fig 7
T: 0°
Fig 8

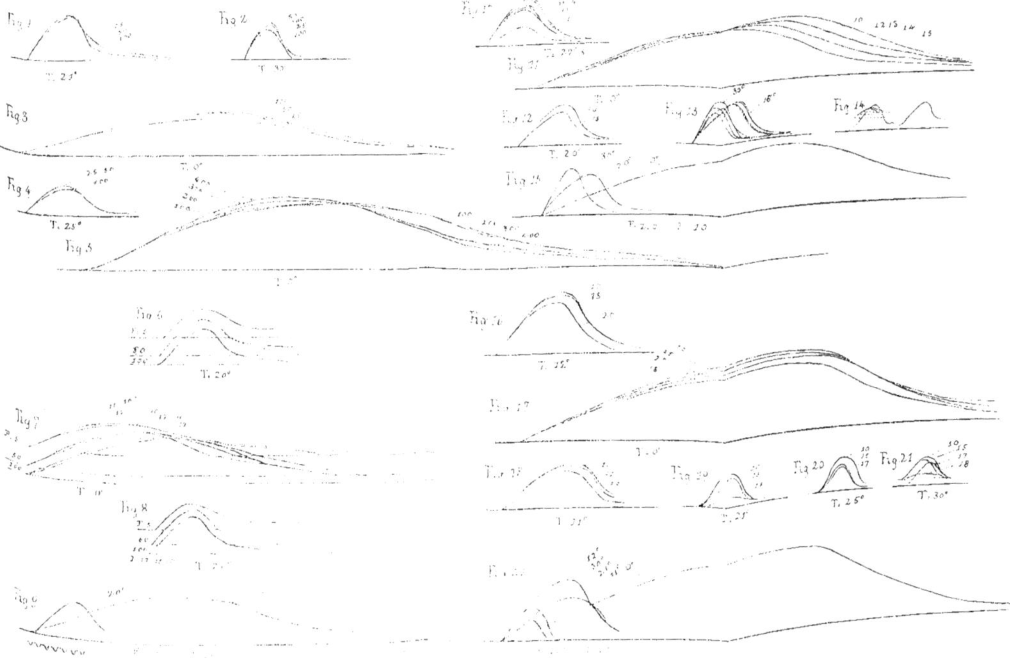

Fig 1
Fig 2
Fig 3
Fig 4
Fig 5
Fig 6
Fig 7
Fig 8
Fig 9
Fig 10
Fig 11
Fig 12
Fig 13
Fig 14
Fig 15
Fig 16
Fig 17
Fig 18
Fig 19
Fig 20
Fig 21
Fig 22

Fig 1

Fig 2   Fig 3

Fig 4   Fig 5

Fig 6

Fig 7   Fig 8

Fig 9   Fig 10   Fig 11

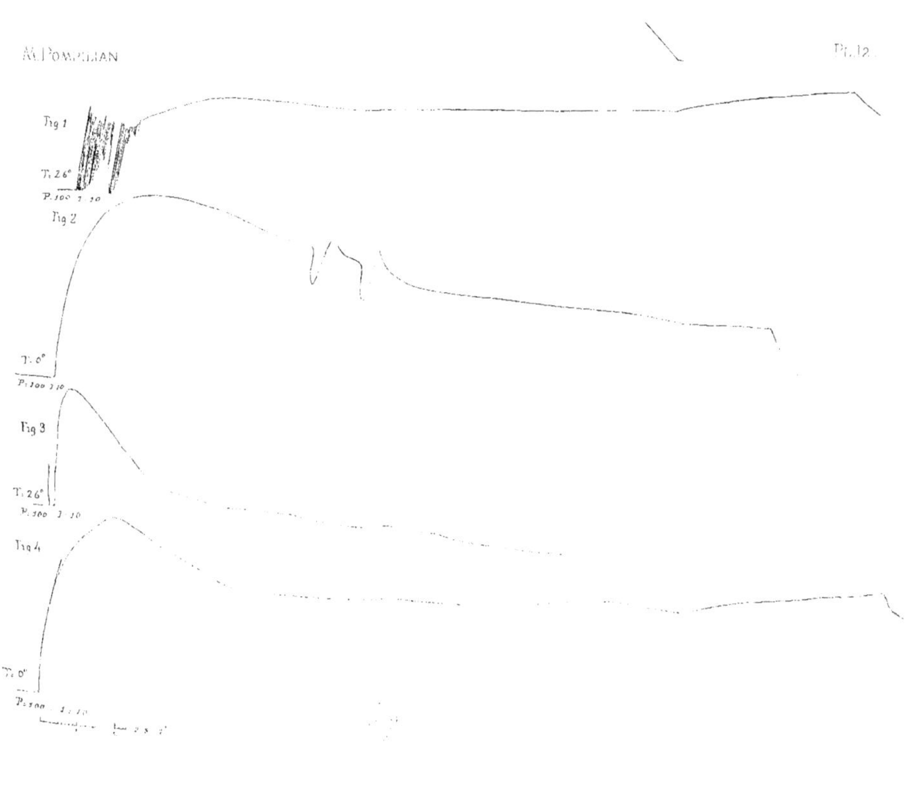
Fig 1
T, 26°
P, 100 1 10
Fig 2
T, 0°
P, 100 1 10
Fig 3
T, 26°
P, 100 1 10
Fig 4
T, 0°
P, 100   1 10

Fig. 3

Fig.

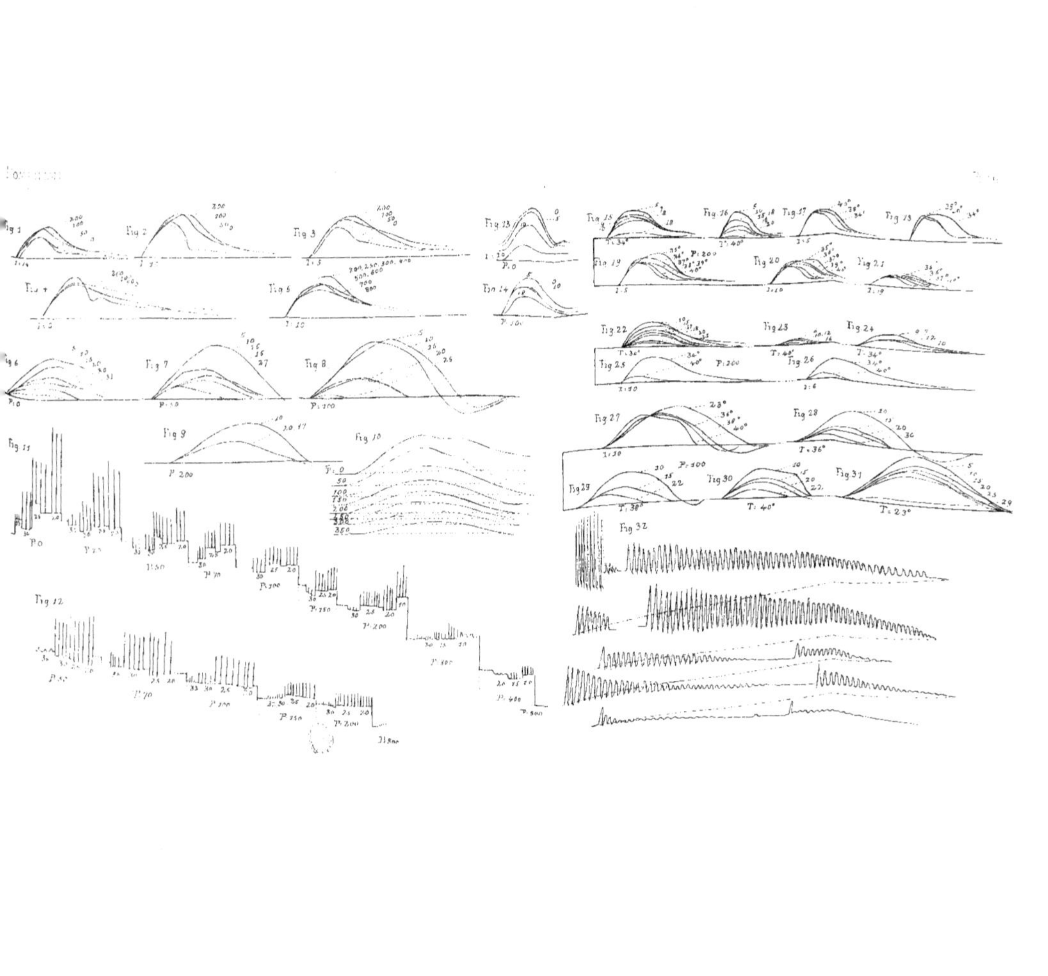

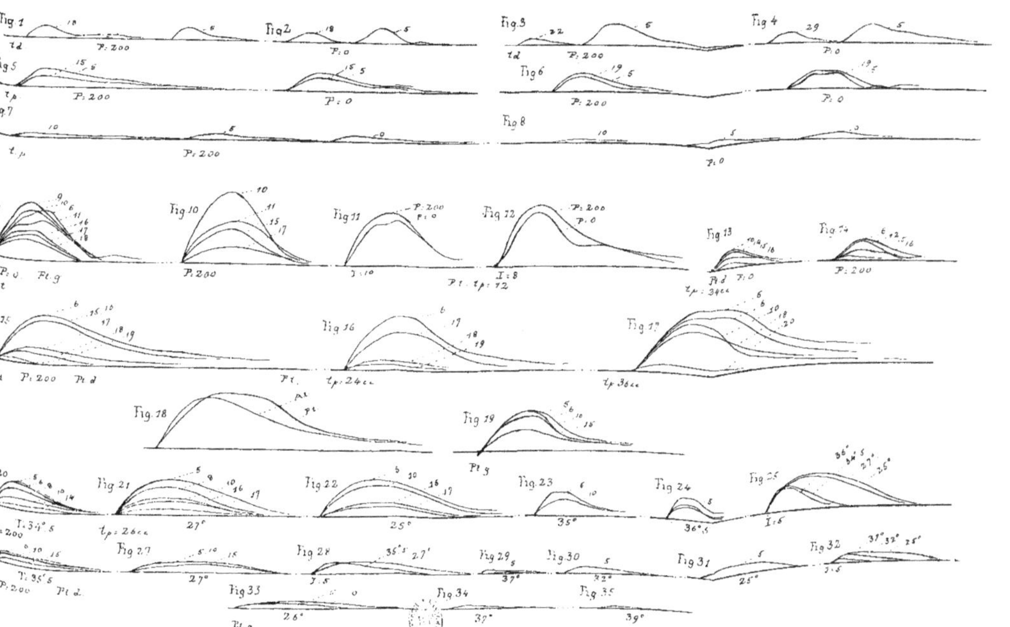

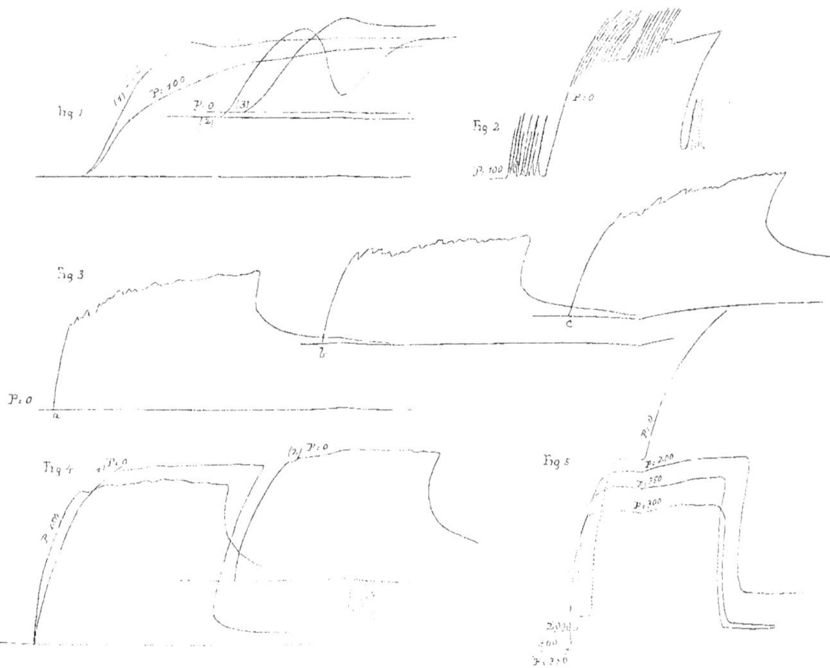
Fig 1
(1)
P. 100
(3)
P. 0
(2)
Fig 2
P. 0
P. 100
Fig 3
c
b
P. 0
a
Fig 4
(1) P. 0
(2) P. 0
P. 0
Fig 5
P. 0
P. 300
P. 350
P. 300
2,030
300
P. 250

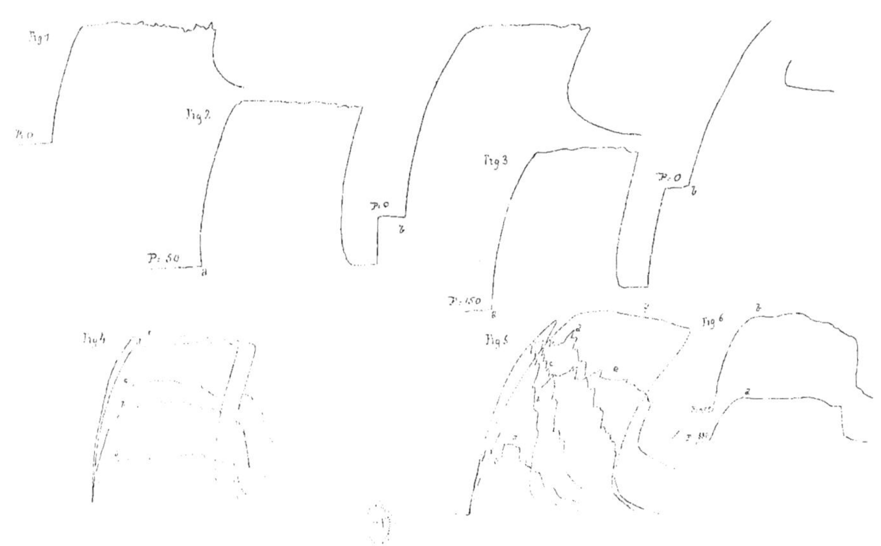

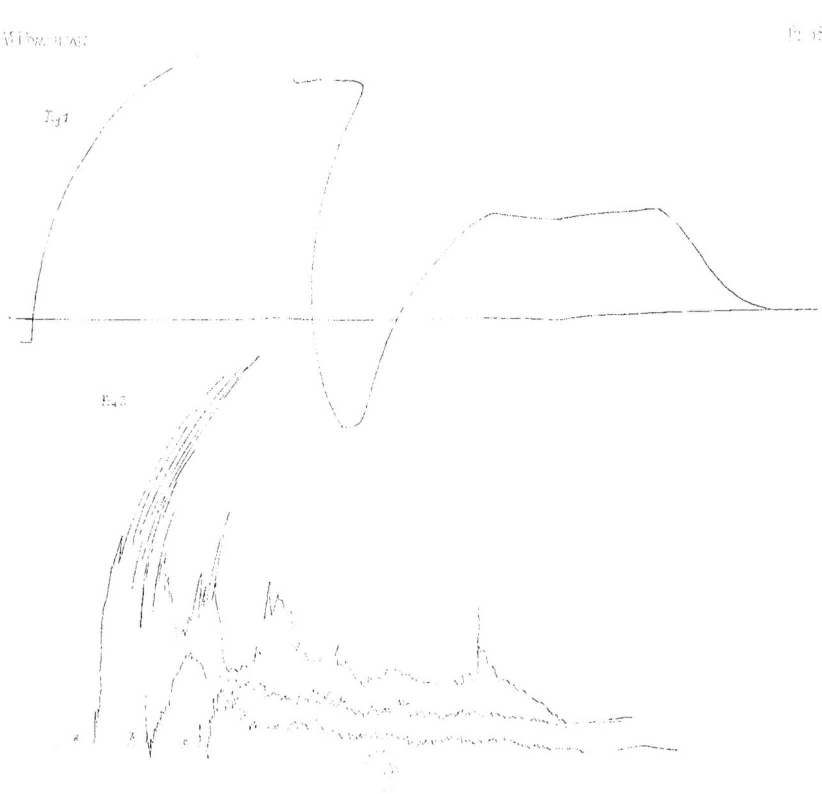

Fig 1
Fig 2

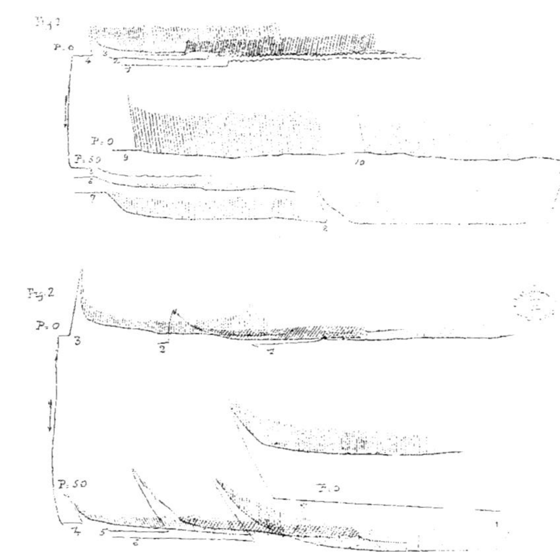

Fig. 2
P. O
P. SO
Fig. 2
P. O
P. SO
P. O

Fig 1

Fig 2

Fig 3

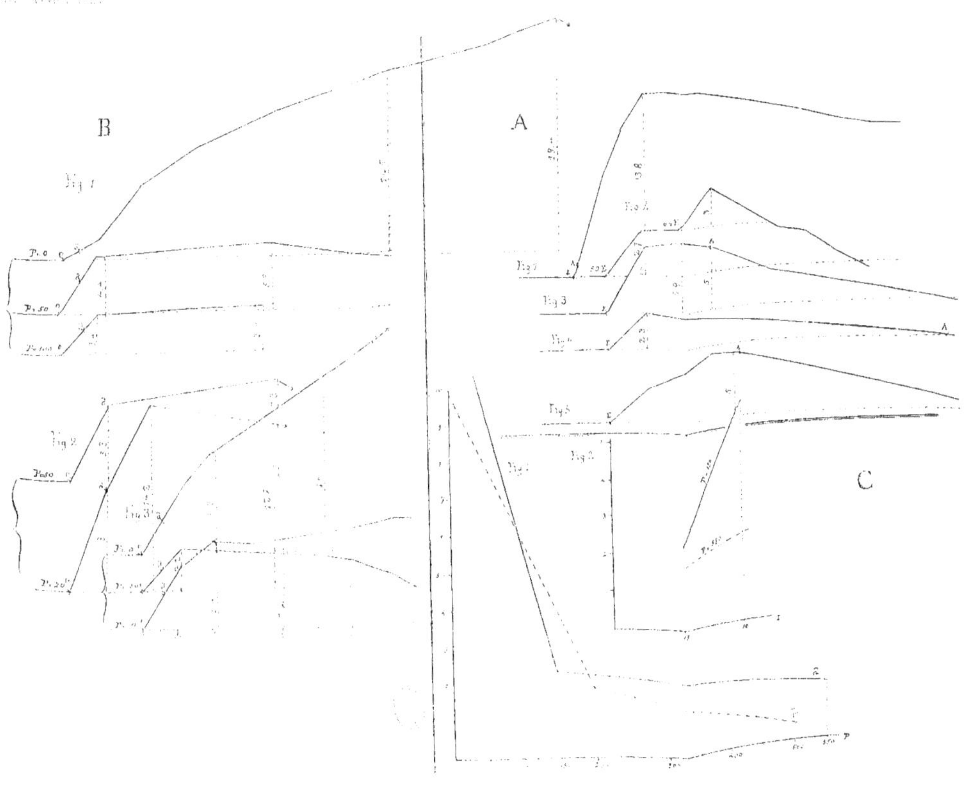

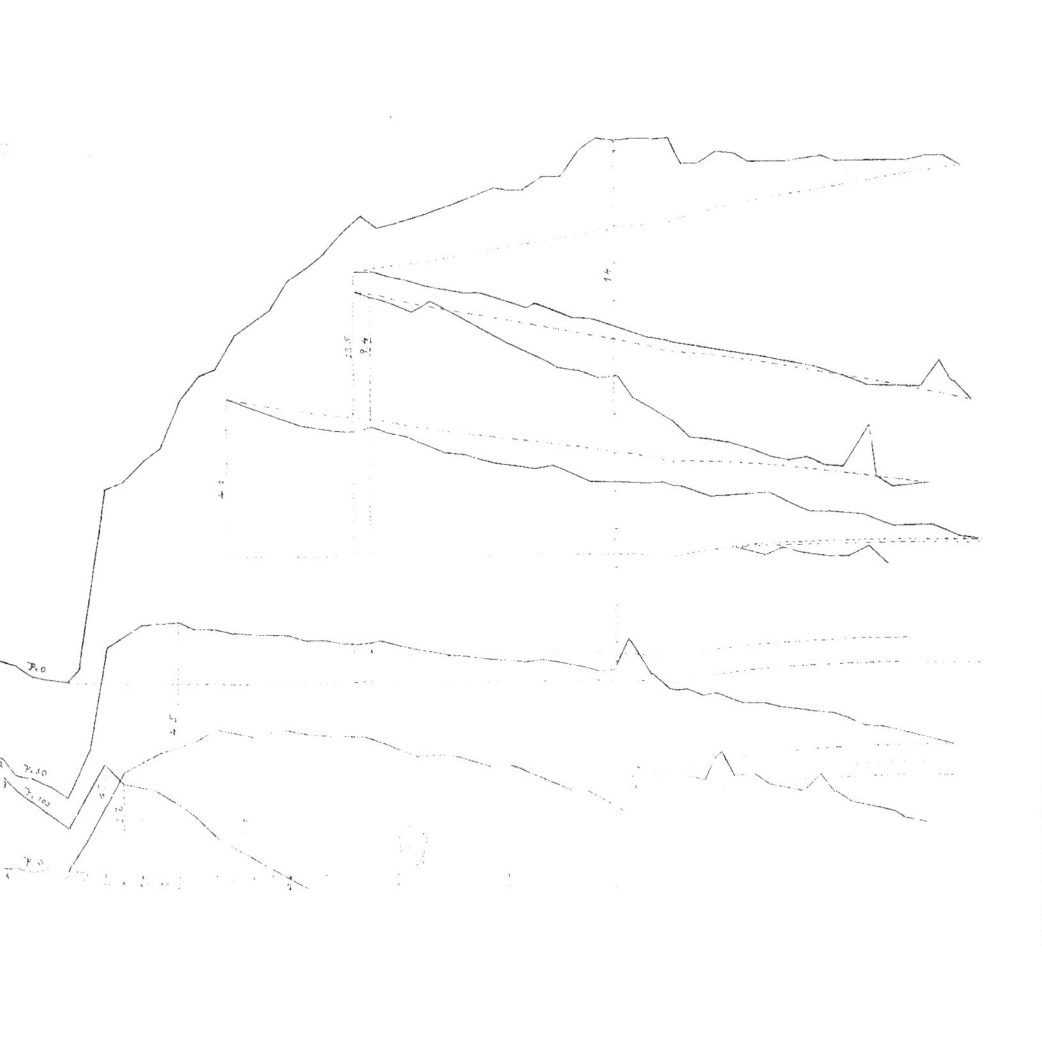

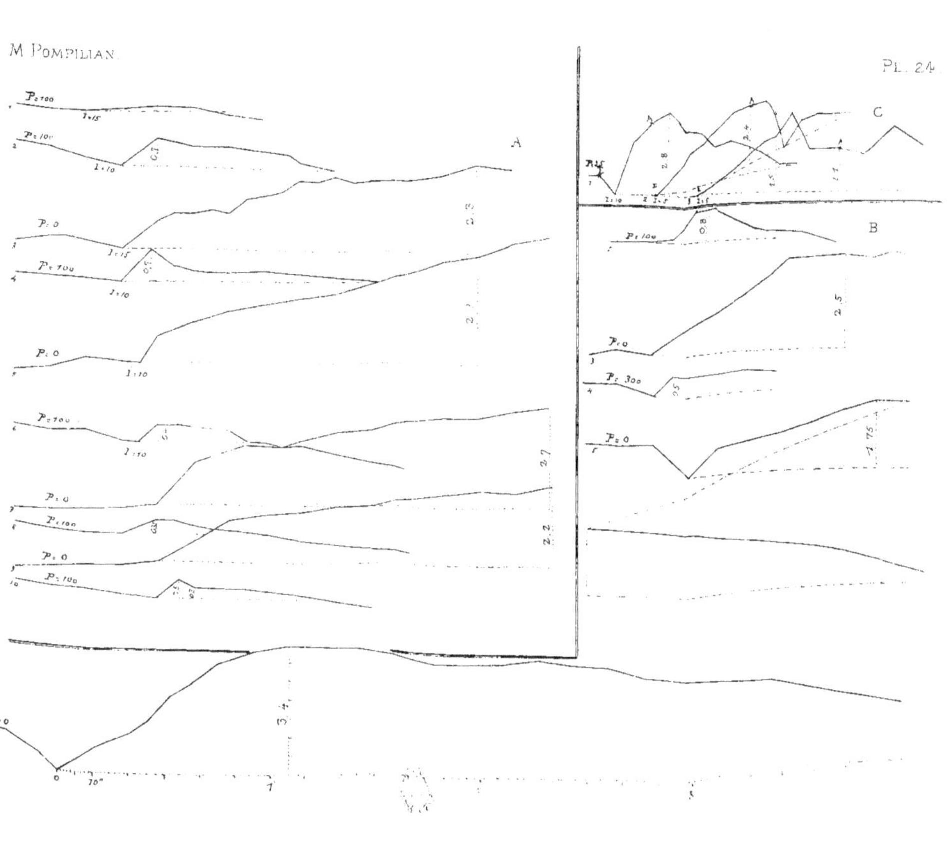
P = 700
P = 700
P = 0
P = 700
P = 0
P = 700
P = 0
P = 700
P = 0
P = 700
P = 0
A
B
C

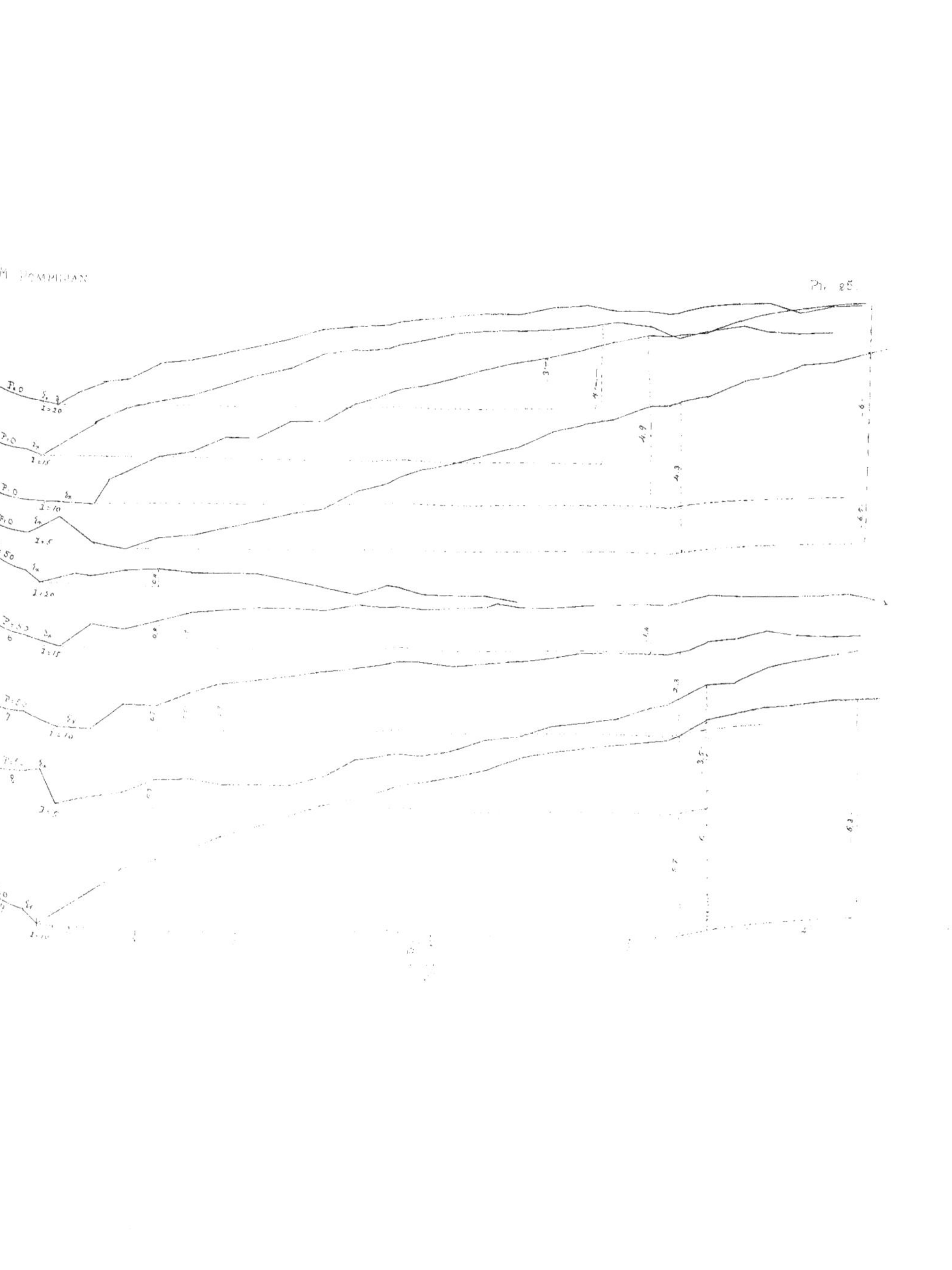

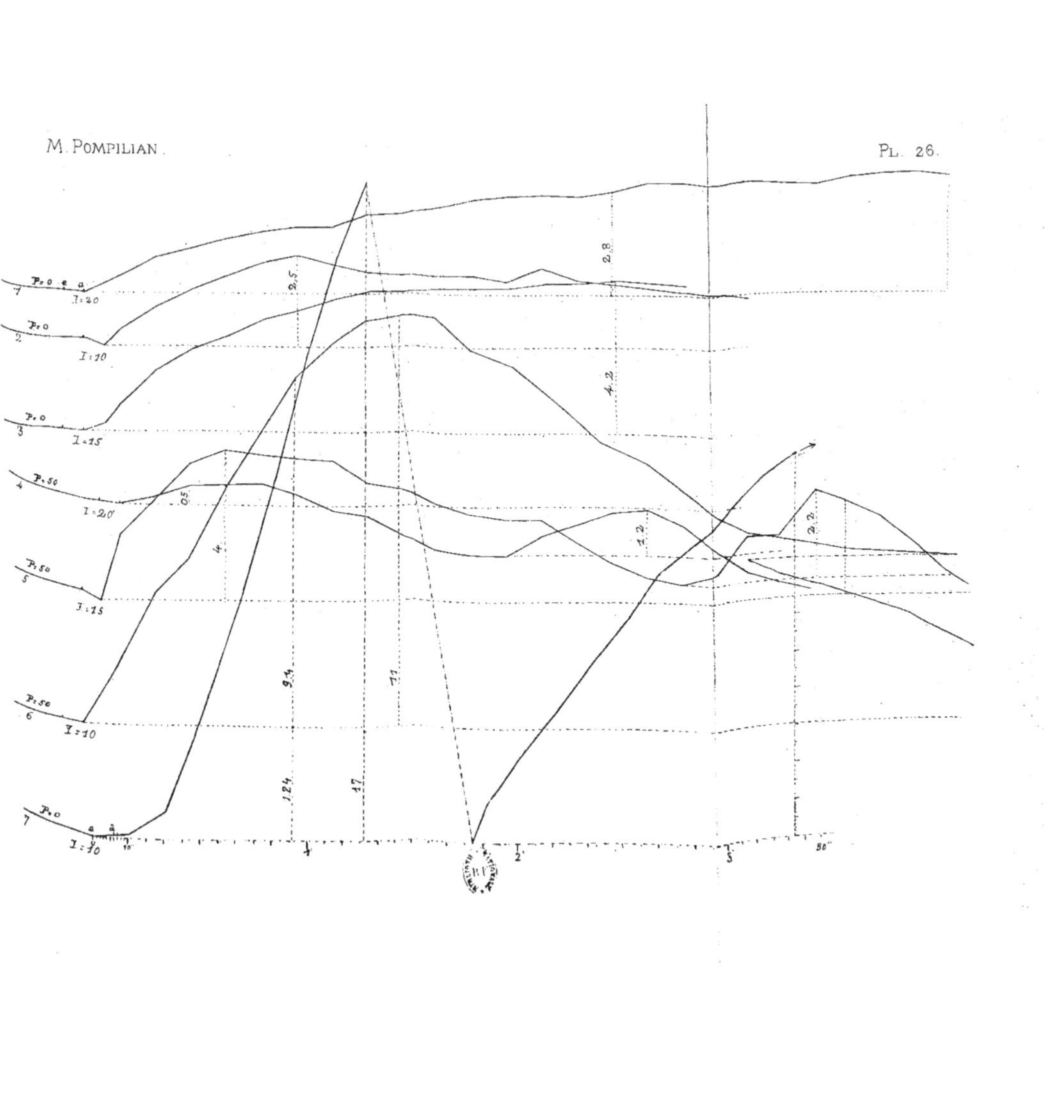

P. 0 e a
7
1:20
P. 0
2
1:10
P. 0
3
1:15
P. 50
4
1:20
P. 50
5
1:15
P. 50
6
1:10
P. 0
7
1:10
2.8
2.5
4.2
0.5
4.
4.2
2.2
9.4
71
124
47
1'
2'
3'
30"

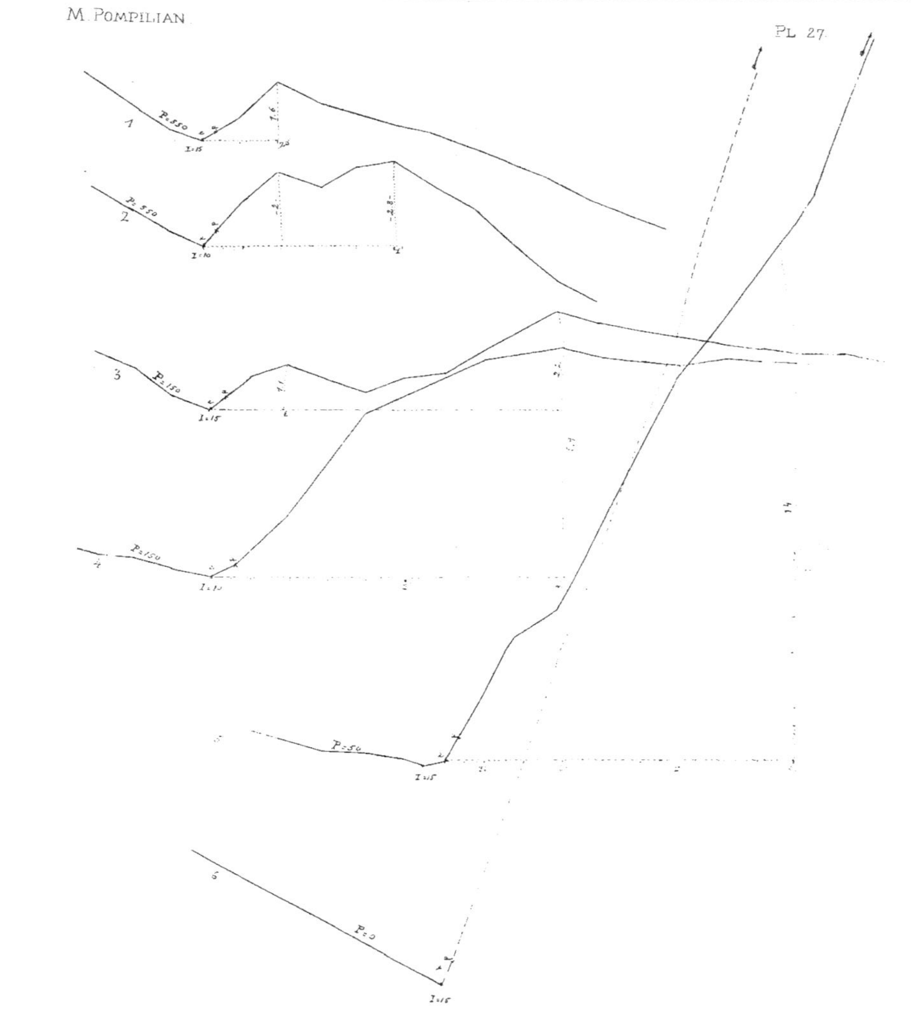
1
P. 550
2
P. 550
3
P. 150
4
P. 150
5
P. 50
6
P. 0

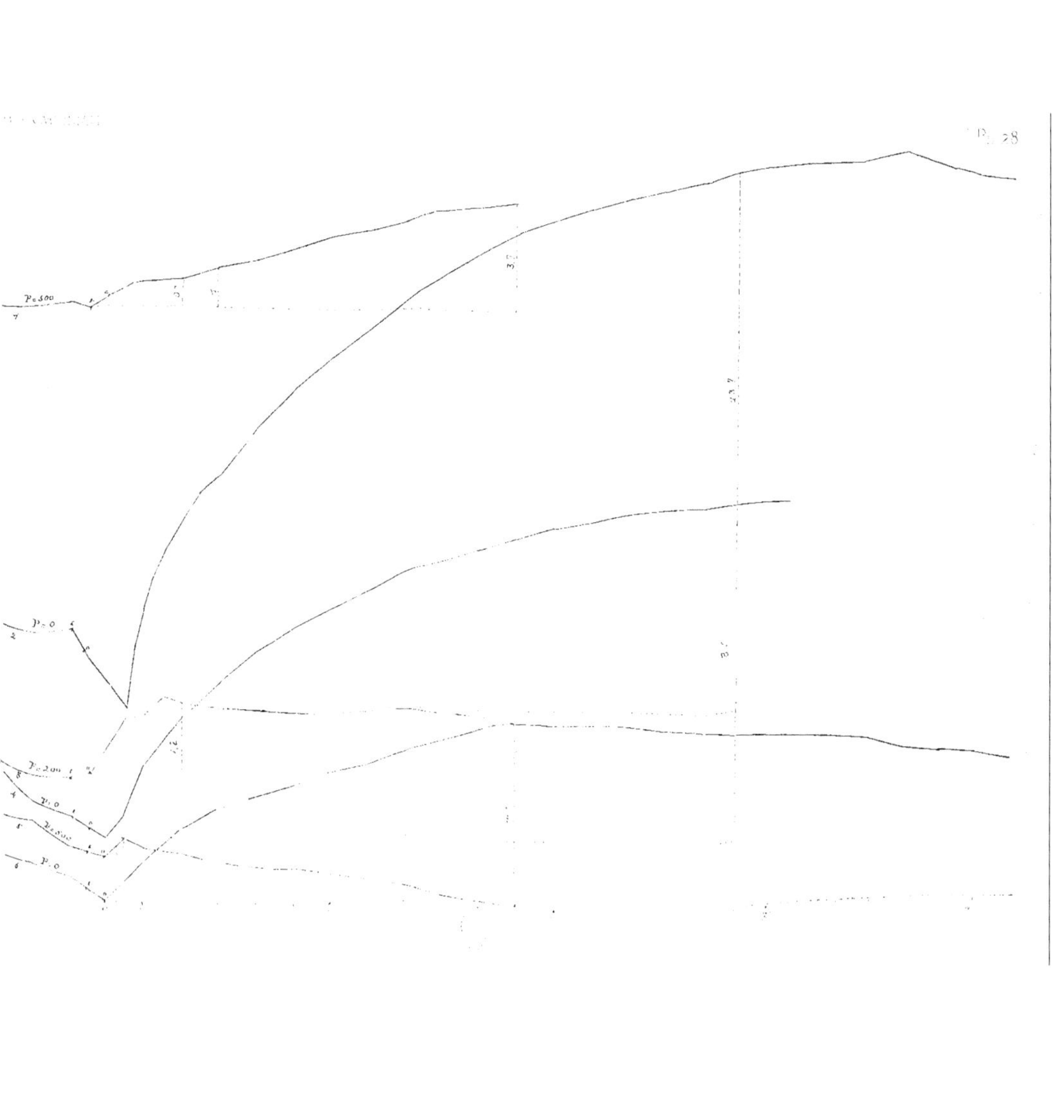

P=500
P=0
P=200
P=0
P=300
P=0

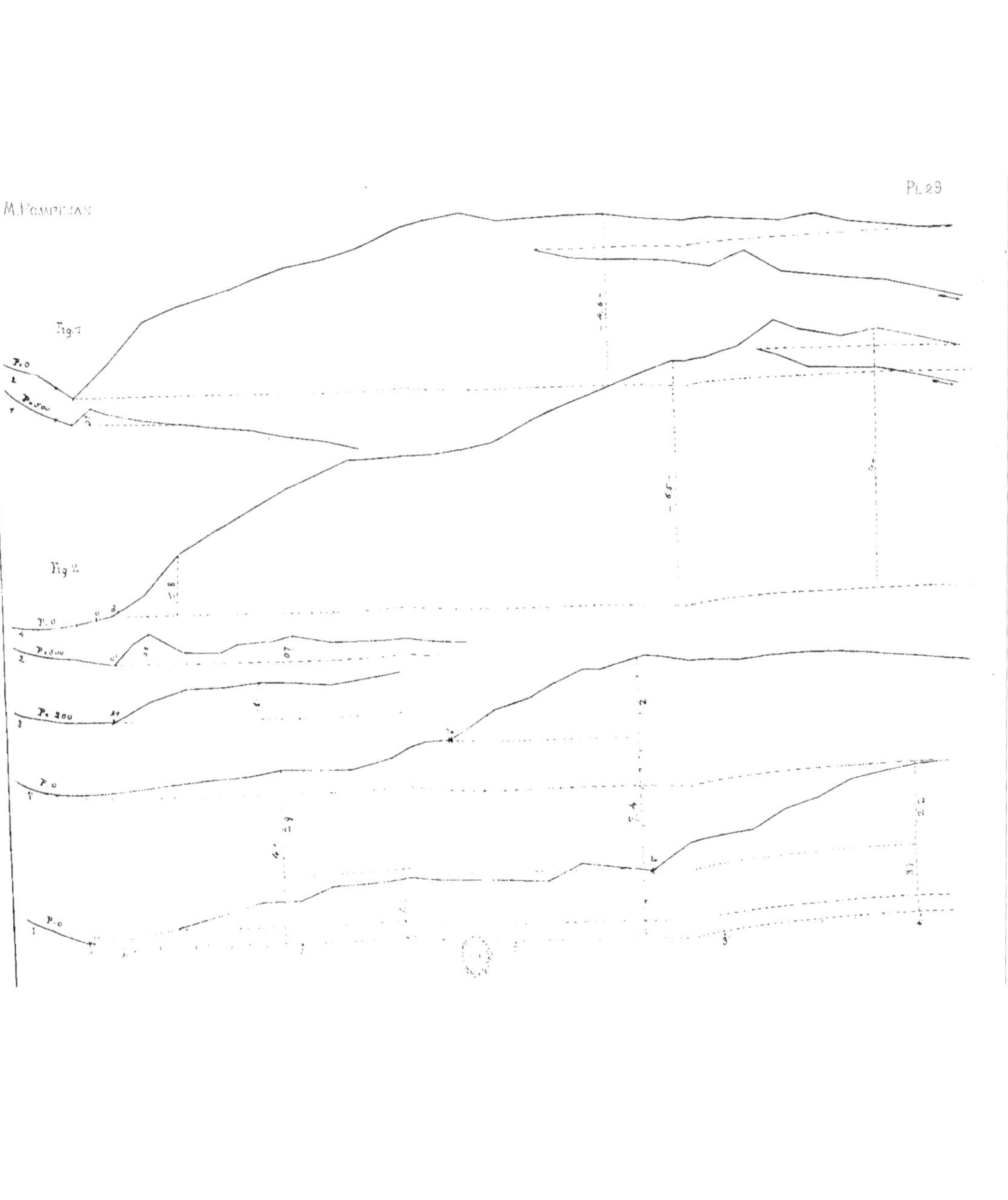
M. POMPILIAN
Fig. 1
Fig. 2
P. 0
P. 500
P. 0
P. 500
P. 200
P. 0
P. 0

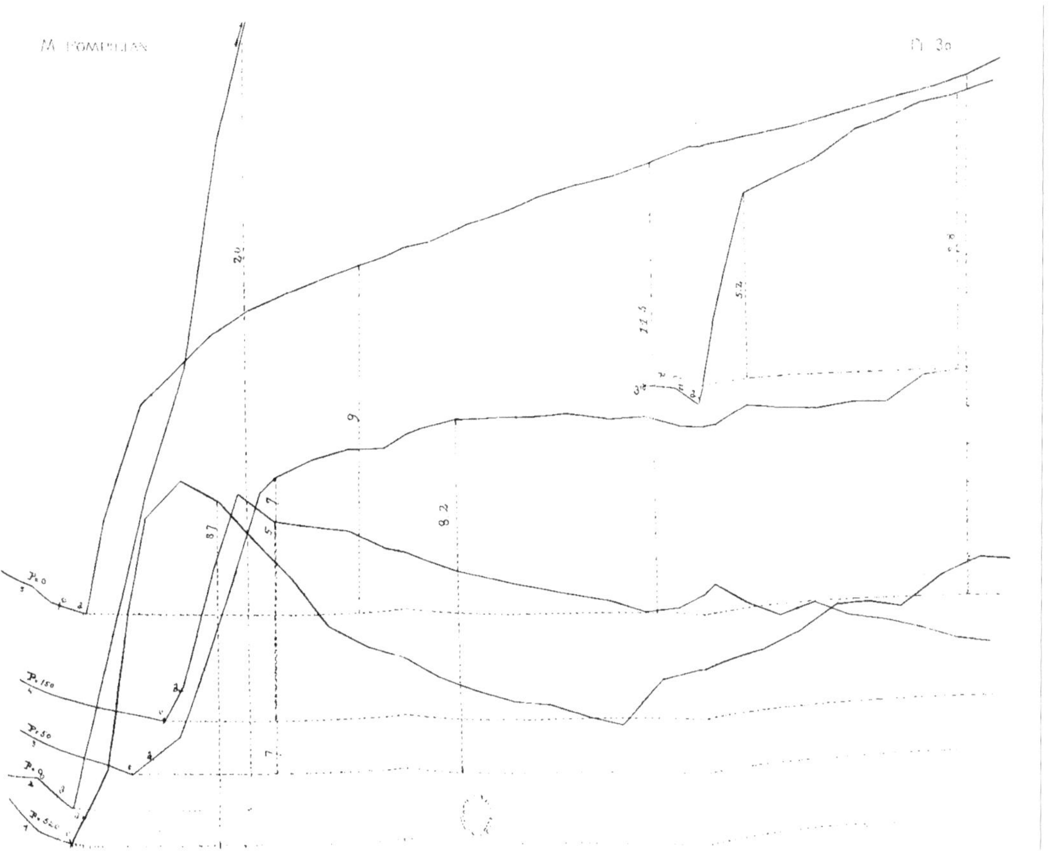
M. POMPELIAN
Pl. 30

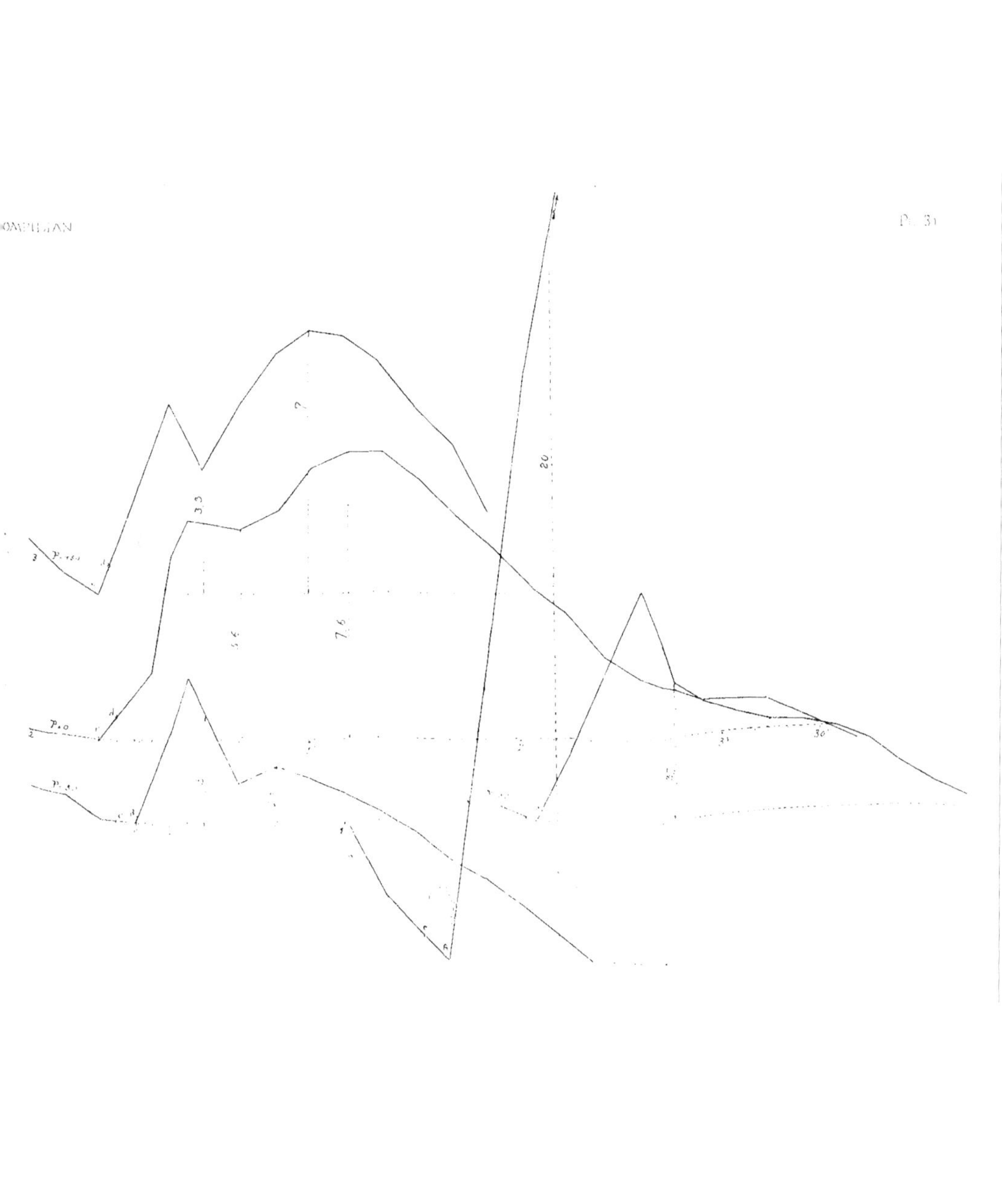

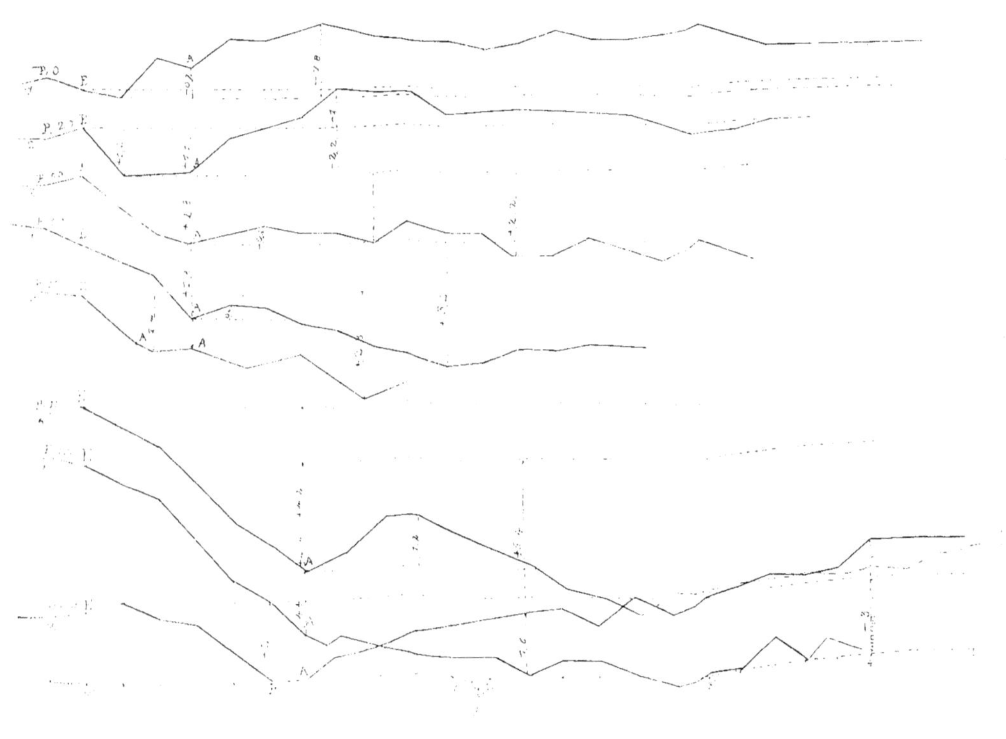

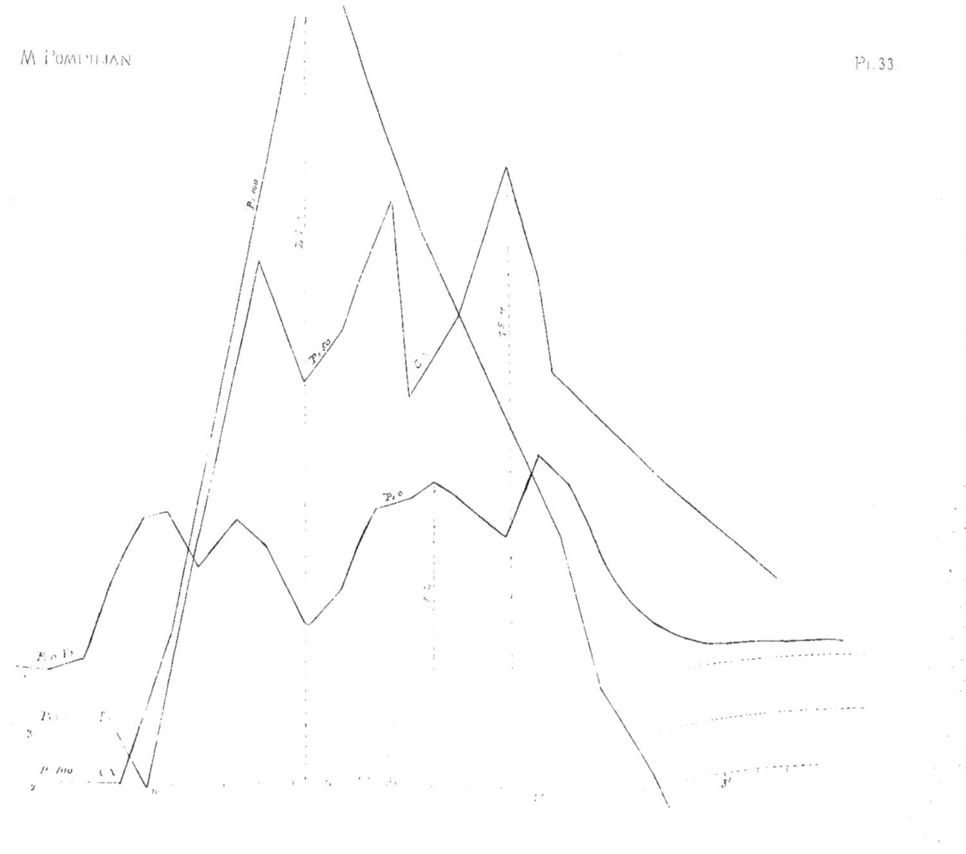

TABLE DES MATIÈRES

PREMIÈRE PARTIE
Notions préliminaires.

CHAPITRE PREMIER
LA FORCE ET LA MASSE

CHAPITRE II
LE TRAVAIL

CHAPITRE III
L'ÉNERGIE

DEUXIÈME PARTIE

La contraction musculaire.

CHAPITRE PREMIER

CHAPITRE II

INFLUENCE DU POIDS

CHAPITRE III

INFLUENCE DE L'EXCITATION

CHAPITRE IV

INFLUENCE DE LA TEMPÉRATURE

APPENDICE

TROISIÈME PARTIE

La chaleur musculaire.

CHAPITRE PREMIER

CHAPITRE II

CHAPITRE III

RECHERCHES PERSONNELLES

APPENDICE

EXPLICATION DES PLANCHES

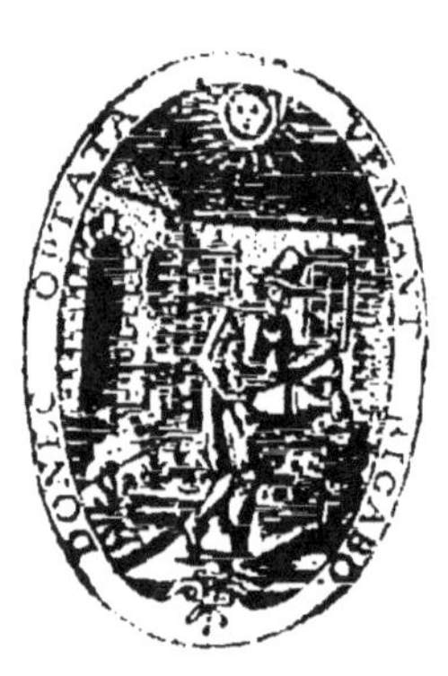

IMPRIMERIE LECALE ET Cie, HAVRE

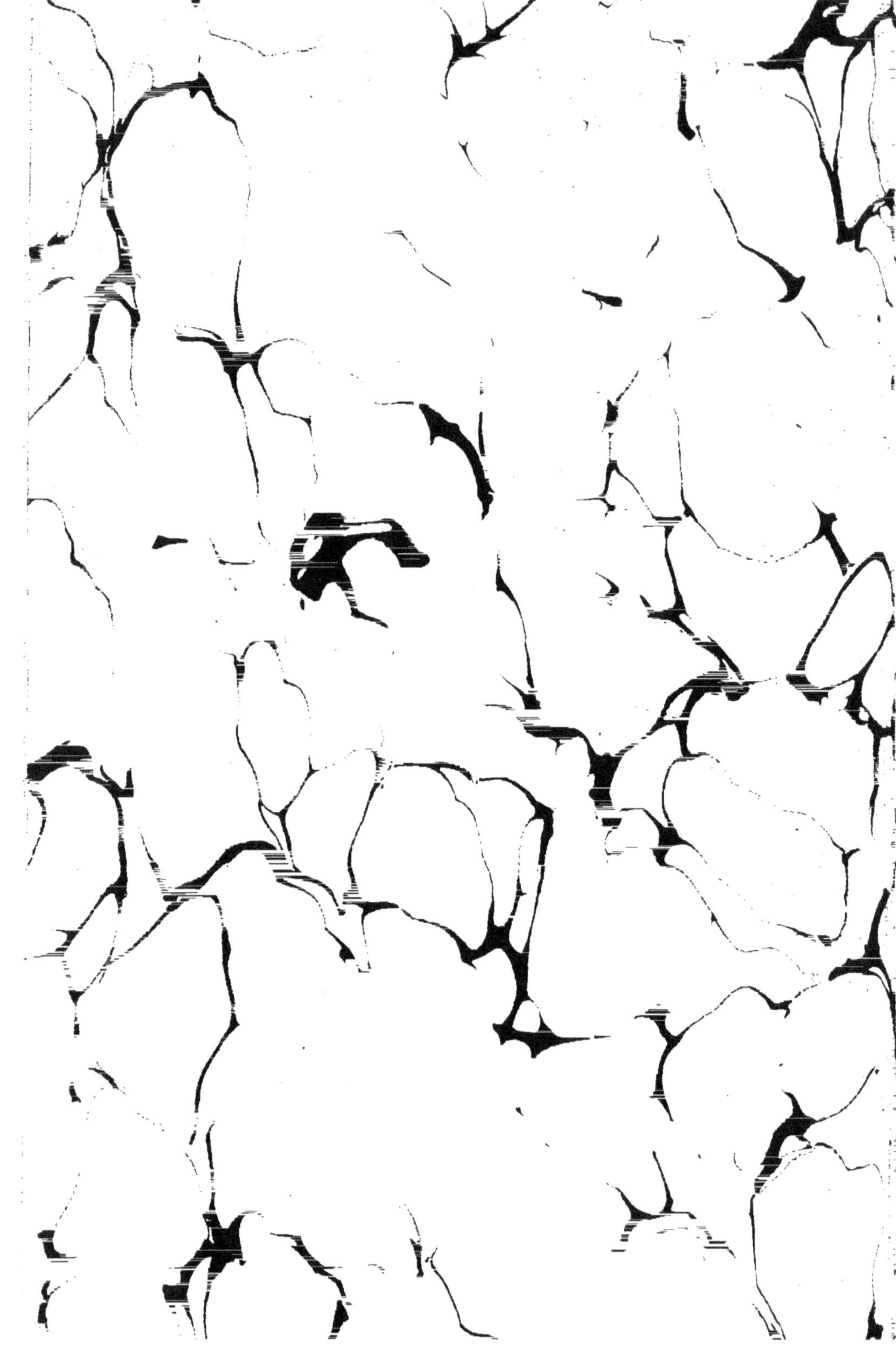

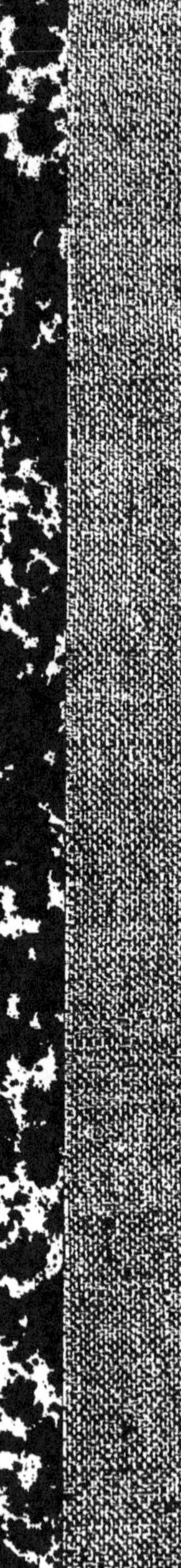